몸과 마음의 회복력에 관한
30년 노화 연구 보고서

나이듦의 반전

몸과 마음의 회복력에 관한
30년 노화 연구 보고서

나이듦의 반전

초판 1쇄 인쇄 2019년 1월 5일
초판 1쇄 발행 2019년 1월 10일

지은이 | 에릭 B. 라슨, 조안 데클레어
옮긴이 | 김혜성, 김명
펴낸이 | 김태화
펴낸곳 | 파라사이언스
편　집 | 전지영
디자인 | 김현제

등록번호 | 제313-2004-000003호　등록일자 | 2004년 1월 7일
주소 | 서울특별시 마포구 와우산로29가길 83 (서교동)
전화 | 02) 322-5353　팩스 | 070) 4103-5353

ISBN 979-11-88509-18-8 (03510)

* 이 도서의 국립중앙도서관 출판예정도서목록(CIP)은 서지정보유통지원시스템 홈페이지
(http://seoji.nl.go.kr)와 국가자료종합목록시스템(http://www.nl.go.kr/kolisnet)에서
이용하실 수 있습니다. (CIP제어번호 : CIP2018042050)

* 값은 표지 뒷면에 있습니다.
* 파라사이언스는 파라북스의 과학 분야 전문 브랜드입니다.

Enlightened Aging

Building Resilience
for a Long, Active Life

몸과 마음의 회복력에 관한 30년 노화 연구 보고서

나이듦의 반전

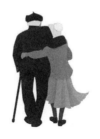

에릭 B. 라슨, 조안 데클레어 지음 | 김혜성, 김명 옮김

파라사이언스

　이 책은 1986년부터 30년 넘게 미국 시애틀에서 ACT Adult Changes in Thought라는 프로젝트로 노화연구를 해온 한 의사의 관찰기다. 글쓴이도 이젠 70 넘은 노인이 되었으니, 30년 이상의 관찰을 바탕으로 새롭게 접근한 한 의사의 나이듦에 관한 반전의 기록이라고도 할 수 있겠다.

　내가 이 책을 접한 것은 노화에 관한 논문을 검색할 때였다. 치과 진료와 병원 경영이라는 일상 경험을 바탕으로 미생물 연구를 통해 건강백세에 접근해 보려는 내게 〈란셋The Lancet〉이라는 학술저널은 매우 익숙한 곳이다. 세계적으로 현대의학은 미국과 영국에 의해 주도되고 있는데, 그 주도성이 표현되는 학술저널로 미국에 〈NEJM New England Journal of Medicine〉이 있다면, 영국에는 〈란셋〉이 있다. 저널의 권위는 거기에 실린 논문을 다른 논문에서 얼마나 인용했느냐를 보여주는 인용-지수impact factor로 표현되는데, 〈NEJM〉과 〈란셋〉은 현재 세계에서 가장 인용지수가 높은 저널이기도 하다. 이렇게 권위 있는 〈란셋〉에 이 책에 대한 서평이 게재된 것을 우연히 읽은 것이다.[1] 학술저널에 서평이 개제된 경우는 흔치 않아 호기심이 생겨 책을 구입해 읽었고, 그것이 번역으로 이어지게 되었다.

이 책의 논지는 단순하다. 노화 자체는 어쩔 수 없는 숙명이다. 하지만 우리 세대가 받은 축복은 노화에 대한 과학적 지식이 축적되어 있고 충분히 활용 가능하다는 것이다. 그래서 그 지식을 바탕으로 노화에 대비한 정신적·신체적·사회적 준비가 가능하다. 이때 중요한 전제가 있는데, 능동적pro-active이어야 한다는 점이다. 자신의 건강과 노화에 대해 "의사나 제약회사의 손아귀에서 벗어나"(37쪽) 일상의 삶을 살고 있는 모든 이들이 주도권을 쥐어야 한다는 것이다. 많은 약물과 의료적 개입보다, 많이 움직이고 적응하고 역경에도 재기할 수 있는 일상에서의 회복력resilience을 갖는 것이 건강백세의 가장 큰 비결이기 때문이다. 불필요한 약물과 과잉 진단과 과잉 처방은 건강한 노화에 오히려 위해가 될 가능성이 높다는 충고도 이 책의 중요한 논지다.

이 책의 저자가 자신의 논문 수백 편 가운데 가장 자랑스럽다고 꼽고 있는 논문이 있다(34쪽). 이 논문은 수면제를 비롯한 여러 약물들이 오히려 인지기능을 훼손시키고, 먹는 약이 많을수록 그 훼손의 정도가 심해지며, 결과적으로 알츠하이머로 갈 수 있다고 경고한다.[2] 이 책에도 의사인 남편에게 진정제를 처방받은 여성이 현기증과 건망증으로 고생하다가, 저자의 충고로 약을 끊고 극적으로 좋아졌다는 사례가 소개된다(34쪽). 약물 부작용Adverse drug reaction은 미국에서만 연간 10만 명이 사망한다는 통계가 있을 만큼 문제가 심각하고,

심지어 점점 증가하고 있다. 특히 75세 이상 노인들에게는 더욱 심각한 문제이다.[3]

이런 저자의 충고는 나이 50을 넘기면서 보다 건강하게 나이 먹기를 바라는 내게 생활태도를 점검하게 했다. 또 매일의 치과 진료에서 갈수록 늘어가는 노인 환자에 대한 기본지침을 다시 점검하게 했다. 더불어 노인분들께 다양한 약을 처방하고 있는 내과 선생님들한테도 들려주고 싶기도 하다. 최소한 내가 보기에는, 우리나라 노인들은 너무 많은 약을 너무 쉽게 처방받고 복용하고 있다.

이 책을 읽으면, 아마도 독자들도 그러할 듯한데, 이런 의사가 주위에 많았으면 좋겠다는 바람을 갖게 된다. 일단 저자는 지식에 대해 겸손하다. 지식인이라면 누구나 자신이 갖고 있는 지식과 현실이 다를 때는, 그 지식의 한계를 인정하고 새로운 지식으로 현실을 설명하고 개선할 준비를 하는 것이 마땅할 것이다. 저자는 학교나 수련과정 중 배운 노화에 대한 지식과 자신이 직접 접한 노인들의 상이 다른 것을 확인하곤 바로 도서관으로 향해 노인에 대한 여러 자료를 섭렵한다. 그리고는 병원에 입원해 있는 사람들만을 대상으로 한 연구를 넘어, 지역사회로 나가 평범한 일상을 살아가는 사람들이 나이 들어가는 과정을 30년 넘게 관찰하며 자신의 지식과 생각을 수정 보완하고 있다. 참 좋은 지식인이자 의사가 아닐 수 없다. 개인적으로는 배우고 싶은 부분이기도 하다.

또 이 저자는 사례를 소개할 때, "나의 친구이자 환자인……"이라는 표현을 자주 사용한다. 친구이자 환자라니. 나 역시 고양시 일산에서 1995년 개업한 이후 줄곧 이 지역에서 환자들을 만나왔고, 그 가운데에는 개업할 때부터 지금까지 계속 나를 찾는 분도 많지만, '친구'가 될 수 있다는 마음까지는 내지 못했다. 친구는 의사 가운과 환자복이 아닌, 등산복을 입고 함께 산에 가는 사이여야 가능하지 않을까 생각했다. 저자가 환자를 대하는 마음을 이 대목에서 읽을 수 있었다. 선한 느낌. 이 또한 배우고 싶은 덕목이다.

무엇보다 이 책의 강점은 포괄적이라는 데 있다. 앞에서 이미 말했듯이, 병원에 입원해 있는 사람들이 아닌, 일상의 삶을 살고 있는 사람들을 30년 이상 관찰한 결과라는 것이다. 또 가능한 의료적 개입을 자제한 상태에서 인간이라는 생명체 그 자체가 어떻게 노화해 가는가를 관찰한 결과이기도 하다. 인간의 자연사自然史, natural history라고나 할까. 그래서 모든 것을 분리하고 잘라서 보려는 분자생물학적 단기 시선과, 상업적 욕망이 의심되는 성급한 권고가 판치는 주위의 건강 정보와는 격이 다른 느낌을 준다.

이 책의 원제목은 "enlightened aging"이다. En-light-en-ed로 이루어진 앞 단어의 핵심은 light이고 말 그대로 밝게 한다는 의미다. 직역하면 "밝게 환하게 비쳐진 노화" 정도일 것이다. 철학적으로 en-light의 명사인 enlightment는 계몽사상을 가리키기도 하고, 불교의 '깨달음'을 영어로 번역하는 데 쓰이기도 한다. 그만큼 지금까지와는 전혀 새로운 관점을 제시하고 있다는, 혹은 그러고 싶다는 저자의 욕망이 반영된 제목이다. 이 책의 서두에서 저자가 밝히는 바와 같이, 그만큼 새로운 노화관이 필요한 시점이기 때문이다. 과거 몇몇 개인이 100세까지 장수를 누린 적은 있었지만, 이렇게 인류 전체가 100세를 바라보는 시대는 역사상 없었다. 새로운 노화가 시작되고 있고, 그것을 경험하고 그 교훈을 적시해야 하는 첫 세대가 우리인 셈이다. 이 책을 통해, 독자들이 나이듦에 대한 생각의 반전을 경험하고 깨달음으로 향하는 힌트를 얻을 수 있었으면 좋겠다.

이 책은 아들과 아빠의 합작품이다. 미국에서 유학하고 있는 아들(김명)이 용돈을 빌미로 초벌 번역을 하고 아빠가 두어 차례 손을 보았다. 아마추어들의 솜씨라 거친 대목이 많을 것이다. 또 사보험을 중심으로 한 미국의 의료제도와, 공보험이 정착된 우리의 의료문화가 많이 달라 용어들을 옮기는 것도 쉽지 않았다. 미진함에 대해 독자들께 양해를 구한다.

이른 아침에…
아빠 김혜성 씀

　노화는 인간의 역사와 더불어 지속된 개념이다. 세월 속에 바뀐 점은 할 일에 대해 훈수를 두는 사람들의 수이다. 더 정확히 말하자면, 노화를 대비해 당신이 돈을 지불해야 하는 것들, 예컨대 약을 먹어라, 보충제를 구입하라, 크림을 바르거나 자기장에 노출시켜라, 최대한 많은 전통의료나 대체의료 전문가들과 약속을 잡아라, 이런저런 검사를 받아라 등의 많은 훈수 말이다. 사실, 가능한 모든 것에 대해 검사받는 것은 좋다.

　하지만 당신도 곧 알게 되겠지만, 건강한 노화는 얼마나 많은 의료 서비스를 받느냐에 집중되지 않는다. 오히려 변화하는 환경에 적응하는 능력을 개발하는 법, 즉 병이나 부상 혹은 손상처럼 인생에 차질이 되는 것들로부터 회복하는 능력에 집중되어 있다. 이를 한마디로 정리하자면, 회복력resilience이다. 광고에 현혹되지 마라. 회복력은 조달하는 것이 아니라, 우리가 구축하는 것이다.

　이 책은 이런 내용을 담고 있다.

　에릭은 진취성, 능동성proactivity에서 시작한다. 여러분은 이것을 '활동을 시작하라'는 말로 받아들일 수 있다. 뒤에 나오지만, 이것은 수동성, 특히 건강관리 측면에서 결정을 내릴 때에 수동적이지 말라는 것이다. 당신은 참여를 해야 한다. 그리고 정보를 수집해야 한다. 더 많은 건강관리를 받도록 광고하는 강한 세력을 인지해야 한다. 건강 정보에 대해 진지하게 의심하고, 당신에게 맞는 결정을 내려야 한다. 당신이 책임을 져야 한다.

이 책은 3가지 자원, 즉 정신적, 육체적, 사회적 자원을 축적하는 방법을 설명하며 끝을 맺는다. 통장잔고를 채우거나 다가올 겨울을 대비해 장작을 준비하는 것과 같은 것이다. 당신의 용량보다 조금 더 채워도 좋다. 자원을 축적하는 것은 노화와 함께 찾아오는 환경의 변화에 적응하는 데 매우 중요하다. 그러므로 계속 새로운 것들을 배우고, 계속 움직이고, 다른 사람들과 계속 교류하라. 복잡하게 생각할 필요는 없다. 가까운 친구와 경보를 즐기며 (울퉁불퉁한 거리에서 걸으면 더욱 좋다) 열심히 대화를 나누는 것으로 충분하다.

이 책의 중간 부분에서 에릭은 수용성acceptance의 중요함에 대해 탐구한다. 이 장은 내가 가장 읽을 필요가 있는 내용이었다. 우리는 노화에 대해 계속 곱씹을 필요는 없지만, 그러나 부인하지는 말아야 한다. 부인은 실망감, 좌절감, 불행감을 유발한다. 에릭은 자기 자신이 다시는 레이너 산을 등산하지 못한다는 것을 수용했지만, 좋아하는 다른 야외활동에 도전할 수 있다는 것을 발견해냈다. 나는 레이너 산을 한 번도 등산해본 적이 없다. (높이 2,750m 가까이 되는 그 어떤 산도 올라간 적이 없다.) 하지만 나는 야외로 나가는 것을 매우 좋아하며 도전적인 신체활동의 유용한 가치를 안다.

　노화에 대한 수용은 더 광범위한 기반의 검토가 필요하다. 즉, 우리가 하루에 얼마나 많은 일정을 소화해야 하는지, 얼마나 많은 사람들을 만나야 하는지, 일정표에 얼마나 많은 스케줄을 밀어 넣어야 하는지……. 짧게 말해, 기대치를 조절해야 한다. 아이러니하게도, 이는 우리 행복의 중심이 될 수 있다. (그리고 다시 돌아와 우리 건강의 중심이 될 수 있다.) 우리가 경험에 대해 어떻게 생각하는지는 처음에 기대했던 것과 관련이 있다. 높은 기대치를 가지는 사례(특히 젊은 층들에게 보이는)가 확실히 있지만, 나는 기대치를 낮추는 사례 또한 있을 거라고 믿는다. 이유는 간단하다. 높은 기대치에 부응하기는 힘들지만, 기대치를 낮추면 성공할 수 있을 가능성이 높기 때문이다. 물론 균형을 잘 맞추어야 한다. 우리는 스스로 도전을 하지만, 나이에 맞는 도전을 해야 한다. 기대치를 낮추는 것에 수반되는 실망감, 좌절감, 불행감 등에서 벗어나야 한다.

　수용해야 하는 것이 하나 더 있다. 인생에서 보장된 것은 (죽음 말고는) 없다. 당신이 진취적이고 축적된 자원이 충분할지라도 회복이 불가능한 사건을 당할 수 있다. 다른 말로 하자면, 좋은 사람들이 옳은 행동을 하더라도 불행한 사건을 당할 수 있다는 말이다. 이 책은 보장된 것들에 관해 말하지 않는다. 이 책은 역경을 당신의 편으로 돌리는 방법에 관해 말한다.

　에릭은 이러한 문제에 관해 글을 쓰기에 좋은 위치에 있다. 그는 젊었을 때부터 노화에 관해 생각해 왔다. 1986년, 그는 암환자 등록

체계의 개념을 알츠하이머병 환자들에게 적용시켰다. 알츠하이머병이 대중의 관심을 받기 전에 말이다. (심지어 의학계에서조차 관심을 받기도 전이었다). 알츠하이머병 환자 등록체계는 각 환자들이 어떤 다양한 방식으로 발현되는지 정립했으며, 특정 환자들이 왜 다른 환자들보다 진행속도가 느린지를 설명하였다. 그리고 에릭은 알츠하이머병을 유발하는 위험인자를 연구하기 위해 프래밍햄 심장 연구(심장병의 위험인자를 탐구하는 인구 기반 집단 연구)의 아이디어를 공동체 내에 거주하는 노년층에 적용시켰다. 이 책에서는 성인의 사고방식 변화(ACT)Adult Changes in Thought 연구에 대해서도 다룬다.

에릭의 전문 지식은 인식능력에만 국한되지 않는다. 그는 현직 일반 내과 전문의이며, 성인을 대상으로 진료하는 1차 진료 의사이다. 그리고 심장병, 암, 관절염, 우울증 등의 노화와 함께 찾아오는 다양한 어려움에 대해 잘 알고 있다. 그는 또한 행정 관리인이고 교수이면서 수많은 연구자의 멘토이기도 하다. 에릭은 나에게 연구하는 법, 글을 쓰는 법, 타인들에게 나를 이해시키는 법을 가르쳐 주었다. 나는 그에게 은혜를 입었다. 내가 이 머리말을 쓰는 이유이다.

하나를 덧붙이자면, 나 또한 나이가 들었고, 이 책을 읽어야 할 필요성을 느꼈기 때문이다. 당신도 필요성을 느낄 필요가 있을지도 모른다.

— H. 길버트 웰치 의학박사
보건정책과 임상실습 연구소의 내과학 교수

INTRODUCTION

Why "enlightened" aging? And why now?

현명한 노화란 무엇인가?

의사이자 과학자로서 오랫동안 건강한 노화에 관해 발견한 것들을 모아 책을 출판하고 싶었다. 그리고 이 계획의 결실을 맺은 지금 이 책을 낼 적절한 시기라는 것을 깨달았다. 얼마나 유례없는 시대인가! 한때 인구수의 정점을 찍었던 베이비붐 세대의 은퇴가 시작되었지만 발달한 과학 기술의 도움으로 건강한 노후를 누릴 수 있게 되었다. 이전까지 이토록 많은 사람들이 90세, 95세, 100세까지 산 적은 없었다. 그리고 이렇게 많은 중년의 사람들이 노인 부모님의 경험에 빗대어 노화에 관해 배울 기회가 가진 적은 없었다. 건강한 노년을 위해 우리가 무언가를 배워야 하는 것이 있다면, 지금이 그때이다.

이 문제는 시급히 논의되어야 한다. 이미 이로 인해 미국의 인구통계에 크나큰 파장이 일어난 과거를 고려한다면 말이다. 이 흐름은 시간이 갈수록 강해질 것이다. 미국 인구조사국은 2010년부터 2050년기간 동안에 65세에서 89세 사이의 인구는 배가 될 것이라 예측한다. 반면에 90세 이상 인구는 4배 이상 증가될 것으로 예상한다.[1]

비교할 만한 과거전력이 없기에 이러한 변화가 어떠한 영향을 끼칠지는 알 수 없다. 대부분 미래 전문가들은 걱정 어린 시선으로 사회와 개인에게 전례 없는 어려움을 안겨 줄 것이라 예상한다. 하지만 나는 견해를 달리한다. 내가 갖고 있는 근거들에 의하면 노화는 긍정적인 시각으로 바라볼 수 있다. 회복력과 평정심을 유지하며 노화를 받아들인 수천 명의 노인들을 연구하고 돌본 나의 경험이 그 가운데 하나이다.

다른 하나는 나의 세대에 대한 신념과, 수많은 도전에 직면해서도 적극적인 문제 해결과 공동체 형성을 추구하는 우리의 성향이다. 게다가 노화 관련 질환과 장애를 예방하고 늦추는 것에 대한 과학적 이해의 폭이 확대되어, 베이비붐 세대가 그들의 부모 세대보다 더 나은 노화 과정을 경험하게 될 이유가 많음을 알게 되었다.

물론 내가 노화에 관해 늘 긍정적인 시각을 가지고 있었던 것은 아니다. 1978년에 노인병학 연구에 첫발을 들여놓을 때, 이 업계는 상당히 (매력적으로 보이긴 했지만) 기이해 보였다. 나는 버튼 라이플러 박사가 설립한 워싱턴 대학교 노인과 가족 의료 병동의 의료 책임자로 고용되었다. 우리는 다양한 형태의 치매가 (그 중 알츠하이머병이) 곧 닥쳐올 고령화 사회에 끼칠 중요한 영향을 인식하였고, 이 분야는 역동적인 시기를 맞이하였다. '첫'이라는 단어를 많이 썼다. 예를 들어, 두 환자의 남편들이 치매 환자들을 돌보는 간병인들의 모임을 처음으로 만들었으며, 이것은 후에 국립 알츠하이머협회 설립으로 이어졌다.

우리는 또한 연구가 얼마나 깊이 진행되어야 하는지 알아 갔다. 나는 그 당시 유명한 대학 의료기관에서 레지던트를 수료한 지 얼마 지나지 않았고, 내 지식과 능력에 상당히 자신 있는 상태였다. 하지만 새로 설립된 병동에서 나는 내가 모르는 것들이 너무 많다는 것을 깨닫고 재빨리 고개를 숙일 수밖에 없었다. 이러한 자각은 도서관으로 발을 돌려, 노인학과 노인병학의 과학적 뒷받침에 관한 모든 것을 읽게 했다. 하지만 환자들과 가족들을 상대로 일하면서, 의과대학과 실습 그리고 학술지에서 배운 내용이 우리의 임상경험에서의 발견과 부합하지 않는다는 것을 깨달았다.

운 좋게도 나는 워싱턴 대학교의 공중보건 및 지역 의료학부에서 역학 실습을 포함하는 로버트 우드 존슨 재단의 임상가 프로그램에 참여한 바가 있다. 우리는 만성질환 역학(고령층에게 두드러지게 영향 미치는 장기적인 증상에 관한 연구)에 초점을 맞추었다. 여기서 한 가지 배운 점이 있다면, 특정 질환 치료를 위해 전문병원을 소개받은 사람들보다 일반 사람들에게 일어나는 만성질환을 연구하는 것의 중요성이었다. 이는 내가 받은 교육과 최신 교육 사이의 공백을 이해하도록 도움을 주었다. 내가 받은 훈련은 병원을 소개받은 특정 인구를 대상으로 한 연구를 토대로 하고 있었다. 이 인구는 희귀한 질환을 가진 젊은 층이 대다수였으며, 새로 설립된 병동에서 보기 힘든 부류의 사람들이었다. 과거의 발견은 알츠하이머병이나 치매를 잃고 있는 사람들의 경험을 반영하고 있지 않았다. 나는 이러한 구멍을 메우는 기회를 찾았다.

　나와 내 동료들은 이를 바탕으로, 알츠하이머병 환자를 등록하는 방법을 개발하기 위해 국립 노화연구소(NIA)의 지원금을 받았다. 이는 암 연구자들이 더 크고 일반화할 수 있는 자료를 체계적으로 수집하기 위해 오랫동안 이용해온 도구의 일종이다. 우리는 워싱턴 주 서부의 수십만 명의 사람들에게 종합적인 의료 서비스와 건강 보험을 제공하는 시애틀 기반의 의료생활 협동조합과 동업을 하게 되었다. 의료생활 협동조합의 의료기록과 여러 자료에 접근이 가능해지면서, 우리는 각 연구 참가자들이 의료 서비스를 받으며 체험한 경험을 하나도 놓치지 않고 기록할 수 있었다. 이것은 우리에게 더 크고, 광범위한 인구가 어떻게 치매와 노화 관련 질환을 경험하고 있는지 들여다볼 기회를 제공한다.

　1986년, NIA는 워싱턴 대학교 공중 보건 알츠하이머 환자 등기소 (ADPR)Alzheimer's Disease Patient Registry를 위해 첫 지원금을 지급했으며, 현재의 연구를 포함해 2020년까지의 연구를 지원할 계획이다. 이 기금으로 우리는 알츠하이머병과 치매, 기억 및 사고능력에 관한 지역 기반 최장기간 연구 중 하나인 '성인 사고변화 연구'(ACT)the Adult Changes in Thought를 진행했다. 20년 이상 후원으로 실시된 이 종적 연구의 특성을 띤 연구는 85세, 90세 그리고 그 이상의 나이 대의 대규모 인구 집단을 연구하는 데 쓰이는 특별한 도구가 되기에 이르렀다.

우리 연구는 실제 인구를 기반으로 진행되었기에, 우리의 발견 중 대다수는 꽤나 실용적인 지식이었는데, 사람들의 일상생활에서 질환을 예방하고, 노화 관련 질환을 관리하고, 길고 활동적인 삶을 위한 회복력을 기르기 위한 것이었다. 내가 이 책을 집필하도록 동기를 부여한 것이기도 하다. 나는 여러 중요한 과학적 연구 결과와 더불어 내 연구 성과를 공유하여, 모든 사람들이 건강을 개선시키고 노령화가 가져오는 변화를 대비할 수 있도록 도움을 주고 싶었다. 하지만 당연히 지식만 가지고선 노화에 대해 '현명해졌다'고 할 순 없다. 우리는 우리가 알고 있는 것을 이용할 수 있도록 선견지명과 지혜가 있어야 한다. 나는 당신이 이 책을 읽으며 영감을 얻기를 바란다.

　책 내용에서 당신은 나의 몇몇 친구와 친인척 그리고 동료들을 포함한 대단히 멋진 사람들에 대해 읽을 수 있을 것이며, 이들 모두 아낌없이 자신들의 이야기를 나누어 주었다. 그들의 프라이버시를 지키기 위해 이들의 이름과 몇몇 세부적인 정보를 바꾸었다. 그럼에도 불구하고 나는 이 프로젝트에 관대하게 참여한 그들의 힘과 정신이 나를 고무시켜 주었듯이 당신에게 영감을 줄 것이라고 믿는다.

CHAPTER 1

Welcome to the Age of Enlightenment

1장

현명한 노화의 시작

때는 바야흐로 2006년. 우리 연구센터의 전화가 끊임없이 울렸다. 고령에 접어들면서 찾아오는 알츠하이머병이나 치매성 질환과 같은 무서운 병들을 늦출 수 있는 주요 요인들을 밝혀냈다는 기사 내용을 확인하기 위해 전 세계의 기자들이 전화를 걸어 왔기 때문이다. 그 발견에는 굉장히 오랜 시간이 걸렸다. 후안 폰세 데 레온Juan Ponce de León, 1474~1521년이 눈에 보이지도 않는 불로천(청춘의 샘)을 찾기 위해 신대륙을 샅샅이 뒤지기도 전부터, 사람들은 왜 뇌가 노화함에 따라 역기능을 일으키는지에 대한 답을 찾고자 했다. 그러나 우리의 발견은 치유의 물healing water과는 전혀 관계가 없었다. 우리가 내놓은 것은 심지어 약물조차 아니었다. 주 3회, 15분 이상 정기적인 활동을 하는 것, 이것이 우리가 내놓은 해법이었다.[2]

"그게 다예요? 15분이요? 일주일에 세 번?"

텔레비전 뉴스 제작자의 회의적인 목소리가 들렸다.

"더 많은 활동을 할수록 좋지요."

나는 그녀에게 말해 주었다.

"하지만 우리가 고령자들을 대상으로 연구한 결과는 약간의 활동이라도 한다면 변화가 일어난다는 거예요. 그리고 쇠약한 노인일수록 훈련이 더 큰 효과를 보인다는 사실도요."

그녀가 물었다.

"그럼 월요일에 연구 대상 중 한 분과 인터뷰할 수 있을까요?"

"물론이죠."

나는 대답했다.

"에반젤린 슐러를 소개시켜 드리겠습니다."

친구들과 가족들이 '반'이라고 부르는 에반젤린은 건강 진단을 위해 2년마다 우리 연구 클리닉을 방문하는 유쾌한 100세 노인이었다. 그녀는 기꺼이 우리의 연구 평가에 따랐고, 기억력 문제들부터 균형 잡기, 근력과 반응속도 시험 등 우리가 내주는 모든 과제들을 우수한 성적으로 수행했다. 그녀는 연구팀과 언제나 잘 어울리고 항상 미소를 지었으며, 또한 우리 연구의 얼굴 역할을 훌륭히 해주었다. 나는 한 직원에게 그녀에게 전화해 달라고 부탁했다.

하지만 문제가 하나 있었다. 언제나 새로운 경험을 즐기는 반이 이렇게 말했다. "굉장히 흥미로운 일이네요. 하지만 저는 월요일에 부에노스아이레스에 간답니다. 매년 열리는 탱고 축제에 참가하려고요."

흥미를 느낀 뉴스 제작진은 바로 그날 오후에 우리 클리닉에서 반을 만나도록 스케줄을 조정했다. 만남이 성사되자, 그녀는 기자들의 질문에 기꺼이 답해 주었다. 그러곤 무용화를 신고 텔레비전 카메라 앞에서 자신이 가장 좋아하는 춤사위까지 선보였다.

에반젤린 슐러는 그 인터뷰를 마치고, 놀랍게도 7년이나 더 살았다. 하지만 장수했다는 사실보다 더 놀라운 건 그녀가 삶을 사는 방식이었다. 그녀는 청년기를 가난한 이민자들을 위해 시카고의 유명한 헐하우스Hull House에서 사회복지사로 일하면서 보냈고, 몇십 년 뒤 은퇴한 다음에는 시애틀 구세군에서 자원봉사를 했다. 인생을 다른 이들을 돕는 데 헌신했다.

반은 시애틀의 유명한 전망대 스페이스 니들 근처 고층 건물에서 고집스럽게 독립적인 말년을 보냈다. 그녀는 시에서 후원하는 시애틀 센터의 댄스 파티에 매주 참석했고, 집에서 센터까지 오갈 때 걸어다녔다. 하지만 그것만으로는 충분한 사교활동이 되지 못했는지, 교외에서 열리는 고령자들을 위한 댄스 파티에 버스를 이용해 참석하기도 했다.

평화 봉사단에서도 자원 봉사자로 활동했던 반은 여행하는 것을 좋아했다. 엘더호스텔에서 로드 스칼러로 이름을 바꾼 여행사를 통해 114회 여행했다. 반은 강에서 크루즈 타는 것을 가장 좋아했다. 그녀의 딸 린은 반이 아마존 여행을 떠나기 전에 모기장을 챙기던 것이 기억난다며 이렇게 말했다. "어머니는 갑판 안이 아니라 밖으로 나가고 싶어 했어요."

반은 아름다운 호기심을 간직하고 있었다. 경치뿐만 아니라 여행

가이드가 설명하는 모든 것에 빠져들었다.[3]

린은 어머니가 좋은 시기뿐만 아니라 나쁜 시기에도 낙관적이고 회복력이 강했다고 말한다. "어머니는 나이가 들면서 많은 사람들을 떠나보내셨어요. 하지만 어머니는 곧 새로운 친구들이 생길 거라고 말씀하셨죠!"

린은 어머니에게 대화 상대가 자기 이야기를 하게 만드는 남다른 재능이 있다고 설명했다. "사람들은 어머니와 대화하다 보면 어느새 자기 이야기를 하게 되죠. 그래서 사람들은 어머니와 대화하는 것을 즐거워했고, 어머니를 깊이 존경했어요."

고집스럽게 상황에 적응하는 것이 반의 장점이었다. 한때 책 읽기를 무척 좋아한 그녀는 나이가 들어 시력을 잃어 가면서 더 이상 책을 읽을 수 없게 되자, 테이프 책으로 시선을 돌렸다. 그녀가 가장 좋아하는 문학 장르는 당연히 자서전이다. 반은 다른 사람의 인생 이야기를 듣는 것을 절대 지루해하지 않았다.

결국 102세의 반이 혼자 사는 것이 불가능할 정도로 시력을 잃게 되자, 딸 린과 사위 빌이 함께 살자고 권했다. 내가 만난 모든 노인들이 그러하듯이, 반은 가족에게 '짐이 되기' 싫어했다. 그리고 린이 말하기를 반은 실제로 짐이 되지 않았다고 했다. 린은 말했다. "저희는 어머니가 저희와 함께 있길 원했어요."

반은 딸과 사위와 함께 빌의 전우회에 참석하기 위해 여행을 가기도 했다. 린은 기억을 더듬으며 말했다. "어머니는 인기 폭발이었어요." 반은 주위 사람들과 대화를 시작했다. "사람들은 엄마 나이를 듣고 놀라며 엄마와 춤을 추고 싶어 했어요."

그건 아마 그들이 반을 롤 모델로 보았기 때문일 수도 있다. 그녀는 활동적이고 흥이 넘쳤으며, 주변에 늘 친구들과 가족들이 있었으며, 마지막까지 인생의 매 순간을 음미했다.

가장 위대한 세대의
마지막 교훈

에반젤린 슐러의 인생을 탐구하면서 의문점이 하나 떠올랐다. 어떻게 사람들은 노년기를 보내면서 이 정도의 만족감과 활기를 가질 수 있을까?

반은 독보적인 존재였지만, 나는 그녀 말고도 고령의 나이에도 끊임없이 움직이고, 배우고, 다른 사람들과 교류하는 사람들을 많이 알고 있다. 연구를 위해 내가 만난 수많은 100세 이상의 노인들이 임종 몇 주 전까지 여행을 다니고, 악기를 다루고, 스키를 즐기고, 교회에 다니고, 말을 기르고, 새로운 컴퓨터 프로그램을 배우고, 파티를 주최하는 등 삶을 개척하는 활동을 지속했다. 아마도 이런 이야기를 들으면 많은 사람들이 그들은 무엇이든 뜻대로 살 수 있는 '축복받은 인생'이었다고 생각할 것이다. 하지만 그들의 삶을 더 깊이 바라보면, 대부분 상실과 고난으로 얼룩진 인생을 살아왔다는 걸 알게 된다. 예를 들어, 반의 남편은 60세의 나이로 생을 마감했다. 자식을 먼저 떠나보낸 경우도 있었다. 더러는 비극적으로 말이다. 전쟁, 사고, 실직 그리고 다른 불행한 사건들을 경험한 이들도 적지 않았다. 그럼에도 그들은 꾸준히 기대 이상으로 성공적인 인생을 보냈고, 주위의 존경을 받았다. 나로서는 감탄이 나올 뿐이었다.

무엇이 그토록 길고 역동적인 인생을 가능케 할까? 유전의 힘일까? 혹은 운? 건강한 습관? 훌륭한 사고방식? 이 모든 것들의 조합? 이 문제는 개인적으로도 의미를 지닌다. 우리는 한 명의 인간으로서 각자의 인생이 가능한 행복하고 생산적이길 바란다. 그리고 나이가 드는 가족 구성원들과 친구들의 인생도 그러하길 바란다.

성공적인 노화의 비법을 발견하는 것은 우리의 공동체에게도 중요한 문제이다. 우리 사회가 앞으로 몇십 년 더 노화할지 살펴본다면 누구라도 놀라움을 금치 못할 것이다.

전 세계의 선진국에서 85세 이상의 사람(고령노인)들이 가장 빨리 증가하는 인구 층이다. 1980년에는 미국인 중 72만 명이 90세 이상이었다. 하지만 다행인지 불행인지 공중보건, 질병예방, 교육, 그리고 경제복지가 크게 발전한 2010년에는 190만 명으로 3배나 증가했다.[4] 이는 미국의 통계에서 천재지변과도 같은 일이 일어나고 있다는 점을 생각하면 특히 시급하게 다루어야 할 문제이다. 이 문제는 시간이 갈수록 점차 중요해질 것이다. 미국의 인구 조사국은 2010년부터 2050년까지 65세 이상 89세 이하의 미국 인구는 2배로 증가할 것으로 추정한다. 같은 시기에 90세 이상의 인구는 4배 이상 증가할 것이다. 2030년도에 미국은 90세 이상의 인구가 최고점을

찍을 것으로 예상되며, 그 10년 동안 90세 이상의 인구는 71% 증가할 것이다.[5]

어떻게 보면 우리 세대에게 살아갈 날이 아주 많이 남았다는 사실은 반가운 일이다. 반면에 많은 공동체의 지도자들은 고민을 할 것이다. 고령자들의 수요에 어떻게 상응할 것인가? 90세 이상의 미국인 10명 중 2명은 걷거나 계단을 오르는 데 불편을 겪는다. 그와 비슷한 비율의 사람들은 장을 보거나 병원에 찾아가는 간단한 일도 불편해한다. 절반에 가까운 인구는 옷을 갈아입거나 몸을 씻는 것도 힘들어한다. 그리고 10명 중 4명은 인지능력에 문제가 생긴다.[6]

나를 비롯한 베이비붐 세대의 대다수는 따로 연구결과를 읽지 않아도 미래에 어떤 문제를 겪게 될지 짐작할 수 있다. 부모 혹은 친인척이나 친구들을 돌보면서 이러한 문제들을 몸소 체감하기 때문이다. 아무리 강인한 사람이라도 결국엔 쇠약해진다. 우리는 어머니와 아버지가 차에서 내리고, 겉옷을 입고 신발 끈을 묶는 동안 인내를 가지고 기다렸다. 운전을 자제하라거나 경제권이나 본가를 넘기라는 이야기를 어렵게 꺼내기도 했다. 부모님이 신뢰하는 도우미에게 지불해야 하는 보수가 부모님에게는 부담스럽게 느껴질 수도 있다는 것을 안다. 그리고 친족이 알츠하이머병이나 다른 형태의 치매를 앓은 경험이 있는 이들은 사랑하는 사람이 죽음을 맞이하기 몇 년 전부터 유대감이 옅어지면서 서서히 찾아오는 비통함을 통해 '기나긴 작별인사'를 준비하는 슬픔을 안게 된다.

상황이 이토록 힘들어도 한 줄기 희망은 있다. 우리는 부모님 세대

(저널리스트 톰 브로카우는 '가장 위대한 세대'라 부른다)가 오랜 시간 살아가면서 경험한 일에서 교훈을 얻을 수 있다. 지금 부모님 세대는 대공황이나 나치의 탄압, 시민권을 얻기 위한 투쟁에서 살아남기 위해 고군분투하는 게 아니다. 이들은 이렇게 많은 노인 인구를 직접 경험하는 첫 세대이다. 우리는 '가장 위대한 세대'가 전례 없이 길게 장수하는 모습을 지켜보면서 교훈을 얻을 수 있다. 그리고 부모가 고령노인이 되기까지 그들의 삶과 뒤따르는 죽음을 지켜본 우리는 그들의 2세로서, 그리고 베이비붐 세대로서 상당히 많은 것들을 배울 수 있다.

나는 연구 과학자이자 내과전문 초기치료 의사로서 지난 40년을 노화과정 연구에 대부분을 보냈다. 그리고 이제 한 명의 아들이자 나이 드는 베이비붐 세대로서, 직접적인 경험과 부모 세대가 힘겹게 얻은 지식을 우리가 살아갈 세계를 바꾸는 데 어떻게 이용될지 볼 수 있다.

내가 얻은 중요한 교훈을 하나 말하자면, 우리를 영원히 젊게 살게 해줄 '마법 같은 방법'은 없다는 것이다. 약, 보조제, 심리, 혹은 생활양식, 그 무엇도 말이다. 노화를 막을 수 있는 방법을 갈망하는 사람들에게 '수상한 묘약'을 파는 엉터리 약장수나 주요 대학에서 노인학 geroscience, 노화 현상과 노령 질병을 연구하는 학문 연구자들의 말은 매혹적으로 다가온다. 달갑지 않은 예시를 하나 들자면, 워싱턴 대학교 연구팀은 세포의 성장을 억제하면 몸의 노화단계를 전반적으로 늦출 수도 있을 거라는 가설하에, 개를 대상으로 연구를 진행했다. 흥미롭게 들릴 수 있지만, 이런 분야가 오늘날의 베이비붐 세대들에게 실제적인 도움이 되기까지는 훨씬 많은 시간이 필요하다. 이 연구는 포유류보다 훨씬 작업하기 쉬운 유충을 대상으로 한 연구에서 영감을 받아 기반을 다졌다. 하지만 개를 대상으로 약물을 시험하는 것은 차원이 다른 문제이기에, 이 연구나 비슷한 맥락의 다른 연구들은 실질적으로 성과를 내기 힘들었다.

한편으로는 노화가 삶에 불확실함과 불이익을 가져온다는 사실이 대단히 두렵기 때문에, 노화를 방지할 수 있는 마법이 있기를 바라게 된다. 하지만 우리가 노화에 대해 더 잘 이해한다면 어떨까? 우리의 인식이 바뀔 수 있을까? 우리가 풍부한 지식으로 더 건강하고 행복한 삶을 위해 용감하게 나아갈 수 있을까?

시력감퇴, 청력손실, 골관절염, 높아지는 심장질환과 암 발병률, 사고능력의 저하, 기타 등등, 우리가 노화하면서 흔히 겪게 될 어려움은 셀 수 없이 많다. 현대과학은 우리가 노년의 지인들이나 친인척들을 지켜보면서 알게 되는 이 불안한 진실을 뒷받침하고 있다. 그러나 나이가 든다고 쇠약해지기만 하는 것은 아니다.

우리 세대는 그 어느 세대보다 신체적 장애를 피하면서 고령에도 건강한 삶을 즐길 가능성이 높은 유례없는 기회를 맞고 있다. 예를 들어, 단순히 수를 비교하면 어느 때보다 고령층이 늘고 있고 알츠하이머나 치매성 질환에 걸리는 사람들의 수도 증가하지만, 고령 노인들 중 이런 병에 걸리는 비율은 감소하고 있다. 또한 알츠하이머나 치매를 진단받은 고령 노인들 중 임종 1년 혹은 2년 전까지 병의 증세를 보이지 않는 비율이 점차 높아지기도 한다.

　두대체 무슨 일이 일어나고 있는 것일까? 노년기에 우리의 뇌가 병드는 것을 막을 수 있을까? 산업사회에서의 교육, 경제 복지, 보건 시스템의 발전, 개선된 심장질환 치료법, 그리고 낮아진 흡연율이 이 전례 없는 (그리고 예기치 못한) 현상을 설명한다고 전문가들이 입을 모아 주장한다. 하지만 베이비붐 세대가 가진 이런 이점들을 현재 유행처럼 번지는 비만과 증가하는 당뇨 발병률이 상쇄할 수 있다고 생각하는 사람도 많다. 우리는 더 건강해진 생활방식, 개선된 보건 시스템, 그리고 일생 동안 더 나은 환경에서 살 수 있다는 사실이 알츠하이머와 같이 파괴적인 질병들을 극복하는 데 도움을 줄 거라고 희망을 갖는다. 이는 개인의 노력으로 노년기의 신체장애를 예방하거나 늦출 수 있다는 점을 보여주기도 한다.

　그리고 우리 부모 세대의 경험에서 얻은 지식으로 헤아릴 수 없을 정도의 혜택을 받을 것이라고 나는 자신 있게 말할 수 있다. 이는 과학계에서 상대적으로 신흥 학문에 속하는 노인의학과 노인병학에서 이뤄지는 발견에도 보탬이 될 것이다. 노화에 대한 지식과 그 지식을 이용해 최대한 이익을 끌어올리는 통찰력이 합쳐지면 결과적으로, 내가 '현명한 노화enlightened aging'라고 부르는 접근 방식이 탄생한다.

경험이
노화에 대한 신화를 깬다

내 친구이자 환자인 마커스 아키노가 예약시간에 맞춰 도착했을 때, 아직 아침나절이었지만 그는 이미 많은 일정을 소화한 후였다. 베트남 전쟁 참전용사이자 대학 행정처에서 퇴직한 그는 일찍 기상해 피트비트FitBit, 건강관리 스마트 시계를 차고 아내 샌디와 아침 산책을 했다. 집으로 돌아오는 길에 어머니를 위해 과일 스무디를 사 와서 약과 함께 챙겨 드렸다. 그러고는 기타 연습을 한 후 골프 약속을 잡고 근처에서 열리는 재즈 연주회 표를 사기 위해 전화 몇 통을 돌렸다. 시애틀 번화가에 있는 내 사무실로 출발한 것은 이 모든 일이 끝났을 때였다.

마커스는 82세로서, 베이비붐 때 태어난 내 동료들이나 환자들보다 나이가 많다. 하지만 건강하고 행복하기 위해서 무엇이 필요한지 정확히 알았다. '현명한 노화'에 딱 부합하는 인물이다. 그는 인생이 얼마나 긴 여정인지 안다. 우체국 직원이자 채소를 기르는 농부로서 휴일 없이 일하는 게 익숙했던 그의 아버지는 99세까지 사셨다. 퇴직한 편집장인 그의 어머니는 106세의 나이에도 이메일을 이용하시고 걷는 것이 가능하다.

"나는 가능한 한 건강한 몸으로 살고 싶어요. 골프도 치고 싶고, 내가 하고 싶은 것을 할 수 있을 때까지 하고 싶어요."[7] 이렇게 말하는 마커스는 매일 산책을 할 뿐만 아니라, 근력 운동과 균형 운동을 하기 위해 매주 3회 체육관에 다닌다. 또 자신과 샌디를 위해 새로 구입한 자전거를 푸켓 만의 섀화 섬으로 여행을 가기 위해 자신의 모터보트에 실어 놓았다.

마커스는 여행에 있어서도 의욕이 넘친다. 그는 자신이 수십 년 전에 재즈 음악가로 활동했던 파리로 자기 아내를 데려가고 싶어 한다. 이제 샌디가 퇴직도 했으니, 그녀에게 관광지를 보여주고 싶어 하며 이렇게 말했다. "하지만 저는 휠체어에 있고 싶지 않아요. 그리고 비틀거리며 다니고 싶지도 않죠. 저는 거리를 거닐며 다니고 싶어요. 그러기 위해선 운동을 통해 건강한 몸을 유지해야겠죠."

마커스는 결혼 후 세 명의 자식을 두었는데 모두 훌륭하게 성장하였다. 그가 몇 년 후 미래에 대해서 생각할 때, 어머니는 그에게 의존했지만 자기 자신은 자식들에게 의존하고 싶지 않다고 말하며 이렇게 덧붙였다. "그리고 저는 제 아내한테도 의존하고 싶지 않아요."

마커스는 최근 몇 년간 간단한 심장질환, 두 번의 동맥류 그리고 방광암을 겪으면서 건강을 염려했지만, 치료 후 1년 동안 암은 재발하지 않았다. 그는 계속하여 정기적으로 산책을 하고, 체육관을 가고, 노쇠한 어머니를 돌본다.

그는 나이가 들면서 몇 가지 변화를 보였다. 그는 자기 자신의 한계를 인정하기 싫어하지만, 이에 순응하는 것도 나쁘지 않다고 생각한다. 자신의 골프 게임을 예로 들며 말했다. "이제 골프를 좀 다르게 쳐야 할 것 같아요. 맞아요, 이제 나는 공을 280야드만큼 칠 수는 없겠죠. 그래서 이제 200야드를 치고 클럽을 바꿉니다. 가능한 일에 집중하는 거죠. 변화에 적응하는 것, 그것이 차이입니다."

본인의 나이를 생각하며, 잠시 생각에 잠겼던 마커스는 입을 뗐다. "사실 80세의 인생은 제가 상상한 거와는 다르네요. 제가 어렸을 때 이 나이 대의 사람들은 모두 병약하고 지팡이를 들고 걸어다닐 거라 생각했습니다. 하지만 저는 그러지 않죠. 아직은 말이에요."

사람들이 흔히 믿고 있는 '인간이 노화하면서 신체적으로 불편을 겪는 일은 피할 수 없다.'라는 말을 듣는다면 마커스는 아마 비웃을 것이다. 아프기도 하고 한계에 다다르기도 하지만, 그는 인생을 활동적이고 충실히 살면서 체력과 건강을 손에 넣었다.

한 연구에 의하면 청년층이든 노인층이든 나이와 상관없이, 사람들은 자신들이 나이를 먹으면서 점차 불행해질 거라 생각하여 늙는 자신들의 미래에 두려움을 가지게 된다고 한다. 하지만 마커스는 그렇지 않다. 2006년 〈행복학 저널Journal of Happiness Studies〉에 기재된 저명한 한 연구에서는 사회과학자들이 청년 그룹(평균 나이 31세)과 노인 그룹(평균 나이 68세)으로 이루어진 두 그룹에 어느 쪽 그룹이 더 행복할지 질문했다. 당연하게도 두 그룹 모두 청년 그룹이 더 행복할 거라 답했다. 하지만 각자의 행복지수를 측정했을 때, 노인 그룹이 더 행복해한다는 사실을 발견했다.[8]

사람들은 대체적으로 중년기보다 노년기 때 더 많은 행복감을 느끼는데, 여러 다른 연구에서도 같은 결론이 나왔다. 이에 대해서는 3장에서 더 깊이 알아볼 것이다.

피트 타운센드는
틀렸다

하버드 의과대학에서의 나날을 회상하다 보면, 나는 1960년 말과 1970년 초의 시대정신이 나에게 어떤 영향을 주었는지 알 수 있다. 젊음을 그 어떤 것보다 가치 있게 여기던 시절, 우리 베이비붐 세대는 전통적인 생각과 행위에 대해 이의를 제기하며 주목받기 시작했다. 우리는 노인들과 그들의 이해관계에 얽힐 만한 조그마한 가능성도 부정하기까지 하며, 나를 포함한 다수의 의과대학 동료들은 노인병학을 전망이 없다고 판단하고 전공하길 거부했다. 피트 타운센드가 노래한 〈그 누구〉에서 "무섭도록 끔찍해 보이곤 한다, 내가 늙기 전에 죽었으면 좋겠다"란 소절은 우리의 감성을 사로잡기에 충분했다.

그럼에도 1970년은 노화하는 뇌에 관심을 둔 의과 연구자들에게 생산적인 시간이었다. 많은 이들이 그전에는 '노쇠함'을 어쩔 수 없다고 생각하곤 했다. 하지만 이제 젊은 층에 희귀하게 알츠하이머가 발생하는 경우와 노인층에 만연하게 발생하는 일반적인 경우, 그리고 노인 인구의 인지능력 저하를 유발하는 증상들을 포함해서 치매의 다양한 원인을 탐구하기 시작했다.

또 인구학적인 측면에서 미래를 예상할 때, 몇 가지 보건·사회 문제들이 긴급하게 수면 위로 떠올랐다. 증가하는 노인 인구를 관리하는 방법을 찾는 일은 의미 있고, 미래지향적인 커리어를 가지려는 이들에게 매력적으로 다가왔다. 이 밖에도 노화 국립기관은 이런 연구를 하고 싶어 하는 이들에게 지원을 늘리고 있었다. 그리하여 1978년 워싱턴 대학교 내과 레지던트를 수료한 나는 워싱턴 대학교로부터 노인·가족 병동의 자리를 제안받았을 때, 모험을 하기로 했다. 그때는 내가 노인의 인생과 노화를 연구하는 것에 매료될 줄 몰랐다.

당시 정신의학과 조교수였던 버튼 리플러공중보건학 석사, 내과학 박사가 창립한 병동은, 미국 최초로 알츠하이머나 치매가 있다고 추정되지만 기관에서 생활하지 않는 노인들을 체계적으로 평가하고 연구하는 노인병학 연구시설이 되었다. 시간이 흐르면서 우리 팀은 환자 등록부처럼 암 연구에서 성공적인 것으로 입증된 방법과 같은 연구 방식을 택하게 되었다. 병동의 내과 책임자로서 나는 정신과 의사, 사회복지사와 함께 환자들을 평가하고 관찰결과를 문서화했다. 이때는 실험실에 데스크톱 컴퓨터가 구비되기 전이기에, 우리는 문서를 손수 들고 다니면서 어찌 보면 단순한 방식으로 자료를 수집했다. 발달된 시스템은 아니었지만, 우리는 필요한 정보를 수집하고, 결과를 분석하고, 궁극적으로 과학저널을 통해 전 세계의 건강 전문가들이나 과학자들과 결과를 공유할 수 있었다.

나는 성인기의 복잡한 질병에 특히 중점을 둔 내과학internal medicine 분야를 전공했다. 노인에 대해서 박학다식하다고 자부하던 나였지만, 노인병학 센터에서 환자들을 만나기 시작하고, 가족 구성원들과 대화하고, 그들의 일상을 면밀히 분석하면서, 내가 의과대학에서 노화에 대해 배운 내용이 많이 잘못되었다는 것을 깨달았다.

예를 들어 약물 같은 경우, 그 당시에 (지금까지) 의사들은 알츠하이머나 치매성 질환이 일으키는 행동장애를 제어하기 위해 쉽게 약을 서빙했다. 하지만 그 약들은 환자들에게 효과가 잘 나타나지 않았고, 그 후에 판매 금지되었다. 최악의 경우에는 고령자들에게 흔하게 발견되는 고혈압, 우울증, 관절염, 불면증, 요실금과 같은 만성 질환을 위해 처방된 약물이 인지능력을 손상시키기까지 했다. 결과적으로, 많은 약이 환자들에게 해를 끼쳤으며, 심지어 위험하기까지 했다.

나는 한 환자가 수면을 위해 의사인 남편으로부터 진정제를 처방받았던 것을 생생히 기억한다. 약을 끊으라는 우리의 조언을 듣고 그녀는 수면제 복용을 중단했다. 그후 그녀는 현기증과 건망증으로 인해 고통을 받는 일이 없었다. 이러한 작은 변화가 극적인 결과를 불러올 수 있다는 사실에 감탄했고, 우리는 환자들이 원치 않는 약물을 과도하게 처방하는 것을 멈춤으로써 '치유'되는 것을 여러 차례 지켜보았다. 그리고 이런 경우를 여러 번 문서화하면서, 우리 팀은 1987년 〈노인의 전체적인 인지능력 손상에 있어서 약물이 주는 부정적인 효과〉라는 제목으로 논문을 발표했다.[9] 나는 내가 발표한 수백 개의 논문 중 이 논문에 가장 자부심을 가진다.

애초에 복용하지 말았어야 할 약들이 내는 역효과로 인해 환자들이 치매에 걸리는 원인을 설명했을 뿐만 아니라, 우리의 연구 결과를 소비자 보호단체가 널리 퍼트리면서, 노인을 대상으로 한 오진과 과잉처방이 얼마나 위험한지에 대해 경각심을 일깨웠다. (오늘날에도 약물은 '가역성 치매'의 흔한 원인이 되는데, 이는 알츠하이머와 유사한 증상을 보이지만 약 복용을 중단하면 사라지거나 상태가 호전되는 병을 일컫는다.)

우리 팀은 또한 환자의 가족 구성원과 다른 간병인을 지원하는 것이 얼마나 중요한지 배우고 있었다. 알츠하이머병이나 치매관리에 관한 연구들은 그전까지는 환자의 병세를 완화시키는 방식에 중점을 두었었지만, 간병인의 역할에 대해 살펴볼수록 많은 간병인들이 안전하고 효과적으로 간호하는 데 필요한 도구와 지식이 없다는 것을 파악했다. 예를 들어, 어떤 간병인들은 환자들이 배회하는 것을 막기 위해 의자나 침대에 묶어놓기까지 한다. 또 어떤 간병인들은 정신상태가 올바르지 못한 환자에게 끊임없이 지적을 하였다. 이러한 행동은 환자가 극도로 흥분하고 화를 내게 만들고, 더욱 심각하게는 불행과 불편의 원인이 되며, 간병하는 일을 그 어느 때보다 힘들게 만들었다.

우리는 간병인들에게 새로운 전략이 필요하다는 것을 알았다. 그래서 여러 해에 걸쳐 워싱턴 간호대학의 동료들과 함께 새로운 접근 방식을 개발하는 데 힘썼다. 예를 들어, 어느 한 치료에서는 환자들을 매일 산책하게 하는 데 집중했다. 연구팀은 환자들의 신체 활동량을 늘릴수록 신체능력이 향상되고 우울증에 덜 걸릴 뿐만 아니라, 환자가 사고를 일으켜 요양원으로 보내지는 횟수도 감소하는 것을 발견했다. 또한 우리는 간병인들에게 환자들과 말다툼을 하는 것을 피하는 기본적인 기술을 가르쳐 주거나 상호지원 단체 가입을 권유하는 것이 간병인 복지를 증진시킬 수 있고, 더 나아가 환자들에게도 더 나은 경험을 선사하는 데 기여하는 모습을 보았다. 이러한 결과와 나중에 진행된 연구를 통해, 졸음, 넘어짐, 골절을 유발하는 향성신경 약물에 의존하지 않으며, 환자의 욕구를 가족과 간병인이 충족시킬 수 있는 접근 방식인 '시애틀 프로토콜Seattle Protocols'을 만들었다.[10]

하지만 가장 중요하게도, 알츠하이머와 치매가 같은 원인으로 인해 발병한다고 생각하는 것이 실수였음을 서서히 알아챘다. 시간이 지나면서 워싱턴 대학교 연구팀뿐만 아니라 다른 단체도 고령층에게 흔하게 보이는 심혈관질환, 관리되지 않은 고혈압, 일과성 뇌허혈 발작 등으로 인해 치매가 발병한다는 것을 이해하기 시작했다. 이 모든 병들은 삶의 질을 떨어트리고 뇌 작용에도 악영향을 끼친다.

알츠하이머란 병에 대한 이해도가 높아지면서 생각보다 발병원인이 복잡하다는 것을 깨달았다. 그러기에 알츠하이머를 '치유'할 수 있는 '마법'이 있을 수 있단 희망이 사라진다는 점은 어떤 면에선 실망스럽기도 했다.

하지만 고령층에게 흔하게 보이는 병과 치매 사이에 강한 연결 고리를 발견한 것은 사실 전망이 매우 밝았다. 우리가 심장병과의 전쟁에서 승리를 거머쥐듯이, 치매를 예방하거나 치매가 걸리는 시기를 크게 늦추는 것이 가능하다는 얘기다. 미국 심장기관의 통계를 살펴보면, 2003년부터 2013년까지 미국인이 심장병으로 인해 사망하는 횟수는 29%나 감소했다.[11] 이 수치는 끊임없이 심장병을 예방하고 분석하고 치료하려는 노력을 보여주며, 알츠하이머와 치매 발병률에도 영향을 끼치고 있을지 모른다.

담배를 끊고, 운동량을 늘리고, 높은 콜레스테롤과 고혈압을 면밀히 관리하려는 노력도 형세를 역전시키는 데 한몫한다. 교육과 사회·경제 수준이 높아짐에 따라 개개인의 건강 수준도 높아지는 현상도 변화를 만드는 데 크게 기여한다. 한 연구에 따르면, 인생 초기에 지적 활동을 통해 뇌를 발달시킬수록, 후에 치매에 대응할 수 있는 '방패'를 만들 수 있다고 한다. (이 개념은 후에 5장에서 깊게 다룰 것이다.) 신체활동을 늘리고, 건강한 식생활을 따르고, 교육을 받는 등의 '건강한 삶'을 위한 모든 행위는 의사와 제약회사의 손아귀에서 벗어나 일상의 사람들이 일상적인 삶 속에서 주도권을 쥐게 한다. 이는 사람들이 자신의 건강과 습관을 '주도적으로' 개선해 나갈 의지가 있어야 고령층에게 발견되는 병이나 치매에 관한 과학적인 발견이 효력을 가질 수 있다는 뜻이다. (과연 존 레논의 '인간의 힘'에 이토록 심취한 이 세대가 본인들의 건강을 위해 서로의 열정을 모을 수 있을 것인가? 엄청난 변화를 일궈낼 텐데!)

서서히 다가오는 노년의 길고 긴 불행의 소용돌이로 환자들이 추락하는 것을 막을 수 있는 기적의 약을 개발하고 처방해 주는 날이 올 거라 믿으며, 나와 내 동료들은 의과대학을 떠났다. 그런데 요 몇 년간 내가 얼마나 허황된 꿈을 꾸고 있었는지 깨달았다. 마법의 약이란 단어는 항상 매혹적으로 들릴 것이다. 하지만 마법의 약은 존재하지 않을뿐더러, 세상 밖으로 나오는 과학 지식을 이용해 환자들이 건강하게 고령에 접어들기 위해서는 환자 본인의 투철한 자기관리가 무엇보다 중요하며, 그 중요성은 우리의 상상을 넘어선다. 만약 우리 세대가 이런 개화된 방식으로 인생을 산다면 피트 타운센드가 노래하는 삶은 더 이상 비참하지 않을 것이다.

실제 인구를 기반으로 한
노화 연구

환자, 연구 대상 그리고 나의 나이 든 친구들과 친인척들을 관찰하면서 보게 된 것들이 내가 내과 수련 중 배운 내용과 다르다는 것을 깨닫고, 그 어느 때보다 해답을 찾고자 하는 열망을 불태웠다.

알츠하이머병과 치매성 질환에 관한 연구를 진행하면서 발생한 문제들 중 하나는 인구 표본이 너무 제한적이라는 것이었다. 우리는 거의 전적으로 대학병원에서 연구에 매우 적합한 환자들만을 대상으로 연구를 진행해 왔다. 따라서 전체 인구에서 무작위로 선별한 참가자들을 대상으로 진행한 연구와 차이를 보일 수밖에 없었다. 상대적으로 젊은 나이에 알츠하이머병으로 고통을 받는 경우는 드물지만, 연구 초기에는 이러한 경우들이 불균등하게 포함되어 있기도 했다. 그래서 지원자들의 경험과 '실제 인구'의 고령 알츠하이머 환자의 경험은 같을 수 없었다. 예를 들어, 이른 나이에 발병하는 알츠하이머병은 생활방식이나 환경적인 원인보다 유전적 요인에 영향을 받는다는 것이 정설이다.

우리는 오직 청년층만을 연구하면서 신체활동, 약물 혹은 다른 만성질환이 끼치는 영향을 보지 못한 것이 아니었을까? 머릿속에서 편견을 지우기 위해 나는 동료들과 함께 새로운 방식으로 접근했다. 1980년 중순에 시작해 우리는 GHCGroup Health Cooperative라는 시애틀의 의료 보험회사의 연구자들과 협력했다. 회사가 보유한 주 인구자료를 통해 65세 이상의 환자집단을 무작위로 선별해 10년 이상 연구할 수 있었다. 이를 통해 ACTAdult Changes in Thought, 성인의 사고능력 변화 연구 프로그램을 기획할 수 있었다.[12]

초기에는 단지 뇌와 알츠하이머병에 관심을 기울였지만 시간이 흐르면서 '건강한 노화'라는 일반적인 주제로 주의를 돌렸다. 2016년엔 학계의 '최장시간 동안 지속된 연구'라는 수식어가 붙기도 했다. ACT는 지속시간뿐만 아니라 환자들이 일상생활을 공유하기로 동의했다는 점에서 특별하다.

ACT의 '일상 실험'에 참가하기 위해서는 기억이나 사고능력이 심각한 문제가 없는 등, 인지능력에 손상을 받을 가능성이 없어야 한다. 우리는 실험 참가자들의 남은 일생 동안 그들과 정기적으로 연락을 취하여 뇌의 기능이나 건강문제에서의 변화를 검사한다. 10년 이상 자료를 분석하면서 우리는 노화로 인한 장애나 치매에 걸리는 삶과 건강한 삶은 어떤 요소로 인해 구분되는지에 대한 정보를 얻었다.

101세의 나이에 가까운 조 펠드맨은 비교적 건강한 편이었다. 키 180cm를 넘는 그는 워싱턴 주 쇼어라인 시의 공원 같은 퇴직자 가구 지역에 있는 깔끔한 아파트에서 나를 반갑게 맞아주었다.

그는 전직 신문 편집자로서 시애틀 진료소까지 직접 운전해 와서 검사를 받았지만, 100번째 생일날부터 차를 운전하지 않았다.

"박물관에나 어울리는 차를 팔았죠."

그는 이야기했다.

"그건…, 뭐, 이런 기분 좋지 않은 상황도 있죠." [13]

그는 머릿속에서 단어가 떠오르지 않는 듯했다.

서두를 필요는 없었다. 5초쯤 지났을까, 그는 덧붙였다.

"아, 도요타, 도요타 차였죠!"

93세인 그의 아내 레나도 맞장구쳤다.

"도요타 캠리였죠!"

비록 어휘 선택의 어려움이 조의 인내심을 시험하기도 하지만, 유년기 시절에 대해 물으면 그는 오래된 추억을 곧장 기억한다. 그는 대공황 시절에 재단사의 아들이었다고 한다. 집안에 보탬이 되고자 형과 함께 뉴욕 거리에서 면도날 깎이를 팔았다고 한다. 제2차 세계대전도 생생히 기억했다. 전쟁 중 수행한 65개의 임무나 무선 중계병이자 포수로 복역하면서 탄 B-26 폭격기에 대해 설명하기도 했다. 그는 말했다. "지금은 공군이지만 그때는 육군 항공대라 불렀죠. 설명을 좀 보태자면 말이에요." 하지만 많은 노인이 그러하듯이, 조도 방금 만난 사람 이름이나 그가 복용하는 약물 이름들을 기억하기 힘들어하는 등, 단기기억에 문제가 있어 보인다.

몇 가지 짜증나는 일들을 제외하고 그는 나이가 드는 것을 경쾌하게 받아들이는 듯했다. 조는 레나와 함께 독립적으로 삶을 꾸려 나간다는 사실에 자랑스러워했다. 그들은 7년 전 노인들을 돌보는 프로그램이 집중된 원호 생활시설에서 나와 어느 정도 규모가 있는 1층 아파트로 이사했다. 조가 말하기를 '그곳은 정말 미치도록 지루했기에' 나오게 됐다고 한다.

조는 컴퓨터를 만지작거리면서 시간을 보내는 것을 좋아한다. 컴퓨터를 통해 식료품을 주문하고, 병원 진료와 노인들을 위한 왕복 버스를 예약한다고 한다. 무엇보다도 시력이 좋지 않은 레나가 폰트 크기를 늘려 〈뉴욕 타임스〉를 읽는 것이 기분 좋다고 한다. 레나는 인터넷을 통해 열정적으로 스크래블 게임_{철자가 적힌 플라스틱 조각들로 단어를 조합하는 보드 게임}을 즐긴다고 한다. 컴퓨터가 멈추면 조는 오히려 신이 난다. "흥미가 동해요. 도대체 문제가 뭔지 궁금해지거든요."

연구자들은 85세 이상의 노인 중 사고능력 저하가 덜 보이는 특수한 그룹을 '슈퍼 에이저'라 부르는데, 조가 문제풀이에 특별한 관심을 보인 것이 이 그룹 내에 속하게 했을지 모른다. 하지만 단지 추측일 뿐이다. 조도 자신이 이렇게 장수했다는 사실에 신기해했다. "인생이란 참으로 이상한 거 같아요."

모친은 60대에 암으로, 부친은 75세에 심장마비로 사망하고 두 형제도 생을 마감한 지 오래다. 하지만 조는 심장마비, 발작, 암에 걸린 적이 한 번도 없다. 그는 그 이유를 이렇게 추측한다. "깨끗한 생활 때문일지도 모르죠." 조는 흡연, 음주, 폭식을 몇 년 전부터 하지 않았다. 다시 안정적으로 걸을 수 있게 되자 쇼핑몰 주변을 오래 산책하곤 했다. 그는 오늘날까지 오래 앉아 있는 것을 질색한다. 텔레비전을 시청하면서도 일어나 걷곤 한다.

이 모든 게 흥미롭지만, 이것은 한 남자의 경험담일 뿐이다. 더 건강하게 장수하는 확실한 비법을 알려주지는 않는다. 이 비법을 파헤치기 위해선 수년간 수천 명의 사람들의 인생을 뒤따라가 봐야 한다. 이것 역시 우리가 2년마다 연구 지원자들을 모집해 다양한 심리상태와 신체능력을 검사하는 이유이기도 하다.

연구에 22년 동안 참여했다 해도 검사과정이 쉬워지지는 않는다.

"100부터 거꾸로 7씩 세어 보세요."

이번에는 수학문제를 하나 내면서 검사를 시작했고, 조는 별다른 문제없이 답을 댔다.

그 다음엔 기초적인 단기기억 검사를 한다. '개, 노란색, 태평양' 세 단어를 말하고 반복하라 하면 아주 손쉽게 해낸다. 하지만 다른 주제로 화제를 전환시켜 몇 분간 이야기한 후 세 단어를 다시 반복하라 하면 힘들어한다.

"세 단어를 기억하시나요?"

내가 묻자, 가벼운 웃음과 함께 조는 답한다.

"또 이러네요. 어디 보자, 하나는 무슨 바다에 관한 거였고, 또 색깔도 하나 있었죠. 초록색이었나요? 기억이 안 나네요."

그가 기억에 어려움을 겪는 것은 지극히 정상이라고 재차 확인시켜 준다. 90세 이상의 사람들 중 세 단어 전부 기억하는 사람은 찾기 힘들다.

그 다음은 신체능력을 검사한다. 조의 손을 잡고 손아귀를 쥐는 힘과 반응속도를 잰다. 파킨슨병, 알츠하이머병이나 다른 신경학적인 병의 조짐이 보이는지 확인하기 위해서이다. 다행히도 아무런 조짐이 없다. 부엌 테이블에 앉히고 몸을 일으키는 데 팔을 이용하지 않고 두 다리로 서 보라 지시하자, 그는 멈칫거리며 말했다.

"하기 힘들 거 같네요."

"시도라도 해 보시겠어요?"

내 물음에 그는 고개를 끄덕였다. 3초를 세자, 조는 앞으로 나아가 내 팔에 몸을 지탱하며 수직으로 곧게 섰다.

"해냈어요! 정말 고마워요!"

그는 웃으며 진심으로 놀랍다는 투로 말했다.

다음은 걷기 검사를 진행한다. 젊은 사람들은 손쉽게 할 수 있지만 조에겐 균형 잡는 일이 버거울 수 있다. 다행스럽게도, 조는 이 모든 걸 축복이라 여긴다. 나이든 뼈는 쉽게 부러지기 때문에 본인과 레나가 넘어지는 일이 없도록 특히 유의해야 된다는 점을 잘 알고 있다. 만일의 사태를 대비해, 조와 레나는 아파트를 돌아다닐 때 보통 성인용 보행기를 사용한다.

"제가 새가슴이라서 안전한 게 좋네요. 한 번이라도 크게 넘어지면 큰일 나니까요!"

그의 말에 내가 말했다. "현명하시네요."

떠나기 직전에, 나는 조가 동년배의 90~95%보다 여러 면에서 훨씬 우월하다고 재차 강조했다.

레나는 조가 인생에서 직면했던 역경을 천천히 되짚어보았다. 조가 전쟁 중 임무를 수행하기 위해 전투기를 탔던 일도 그 가운데 하나이다. 그리고 이 부부는 수년 전, 정신지체아였던 자식을 떠나보냈다.

"그 아이의 인생에 많은 갈등이 있었지만, 그에게 악영향을 끼친 적은 없었어요. 그걸 어떻게 설명해야 할지 모르겠네요."

나는 이 부부의 인생을 고난과 역경을 통해 더욱 강해지는 능력, 소위 '회복력'이라는 단어로 표현하고 싶다.

"어떤 사람들에겐 있고 어떤 사람들에겐 없는 능력이죠."

내 말을 조용히 듣고 있던 레나가 물었다.

"왜일까요?"

나무보다
숲을 바라볼 때

우리가 수십 년간 답하고자 했던 질문 중 하나이다. 우리는 하나의 보건 시스템에 속한 50만 명 이상의 사람들로 이루어진 지속성 있는 공동체 인구를 기반으로 연구를 진행하면서, 모든 양상에서 지원자의 건강에 대한 정보를 얻을 수 있었다. 우리의 연구에 참여한 사람들은 약 처방기록, 실험결과, 건강검진, 시술기록에 관한 자료 열람을 너그럽게 허락해 주었다.

ACT 참가자들은 검사를 위해 2년마다 연구센터를 방문한다. 몸 상태가 여의치 못하면 ACT 직원이 직접 자택으로 간다. 이 만남을 통해 우리는 지원자들의 사고방식, 건강상태, 운동이나 식습관 등을 테스트한다. 지원자들 중 한 그룹에게는 피트비트 같은 검사기를 부착시켜 앉고 서고, 적당한 강도와 높은 강도의 활동에 얼마나 많은 시간을 쓰는지 측정한다. 이렇게 모은 수치를 다른 건강기록과 결합시켜 신체활동이 사고능력과 생체작용에 얼마나 영향을 끼치는지 파악한다.

더 나아가 우리는 연구 참가자들의 사망 이후 뇌를 해부하는 것에 동의를 구하고 있다. 2017년, ACT가 유일무이하게 해부학과 신경계 조직 연구를 동반한 인구 기반 연구가 될 수 있었던 것은 뇌 조직을 기증한 650명의 지원자들의 공이 크다. 지원자들의 혈액, 뇌 견본, 그리고 다른 조직에서 추출한 DNA는 총유전체(알츠하이머병의 근거와 다른 건강질환의 주원인을 파악하기 위해 유전 구조를 분석하는) 연구를 위해 국립저장소에 기증되었다.

30년이 넘는 세월 동안, 나는 동료들과 함께 엄청난 양의 과학정보를 축적했다. 2016년에는 5,000명 이상의 지원자들이 등록했고, 총 4만 명 이상의 자료를 문서화하였다. 2004년부터 연구에 등록하고 진행 중인 검사에 참여하는 사람의 숫자를 2,000명으로 고정시켰다. 그리고 사망한 지원자들을 해부함으로써 치매나 알츠하이머병 환자 10명 중 8명은 고령으로 인한 퇴행성 질환에도 종종 걸려 있음을 발견했다.[14]

우리는 수년간 참가자들이 어떠한 이유로 치매에 걸리는지 이유를 파악하고자 했다. 노화된 뇌는 '살아 있는 실험실'이라 할 수 있었다.

우리 연구팀은 워싱턴 대학교와 세계 각국의 과학자들과 협력하여 다음과 같은 질문들을 묻고 답했다.

- 왜 어떤 이들에겐 치매가 발병하고 어떤 이들은 정신건강을 유지할 수 있는가?
- 어떤 이들의 뇌는 알츠하이머 증세가 진행된 흔적이 있는데, 그들은 어떻게 생전에 정신적 기능상태가 쇠퇴하거나 치매의 조짐을 보이지 않았는가?
- 고혈압, 당뇨, 우울증이나 다른 만성질환을 억제하면 치매도 예방할 수 있는가?
- 기억이나 사고능력에서 발생하는 문제를 특정 약물이 예방하거나 늦출 수 있는가?
- 신체적으로나 감정적으로 힘든 일로부터 재기하는 힘, 회복력을 노인들이 어떻게 가지게 되는가?
- 특정 약물이 치매 발병률을 높이는가?
- 젊은 시절의 두부 외상은 후에 치매가 발병되는 것과 연관 있는가?
- 정기적인 운동이 치매 발병률을 낮출 수 있는가? 만약에 가능하다면, 어느 정도의 신체활동이 요구되는가?
- 교육도 같은 기능을 보일 수 있는가?
- 사교활동을 활발히 하는 것과 상관있는가?
- 사람들의 치매나 노년기의 심한 장애를 예방하거나 늦추기 위해 우리는 어떤 노력을 할 수 있는가?

이 연구에서 얻은 지식과 세계의 과학자들의 발견으로 인해 긍정적인 시각으로 미래를 바라볼 수 있다. 우리는 협력관계를 통해, 사람들이 과학의 힘을 통해 생을 마감하기 직전까지 더 나은 인생을 살 수 있는 방법을 찾아낸다.

이러한 지식은 현명한 노화enlightened aging가 성공하기 위한 중요한 요소 중 하나이다. 다른 요소는 말년을 계획할 때 지식을 최대한 활용하도록 준비하는 자세를 갖추는 것이다.

'현명한 노화'에서
회복력과 세 가지 상호관계적인 힘

지난 몇 년간 ACT 참가자들과 교류할 수 있던 것은 큰 영광으로 생각한다. 곧 읽게 되겠지만, 우리가 함께 이루어내고 있는 발견을 통해 각지의 사람들이 도움을 받고 있다.

나는 이분들을 방문하여 그들의 이야기를 들었던 시간을 개인적으로도 감사히 여긴다. 수치화시킬 순 없지만, 나이 든 환자분들, 친구들, 친인척들 그리고 ACT 참가자들은 내 인생을 무척이나 풍요롭게 했다. 나는 하나의 서사소설이나 위대한 영화를 보듯이, 한 사람의 일생을 통해 중요한 교훈을 얻을 수 있다고 종종 생각하곤 했다. 연장자들의 이야기를 들으면, 인생의 오르막길과 내리막길에서 기쁘게 살아가는 방법을 배우고, 슬픔을 견디고, 변화와 상실에 적응하고, 마지막으로 고통을 씻어내는 방법을 배울 수 있다.

　그리고 행복하고 훌륭히 고령에 접어드는 사람들에게 한 가지 공통적으로 발견되는 점을 내가 과학자 그리고 의사로서 밝혀냈다면, 그것은 바로 회복력, 고난과 역경을 직면하면서 적응하고 강하게 성장하는 힘일 것이다. 인생이 우리에게 주는 시련과 아픔을 뒤로 하고 사람들이 건강하게 재기하도록 회복력이 얼마나 크게 기여를 하는지에 대해 기록한 많은 문헌이 있다. 내 환자들과 연구 대상들을 관찰하면서, 사람들이 PATH, 즉 능동성Pro-activity, 수용성Acceptance, 세 가지 방법으로 준비하기THree reservoirs 등의 세 가지 상호관계적인 단계를 통해 회복력을 발휘하는 것을 보았다. 뒤의 장에서 자세히 설명할 세 가지의 단계는 다음과 같다.

1. 능동성(Pro-activity)

이것은 발병 가능한 만성질환을 관리하고 병을 예방함으로써 본인의 건강과 행복을 주도하는 것이다. 자신의 건강을 관리해 주는 사람들과 파트너가 되는 법을 배우고, 중요한 결정을 공유하고, 너무 적지도 많지도 않은 적당한 양의 관리를 받는 것을 뜻하기도 한다. 2장과 6장에서 이 방법들에 대해 알아볼 것이다.

2. 수용성(Acceptance)

변화는 찾아온다. 이를 알고 있으면 스스로의 가치관을 이해하면서 침착하고 주의 깊게 미래를 대비할 수 있다. 우리가 일반적으로 나이

들수록 인생에 있어 의미, 성취감, 목표를 추구하게 된다는 것을 밝힌 연구도 있다. 우리는 친구들과 가족과의 관계가 더 *끈끈해지길* 바란다. 다수는 일, 봉사활동, 취미생활을 통해 계속하여 세상에 기여를 하고 싶어 한다. 그리고 거의 모든 사람들은 최대한 독립적으로 살고 싶어 한다. 나한테 많은 환자들이 얘기했듯이, 우리는 노년기 다른 사람들에게 '짐'이 되고 싶지 않다. 노화와 함께 찾아오는 변화를 솔직하고 현실적인 자세로 받아들이면, 당신이 미래를 계획할 때 마음속에서 가치관이 흔들리지 않는다. 이 개념은 3, 7, 8장에서 깊게 다룰 것이다.

3. 세 가지 방법으로 준비하기(THree reservoirs)

당신 앞에 길게 펼쳐진 길을 걷기 위해 정신적으로, 신체적으로, 사회적으로 실현시킬 준비를 하는 것이다. 상호 연결되어 있는 이 자산의 중요성을 제4장에서 탐구할 것이다. 5장에서는 뇌의 기능을 개발하고, 보호하고, 증진시키는 방법에 대해 이야기할 것이다. 6장에서는 뇌가 아닌 심장, 뼈, 근육, 시각, 청각을 포함한 신체능력을 개발하고 유지하는 방법에 대해 배울 것이다. 7장에서는 당신이 나이 들면서 필요한 재정적 수단과 사회 자원을 갖기 위한 전략에 대해 논할 것이다.

마지막 장에서는, 우리가 깨달음을 얻고 노화뿐만 아니라 죽음을 받아들이는 방식을 어떻게 바꾸는지에 대해 탐구할 것이다. 나는 이 부분에 '잘 산 인생이 주는 상'이라는 부제를 달았는데, 우리 모두 인생의 최후 몇 년이 그러하길 바라는 마음에서 비롯되었다. 우리가 지혜로운 접근 방식을 택한다면 나이가 들면서도 우리는 안전하고, 편안하고, 보살핌을 받는다는 느낌을 안고 두 다리를 편하게 뻗을 수 있을지 모른다. 이는 가장 이상적인 방식이며, 내가 본 환자, 연구 대상, 가족, 친구들의 인생에서 삶과 죽음이 작용한 방식이라 생각한다.

하지만 우선, 우리는 살날이 많이 남았다. 영감을 얻고 싶을 땐, 나는 에반젤린 슐러가 100세의 나이로 부에노스아이레스에서 열리는 탱고 페스티벌로 향하는 비행기에 탑승하는 모습을 상상한다.

에반젤린의 딸 린은 그때를 회상하며 웃었다.

"도착해서 우리는 우리와 춤출 남자를 고용했어요. 우리는 농담 삼아 제비족을 고용했다고 했어요. 그리고 우린 대리석으로 뒤덮인 오래된 호텔에 있는 작은 테이블에 앉았죠. 밴드는 3세트의 음악을 연주하고 목을 축이기 위해 잠시 휴식을 가진 후, 3세트의 음악을 또 연주했어요. 그 남자는 어머니와 춤을 한 번 추고 저와 함께 춤을 추고, 이렇게 번갈아 가면서 춤을 췄어요. 어머니는 무척이나 좋아하셨답니다!"

나는 어떤 요건들이 에반젤린으로 하여금 이 마지막 여행을 떠나게 하고 싶어 했는지 생각해 보았다. 우선 시애틀 센터가 노인들을 위해 주최한 댄스 파티가 에반젤린이 세상과 발을 맞추고 싶어 하도록 했을 것이다. 그리고 여행을 통해서 그녀가 느끼는 즐거움과 새로운 시도를 하려는 그녀의 의지 등 여러 가지가 있었다. 에반젤린은 항공권을 사기에 경제적으로 여유가 있었고, 그녀가 여행을 떠나도록 도움을 기꺼이 준 그녀의 친구들과 가족이 있었을 것이다. 그리고 나는 묻는다.

도대체 어떻게 말년을 그렇게 보냈을까? 한 번 답을 찾아보자.

CHAPTER 2

Proactivity: Aging with an Attitude

능동성: 태도의 중요성

우리 연구 지원자 중 한 명인 에반젤린 슐러의 나이는 100세이지만 몸과 마음은 아직 젊다. 그런 그녀에게 사람들은 종종 장수 비결을 묻는다. 사회복지사 일을 퇴직 후, 탱고 댄서로 제2의 인생을 사는 그녀는 이렇게 답한다.

"저도 알았으면 좋겠네요, 부자가 될 수 있을 텐데!"[15]

사실 반 같은 '슈퍼 에이저'들을 관찰할수록, 소위 말하는 장수 비결에 대한 실마리가 하나씩 풀리기도 한다. 당연히 유전적 특성과 건강한 습관은 중요하다. 뿐만 아니라 정기적인 운동, 건강한 식습관, 금연을 하고 사회적으로 활발히 활동하는 것 모두 필수적이다.

하지만 과연 삶을 대하는 태도가 회복력을 유지하고, 병을 예방하고, 만성질환을 관리하는 것을 수월하게 해줄까? 나는 그렇다고 믿는다. 삶을 대하는 태도에 대해 어떤 이는 이런 말을 남겼다.

"나는 문제 해결사다. 문제가 보이면 손 놓고 있지 않는다. 스트레스, 병, 장애 등의 문제를 해결하는 데 어찌 포기할 수 있겠는가. 나는 나와 내 주변의 사람들을 위할 기회가 보이면 놓지 않을 것이다."

베이비붐 세대는 오래전부터 자아실현과 행동주의를 향한 열망이 있었다. 이 성격은 큰 변화를 꾀할 수 있다. 아직 단정 짓기 이르지만, 이런 특성은 우리가 80, 90 혹은 그 이상의 나이를 먹었을 때, 우리에게 많은 도움을 줄 것이라 예상한다.

반 같은 사람들의 이야기를 들을수록 기대감을 가지게 된다. 반은 책임감 있는 삶이 가져다주는 이로운 점들을 몸소 보여준다. 시카고 슬럼가의 가난한 이들을 도우면서 젊은 시절을 보내고, 플로리다 외곽지역에 도서관과 소방서를 짓는 데 중년기를 보내며 한결같이 적극적인 인생을 살았다.

반은 60세의 나이로 퇴직한 후에도 봉사와 모험을 멈추고 싶어 하지 않았다. 그래서 그녀의 남편 가드와 평화봉사단에 가입해 인도의 마하라시트라 주의 한 작은 마을로 떠났다. 그곳에서 그들은 거주민들이 정원, 무연난로, 배수시설을 짓도록 도움을 주었다. 하지만 유감스럽게도 15개월 뒤, 가드는 뇌막염에 걸려 사망하고 말았다. 그럼에도 반은 포기하지 않았다. 집에 잠시 들른 후, 다시 인도로 넘어가 12개월이나 더 평화봉사단 일에 전념하였고, 그 후 몇 달간 남태평양으로 여행을 떠났다.

린은 이렇게 이야기하였다. "인도로 돌아간 건 자신이 살면서 가장 잘한 일이라고 어머니는 말씀하셨어요. 일을 하면서 어머니는 다른 목표를 세울 수 있었고, 다른 사람들과 인연을 만들며 아버지를 애도할 수 있었다고 해요."

반은 만년에 더욱 나이 들어가면서 정신적으로나 육체적으로 건강히 살기 위해 비슷한 전략을 세웠다고 한다. 린이 말하길, 반은 매일 침대에서 일어나 옷을 입고 집 밖으로 나가도록 자신에게 동기부여가 될 만한 계획을 세웠다고 한다. 이 단순한 작업이 반을 수십 년 동안 활력 넘치는 삶을 살게 해주었을지도 모른다. 린은 말한다. "어머니는 친구를 만나거나 맞는 버스를 타기 위해서 항상 미리 계획을 세우셨어요."

반은 90세를 넘기기 시작하면서, 매일 아침 8시에 친구들과 만나 커피를 즐겼다. 친구들과 만나면 돌아가면서 하나의 이야기를 해주거나 준비해 온 '농담'을 하며 하루를 시작했다. 이 미팅은 서로의 안부를 확인하는 목적도 있었다. 만약에 한 사람이 나타나지 않으면, 연락을 취해 그 사람이 아프거나 사고를 당하지 않았다는 것을 확인했다.

반이 이 모임을 자주 다니기 시작하면서, 린은 어머니의 친구들이 나이 들어 육체적으로 쇠약해지는 것을 보았다. 린은 이렇게 말했다. "그럼에도 불구하고 열정적으로 서로를 도우면서 웃고 떠드는 것을 멈추지 않았어요."

이러한 모임은 우연히 이루어진 게 아니다. 외부의 힘을 빌려 모임을 만든 것도 아니다. 이들은 개인으로서 그리고 단체로서 유익한 점을 파악하고, 스스로 사교의 장을 형성한 것이다. 이 모임에는 분명한 목적이 있었고, 분명한 행동이 있었다. 이들은 스스로 원하는 인생을 살고 원하는 바를 이루기 위해 분명한 행동을 취한 것이다.

　반은 활동적으로 살기 위해 여러 가지 사교활동을 즐겼다. 나이 들어도 건강을 유지하기 위해선 사회적인 지원이 필요하다는 것을 고려하면 현명한 것이다. 이 밖에도 나는 '슈퍼 에이저'들이 다른 방식으로도 인생을 주도하는 모습을 여러 번 보았다.

　'슈퍼 에이저'들은 인생을 건강한 방식으로 끌어나가기 위해 활발한 신체활동을 하고, 건강한 식습관을 지키고, 과음을 피하는 것을 우선순위로 둔다. 또한, 최대한 스트레스를 받지 않아야 한다는 것을 자각한다. 불가피하게 스트레스를 받을 경우에는 기도, 운동, 명상 등으로 마음을 다스려 편안한 상태를 유지하고자 한다. 콜레스테롤을 피하고 당뇨병·고혈압·관절염·심장병 등 나이 들면서 찾아오는 만성질환을 예방하는 노력을 보이기도 한다. 그리고 감기 같은 질병이나 사고를 피하기 위해 심혈을 기울인다.

　그뿐만이 아니다. 이런 고령자들은 사전대책을 준비하는 차원에서 의료인들이나 의료기관 직원들과의 관계에도 지대한 관심을 기울인다. 그들은 자기주장을 분명히 표명하며, 의료인들이 본인의 인생을 좌지우지하는 일이 없도록 능동적으로 행동한다. 이런 부류의 환자들은 병원에서 진료를 받기 전, 인터넷을 켜 신뢰 가능한 출처에서 본인 건강에 관해 편파적이지 않고 신빙성 있는 자료를 조사한다. 그러고선 자신들의 불만 사항과 걱정거리를 사전 준비하고 의사와 대면한다. 그들은 건강을 유지하는 방법에 대해 책과 신문을 읽고, 친구들 그리고 가족과 이야기를 나눈다. 이렇게 많은 시간을 투자하기에 의사와 대면했을 때, 건강을 찾고 유지하기 위해 세운 목표를 적극적으로 알리는 데 거부감이 없다. 그리고 시술이나 수술에 관해 결정을 내려야 할 때, 충분한 정보를 모으고 심사숙고한 뒤 결정을 내리고자 한다. 그들은 '의사의 결정'에 수동적으로 끌려가지 않는다. 본인의 의견을 적용시켜 받고자 하는 관리를 받는다. 요즘 현대의학에선 과잉치료와 과잉처방이 문제가 되는데, 필요치 않다고 생각되면 단순한 건강문제로 약을 복용하는 것을 거부하기도 한다. 이 모든 방식은 말년에도 큰 도움이 된다. 이 환자들은 자신이 어떤 관리를 받게 될지 사전에 계획한다. 또 삶을 건강히 유지하기 위해 노력하면서도 의사, 친구, 가족들에게 임종 직전에 원하는 것 혹은 원치 않는 것이 무엇인지 미리 알린다.

사실, 사람들이 의식적으로 자신의 건강과 의료인에 대해 계획을 세우려는 노력을 기울이게 되는 건 자동적으로 일어나는 일은 아니다. 살아온 인생에 따라 다르겠지만, 의료인들과 의논해 건강관리를 하는 것은 상당한 열정과 노력을 수반한다. 환자가 의사한테 직접 돈을 건네주는 시스템이 아니라 어색하게 느껴질 수도 있다. 대다수의 의료인들은 자신들에게 이득이 되지 않는 이런 능동주의를 달가워하지 않는다. 의도와 상관없이, 의료인들은 서비스를 제공하기 위해 존재하기 때문이다.

본인의 습관을 바꾸는 일은 간단히 되는 것이 아니다. (금연이나 다이어트를 몇 년간 지속한 사람에게 물어보라.) 변화를 주기 위해서는 안락함을 포기해야 한다. 때때로 가족, 소셜 네트워크, 의료인들과 갈등을 겪기까지 할 것이다.

여기서 흥미로운 점은, 다행스럽게도 60세, 70세의 나이에 접어든 베이비붐 세대가 기존 체제에 순응하는 모습이 낯설지 않다는 것이다. 그리고 이러한 이유에서 나는 우리 세대가 긍정적으로 노화할 수 있을 거라 믿는다.

우리 세대는
할 수 있을까

내가 보스턴에 거주하던 1970년대 초, ≪여성과 여체Women and Their Bodies≫라는 전위적 경향을 가진 소책자의 낡아빠진 복사본이 자주 눈에 띄었다. 이 책은 193쪽의 편지 형식으로 쓰였으며, 보스턴 여성 의료공동체라는 곳에서 신문 인쇄용지를 스테이플러로 찍어 발간했는데, 기숙사 방, 아파트, 학생 휴게실 그리고 '뉴에이지' 카페 등 이 책이 없는 곳이 없었다. 여성해방운동이 활발해진 지 얼마 되지 않은 당시 이 책은 성인 여성들의 인식이 얼마나 바뀌고 있는지 보여주는 증거였다. 이 소책자는 성건강이나 성, 남성 주도형의 의료 시스템에서 여성의 경험을 설명하며 여성의 자립을 위해 도움이 되는 내용을 중점적으로 다뤘다.

이 소책자는 75센트라는 싼 가격에 팔렸지만 담고 있는 내용은 결코 적지 않았고 당시에는 희소한 것들이었다. 이 책은 내가 다니던 의과대학의 여학우들을 비롯해 많은 여성들에게 인기를 끌었다. 그 후 ≪우리 몸과 우리Our Bodies, Ourselves≫로 제목을 바꾸고, 급성장하는 여성 의료권 운동의 바이블이 되기도 했다. 2015년까지 여러 번 개정되고, 전 세계에서 수백만 권이 팔렸으며, 30개 이상의 언어로 번역되었다.[16]

1971년, 이 책이 주고자 하는 주된 메시지는 의과 학생이었던 나의 눈길을 사로잡았다. "젊은 활동가 여성들이 전에 없이 주도적으로 자신의 건강과 의료 서비스를 관리하려 한다." "젊은 여성들이여, 뭉쳐라!"라는 글귀가 적힌 현수막 아래 여성 시위자들의 사진으로 장식된 이 책의 표지는 서양의학이 가진 남성우월주의에 반대하는 의식을 보여주었다. 자신의 몸에 대해 배우고 자신의 요구사항에 부합하는 결정을 내릴 수 있는 권한을 가지고자 하는 젊은 여성들의 의지는 단단해져 갔다. 이들은 의료산업의 수동적인 고객이 되는 것을 거부했다.

50년 가까이 흐른 후, 나는 ≪우리 몸과 우리≫로 인해 사회적인 운동이 추진되었고, 결과적으로 극적인 사회변화가 생긴 것에 대해 생각하곤 한다. 낙태를 널리 합법화시키고 낙태 비용을 조절하려는 움직임은 현재진행형이기도 하다. 1960년대에 낙태는 절대적으로 불법이었고, 신뢰할 만한 성교육은 전무했으며, 제약회사는 검증되지 않은 호르몬 치료로 여성들에게 '영원한 젊음'을 팔았다. 하지만 이런 악조건 속에서도 피임약의 접근성을 높이고, 임신과 출산과정 중 선택의 폭을 넓히고, 갱년기로 인해 여러 증상을 보이는 여성에게 위험한 호르몬 치료를 금지하는 등, 여성의 의료권은 굉장한 발전을 보인 것이다.

이러한 변화를 되돌아보며, 나는 베이비붐 세대가 노화에 관해서도 동일한 수준의 노력을 보일 수 있을 것이라 기대를 건다. ≪우리 몸과 우리≫를 탄생시킨 이 세대가 우리의 노화하는 몸을 위하여 건강과 의료 시스템을 행동주의적으로 발전시킬 수는 없을까? 우리는 70대의 나이에 접어들면서 사회적으로 엄청난 변화를 겪게 될 것이다. 2012년에는 65세 이상의 미국인 숫자는 4,310만 명으로 측정되었지만, 2050년에는 두 배 가까이 되는 숫자인 8,370만 명으로 증가할 것이라 추정된다.[17] 누구도 원치 않는 처참한 전쟁을 멈추고, 환경운동을 추진하고, 여성과 동성애자 그리고 시민의 권리를 발전시킨 것처럼, 현재 베이비붐 세대의 노력으로 더 편안히 노화할 수 있는 환경을 조성할 수 없을까? 우리가 촉진시킨 변화가 오늘날의 의료체계를 고무시킬 뿐만 아니라, 후손들을 위해 무언가를 남겨줄 수는 없을까?

이러한 가능성과 내재된 반문화적인 요소를 고려할 때, 나는 66세의 나이에 접어든 나의 사촌 린다 밥콕을 떠올린다. 린다는 몬태나주의 보즈맨 시에서 남편 클라크와 함께 두 아이를 낳아 기르고, 초등학교 교사로 근무하다 퇴직하는 등, 어떻게 보면 평범한 인생을 살았다. 하지만 나는 그녀가 보즈맨 시의 대학을 다니면서 얼마나 다른 시각으로 세상을 바라봤는지 알고 있다. 그렇다, 그녀도 ≪우리 몸과 우리≫를 읽었다.

그녀는 최근에 나한테 말했다. "아직 제 책장에 있어요. 의사나 다른 곳에서 얻을 수 없는 상식적인 내용이었어요." 40년이 흐른 지금도, 그녀는 그때 읽은 책의 내용이 가족의 건강과 건강을 관리하는 방식에 영향을 끼친다 말한다. "그 책은 부모님의 생각과 많이 달랐어요. 부모님은 의사의 말을 진리처럼 여기셨죠. 하지만 우리는 그러지 않았어요. 물론 의사에게 진료를 받고, 정기적으로 검사를 받죠. 그렇지만 부모님 세대와는 달리 주관을 가지고 의사에게 질문을 하고, 다른 의사에게 진료를 받아 보기도 했어요."

린다는 다운증후군이 있는 아들 리프를 돌보는 데 이런 태도가 필수적이라는 것을 느꼈다. 리프를 위해서 그녀는 질문을 하고, 메모를 하고, 문제점은 없는지 주의를 기울여야 했다. "마치 다시 대학에 다니는 것 같았어요." 린다는 말했다. 그녀와 남편은 그렇게 해야만 아들이 너무 과하지도 부족하지도 않은 보살핌을 받을 거라 확신할 수 있었다.

11년 후, 이런 주도적인 자세는 린다가 나이 들면서도 도움이 되었다. 건강한 습관이 건강한 삶을 만든다는 것을 아는 그녀는 퇴직 후 요가와 에어로빅 교실에 등록했다. 또한 독서와 미술 같은 취미활동과 명상을 통해 '스트레스 해소'를 할 계획이라 말했다. 그녀는 남편 클라크와 함께 지역 내 젊은 장애인들에게 스키를 가르쳐 주는 봉사활동에 참여하면서 사회적으로 활발히 활동한다. 하지만 항상 스케줄에 빈 공간을 남겨놓는다. 비교적 최근까지 린다는 치매관리 시설에 계신 90세의 어머니가 알츠하이머병으로 사망하시기 전까지 함께할 시간이 필요했다.

그녀가 말년을 어떻게 보낼지 딱히 감이 잡히진 않는다. 하지만 많은 베이비붐 세대가 그러하듯이, 린다도 어머니가 오랜 시간 동안 편찮으셔서 딸인 그녀에게 의존하는 모습을 보아 왔다. 이 경험으로 인해 린다는 최대한 오랜 시간 동안 건강을 유지하겠다고 다짐했다. 그녀는 90세 이후에도 독립적으로 살기 위해 사회적인 인맥뿐만 아니라 정신적·육체적 자원을 비축하고자 한다.

린다와 대화를 나누던 중, 나는 다른 친척 중 한 명이 내게 해준 이야기를 꺼냈다. 그는 92세의 아버지를 요양원에서 떠나보낸 이후, 만약에 자신이 치매에 걸리게 되면 어떻게 할지 말했다. 그는 눈보라가 칠 때 레드 와인 두 병을 가지고 숲속으로 들어가 몇 잔 마신 후, 눈밭에 누워 잠들겠다고 한다. "하지만 나는 그런 선택을 하고 싶지 않아요." 그녀는 한숨 쉬며 말했다.

베이비붐 세대 다수가 린다의 말에 동의할 것이다. 눈밭에서 생을 마감하기보단 독립적이고 품격 있게 나이를 먹고 싶어 한다. 그리고 ≪우리 몸과 우리≫를 읽은 사람이면 자신의 선택에 관해 충분한 정보를 얻고 싶어 할 것이다.

이렇게 오래 살 줄
알았더라면

"이렇게 오래 살 줄 알았더라면, 제 건강에 더 신경 썼을 거예요."

1983년에 사망한 유비 블레이크가 쓴 이 가사는 사람들의 실소를 자아냈다. 스타 야구 선수 마이키 맨틀이 이 가사를 인용하기도 했다. 그리고 79세의 나이로 사망하기 전 컨트리 음악 가수 멀 하가드가 자신의 노래에 담기도 했다. 재미있는 점은 이 사람들 모두 베이비붐 세대보다 최소 한 세대 위였으며 기대수명 또한 짧았다는 것이다. 우리는 이 농담에 마냥 웃을 수는 없을 것이다.

문제는 1946년부터 1964년까지 미국에서 태어난 7,800만 명의 베이비붐 세대는 부모 세대보다 대략 3년 정도 더 기대수명이 길다는 것이다. 전문가들은 더 나은 교육환경, 취업률, 의료체계, 낮은 흡연율 그리고 보건체계가 확립된 부유한 시대에 태어난 것이 축복이라 말한다.

그러나 동년의 부모 세대보다 훨씬 높은 확률로 비만 관련 질환과 만성질환으로 고통받는다. 이러한 흐름이 계속된다면, 베이비붐 세대 다수는 건강하지 못한 모습으로, 의존적으로 그리고 어려움을 겪으며 추가로 몇 년을 보내게 된다. 베이비붐 세대가 이 난관에서 벗어나기 위해선 말년을 위해 지금 당장 정신·육체·사회적인 에너지를 비축해 놓아야 한다.

질병관리본부(CDC)에서 후원받아 자기보고 형식으로 간단히 정리된 국립 보건 영양 설문조사(NHANES)the National Health and Nutrition Examination Survey의 연구에 베이비붐 세대가 겪을 어려움이 고스란히 나타난다. 서부 버지니아 의과대학의 의학박사 다나 킹은 동료들과 함께 〈JAMA 내과학〉 잡지에 NHANES 자료를 분석한 결과를 발표했다.[19] 그들은 2007년부터 2010년까지, 그리고 1988년부터 1994년까지, 당시 46세부터 64세의 인구를 비교했다(표1 참조). 결과는 동년의 부모 세대의 32%가 본인의 건강 상태를 '매우 좋음'으로 기록한 데 반해, 그 절반도 안 되는 베이비붐 세대의 13%만이 본인의 건강상태를 '매우 좋음'으로 기록했다.

베이비붐 세대는 비만과 연관성 있는 만성 고혈압, 당뇨병, 위험수치의 콜레스테롤 부분에서 상당히 높은 수치를 보였다. 또 한 층의 계단을 오르거나 잔디를 깎는 등의 일상생활에서도 더 제약을 받았다. 전 세대의 9%와 비교했을 때, 베이비붐 세대의 13%가 이런 일과를 수행하는 데 어려움을 겪는다. 전 세대의 3%만이 이동하기 위해 지팡이나 다른 기구를 사용하는 반면에, 베이비붐 세대는 7%나 장비에 의존했다.

킹 박사의 조사결과가 암울한 소식만 전해 주는 것은 아니다. 베이비붐 세대는 전 세대보다 폐기종 발병률이 낮고 심장마비를 경험한 횟수가 적다. 아마 낮은 흡연율 때문이라 생각된다.

그러나 NHANES 조사에 따르면, 비만이 확산되는 현상은 사회에 악영향을 가져온다. 전 세대의 10명 중 3명만 비만이었지만, 베이비붐 세대는 10명 중 4명이 비만이다. 규칙적인 신체활동을 하지 않은

〈표 1〉 NHANES 베이비붐 세대와 전 세대의 건강 상태 설문조사

	베이비붐 전 세대 (1988-1994년 조사)	베이비붐 세대 (2007-2010년 조사)
나는 매우 건강하다	32.0 %	13.2 %
나는 비만이다	29.4 %	38.7 %
나는 당뇨병 진단을 받은 적이 있다	12.0 %	15.5 %
나는 당뇨병 약을 복용한 적이 있다	6.2 %	11.3 %
나는 콜레스테롤 위험수치 진단을 받은 적이 있다	33.8 %	73.5 %
나는 콜레스테롤 수치 조절을 위해 약을 복용한 적이 있다	1.5 %	29.9 %
나는 고혈압 진단을 받은 적이 있다	36.4 %	43.0 %
나는 고혈압 약을 복용한 적이 있다	23.2 %	35.4 %
나는 일상생활에서 불편함을 겪는다	8.8 %	13.5 %
나는 걷는 데 지팡이 등이 필요하다	3.3 %	6.9 %
나는 규칙적으로 운동한다	49.9 %	35.0 %
나는 흡연자다	27.6 %	21.3 %
나는 폐기종 진단을 받은 적이 있다	3.5 %	2.3 %
나는 심장마비를 경험한 적이 있다	5.3 %	3.5 %

결과이다. 설문조사에 의하면 20년 전의 중년의 49.9%는 한 달에 12 번 적절한 신체활동을 했다. 하지만 현 세대의 중년의 수치는 35%에 그친다는 것을 볼 수 있다.

(미국인과 비슷한 생활양식을 지닌) 캐나다인의 건강 상태를 자가 보고 형식으로 4세대에 걸쳐 진행한 종적 연구에서도 비슷한 결과 를 도출해 냈다. 2015년에 발행된 보건정책 학술지 〈밀뱅크 계간지〉 의 연구자들은 베이비붐 세대와 베이비붐 세대보다 약간 연배가 있 는 사람들을 대상으로 건강과 생활양식을 비교한 내용을 싣기도 했 다. 이 연구에서 베이비붐 세대는 상대적으로 높은 수준의 교육과 소 득, 낮은 흡연율뿐만 아니라 전염병에 대응하는 항생제나 면역법을 갖췄음에도 불구하고 건강 수준이 낮다는 것을 발견했다. 베이비붐 세대가 보유한 이런 이점들이 "(예를 들어, 과체중 혹은 비만 등의 이 유로) 신체 용적 지수가 증가하는 등 건강상 불리한 요소들에 의해 상쇄됨으로써" 전체적인 건강 수준은 높아지지 않는다고 연구자들 은 주장한다.[20]

무엇이 문제일까? 공중 보건 전문가들은 형편없는 식습관과 더불 어 신체 활동량의 감소로 인해 사회에 비만이 확산된다고 말한다. 건 강하지 않은 고칼로리의 음식들을 열렬히 마케팅하고 쉽게 접근할 수 있도록 한 것이 화근이다. 또한, 우리는 컴퓨터 모니터와 텔레비 전 스크린을 바라보는 시간도 늘어났다. 더 이상 사무실, 창고, 공장 을 돌아다니면서 직장생활을 하지 않는다. 1주일에 40시간 동안 책 상에 앉아 있을 뿐이다. 우리는 휴식을 취할 때도 몸을 움직이지 않는다. 마트에 직접 장을 보러 가는 대신, 온라인 몰을 이용해 현관문 앞까지 음식을 배달시킨다. 아이 폰이나 전자태블릿으로 책을 볼 수 있는데 굳이 도서관까지 걸어갈 이유가 없지 않은가? 핸드폰으로 문자를 보내고 페이스 북으로 채팅을 할 줄 알면 집 밖으로 나가지 않고도 사교활동이 가능하다.

베이비붐 세대 인구 중 일부가 에어로빅 수업이나 헬스 따위를 취미 생활로 취급해 운동량을 늘리는 모습을 보면 희망이 보이기도 한다. 미국 연방정부는 매주 두 번 이상의 무산소 운동과 함께 150분 이상 적정 강도의 운동이나, 75분 이상 격렬한 강도의 유산소 운동 혹은 둘을 병행해 같은 운동량을 내도록 권장한다. 2015년의 CDC 보고서 통계에 따르면 남녀를 불문하고 위의 권장량에 맞춰 충분히 유산소와 무산소 운동을 한 55세와 64세 사이의 미국인의 비율은 2002부터 2003년까지는 13%였지만, 2012년부터 2013년까지는 16%였다.[21]

그런데 통계에 의하면 베이비붐 세대의 비만 관련 만성질환은 증가하는 추세를 보였다. 또한, 연구는 소수민족과 사회·경제적으로 낮은 수준에 속한 사람들에게 비만 관련 질환이 높은 수치를 보인다고 보고했다. 교육과 소득 수준이 낮은 이들은 비만이 될 확률이 높으며 이로 인해 건강에 해를 입을 확률도 높다. 시간이 흐르면서, 연령층과 무관하게 사회·경제 수준에 의해 건강 수준도 차이를 보이기 시작했다.

비만 관련 질환에 약물 치료가 사용되는 횟수가 점차 증가하는 것도 하나의 걱정거리이다. 베이비붐 세대가 약물에 너무 의존하는 모습을 보이는 건 아닌지 의문을 자아낸다. 예를 들어, NHANES 자료에서 보았듯이, 베이비붐 세대가 높은 콜레스테롤 수치를 낮추기 위해 약물을 사용하는 횟수는 전 세대보다 10배나 높았다. 고혈압 치료를 받는 비율은 36%에서 43%로, 당뇨병은 2배 가까이 뛰었다.

킹 박사는 자신의 분석결과를 발표하면서 언론에 말했다. "약물은 건강한 삶을 위해 부가적인 용도로 사용되어야지, 건강한 삶을 대체하려고 하면 안 된다."[22] 물론 베이비붐 세대가 복용하는 약물 가운데에는 20년 전에는 보편적이지 않았던 약물도 있다. 하지만 의문은 남는다. 생활양식의 변화로 '치유'할 수 있는 건강문제들을 약물치료로 숨기기 급급한 것은 아닌가?

"약물 사용은 확실히 증가했습니다. 그러기에 우리는 지팡이와 약물에 의지하게 되는 것이죠. 우리는 우리의 건강을 지키기보다 약물과 수술에 과도하게 의존하기 시작했습니다." 킹 박사가 하는 말은 무섭게 들리지만, 희망이 전혀 없는 것은 아니다. 그는 50세부터 70세까지의 사람들은 아직 '시간을 되돌릴' 기회가 있다고 언론에 전했고, 나도 동의하는 바이다. '자신의 건강에 더 신경 쓰는 것.' 유비 블레이크, 마이크 맨틀, 멀 하가드가 이루지 못한 바를 이룰 기회가 있는 것이다.

아직 기회는
있다

"그렇다면 얼마나 그리고 어떻게 신경을 써야 하는가?" 이는 중요한 질문이다. 오늘날의 의료 시스템에서 수동적인 태도를 취하는 것은 의도치 않은 해를 불러올 수 있기 때문이다. 그러기에 반대로, 자신의 건강과 자신이 제공받는 의료 서비스에 있어 주도권을 쥐는 능동적인 태도를 취하는 것이 중요하다. 말년에 정신적·육체적·사회적 에너지를 내기 위해선 더더욱 중요하다.

수동적인 태도를 취하는 사람들은 자신의 건강에 생길 수 있는 악재를 무시하는 경향이 있다. 그리고 묻지도 따지지도 않고 의사와 의료인들이 권하는 검사와 치료를 받는다. 그들은 자신의 건강에 호기심은 가진다. 하지만 주도적으로 건강정보를 이용할 자신감과 신체 활동, 다이어트, 스트레스 해소 등의 변화를 거쳐 자신의 안녕을 개선할 자신감이 부족하다.

한 명의 의사로서, 또 한 명의 나이 들어가는 사람으로서 이런 수동적인 태도는 기존 체제에 순응하는 데 익숙한 구세대에 흔하게 보인다. 구세대에겐 미디어나 인터넷을 통해 건강 정보를 습득할 기회가 없어서일 수도 있다. ≪우리 몸과 우리≫에서 선보였듯이, 아는 것은 힘이다. 아는 것이 없었던 환자들은 건강에 관해 결정을 내릴 때 아는 것이 많은 의사의 결정에 복종할 수밖에 없었던 것이다.

물론 수동적인 태도를 취하는 사람들만 존재하는 것은 아니다. 반대로 능동적인 태도를 취하는 사람들은 의사를 건강생활을 위한 조언가로 생각한다. 병을 예방, 검사, 치료하는 데 필요한 의료인들의 권유사항을 귀담아 듣는다. 그들은 의사에게 질문을 하고, 치료가 본인이 원하는 바에 부합하는지 저울질하며, 의견을 교류하며 주도적으로 의사결정을 한다. 지금 하는 행동이 미래의 건강을 지키는 데 도움이 될 것을 안다. 그리고 가장 중요한 점은, 진정한 변화는 병원이 아니라 일상생활을 보내는 집에서 습관을 고치면서 일어난다는 것을 이해한다는 것이다.

대다수의 사람들은 중간 지점에 머무른다. 연구에 따르면 많은 미국인들이 자신들의 건강에 관해 결정을 내릴 때 가지고 있는 주도권의 정도에 불만족스러워하며, 더 많은 주도권을 쥐고 싶어 한다고 한다. 연령, 교육 수준, 인종에 따라 주도권을 쥐고 싶어 하는 정도가 차이를 보이기도 한다. 젊고 교육 수준이 높은 이들이 주도권을 쥐고 싶어 하는 성향이 강하다. 하지만, 소수 인종, 노인 그리고 교육 수준이 낮은 이들도 주도권을 쥐고 싶어 하지 않는 건 아니다. 후자의 경우, 건강 정보를 교류하며 이해하고, 관리할 능력에 자신감을 얻은 후, 능동적인 태도를 취하고 싶어 한다.

능동적인 태도를 취한다면 투자한 시간과 노력을 보상받아, 길고, 건강하고, 만족스러운 삶을 누릴 수 있다.

과잉진단과 과잉처방을
피하는 법

　미국 의학은 혈액 검사, 진단, 스캔, 시술, 수술 그리고 약을 처방함에 있어 과도한 면이 없지 않다. 하지만 건강에 관해 능동적인 태도를 취하면 이를 피할 수 있다. 다다익선이 무조건 옳다고 여기는 이 사회에서는 의료 서비스를 많이 받는 것이 왜 해로울 수 있는지를 이해하기 힘들 수 있다. 하지만 여기서 문제가 발생한다. 한 번의 검사나 진단을 받는 것이 후에 무수히 뒤따라오는 의료 서비스의 시발점이 될 수 있다. 저널리스트이자 보건 정책 전문가인 섀넌 브라운리는 이렇게 말한다. "한 번 의료 서비스가 쏟아내는 물살에 휩쓸리기 시작하면 더욱 과한 검사와 불필요한 치료를 받게 될 수도 있다." [23]

　너무 과하지도 않고 부족하지도 않은 치료, 내 동료 한 명이 이름 붙인 '적당한 보살핌' 혹은 '고부가가치적 서비스'를 받는 것이 하나의 대안이 될 수 있다. 이는 환자에게 딱 알맞은, 그리고 해가 가지 않을 정도로 검사와 치료를 진행하기 때문에 도움이 될 수 있다.

　적절한 수준의 검사와 생활방식의 변화는 위험성이 낮고 환자가 해롭거나 값비싼 의료 서비스로부터 피해를 입는 것을 예방해 주기 때문에 고부가가치적인 서비스라 볼 수 있다. 저가 서비스는 그 반대다. 개개인에게 위험할 수 있는 검사와 시술을 권장하며, 오진의 확률이 높으며, 시간과 돈이 소요되고, 불필요한 수술과 방사선에 노출시킨다.

2012년, 미국 내과의사협회는 〈소비자 보고서〉와 협력하여 '현명한 선택'이라는 캠페인을 시작했다. 이 캠페인은 저기 검사와 치료를 제거하기 위해 환자와 의사의 소통을 지지하였다. 이 캠페인은 웹 사이트www.consumerhealthchoices.org를 개설해 의사와 교류를 원하는 환자들을 위해 매우 유익한 정보를 제공한다.

보통 나이 대가 높아질수록 의료 시스템의 영향을 더 받기 마련이다. 그러기에 과잉진단과 과잉치료의 문제점은 고령층의 근심거리가 되는 경우가 많다. 도움도 안 될뿐더러 불필요하고 부적합한 약물과 수술로 인해 부작용에 걸릴 확률이 증가하며 치료비용도 늘어난다. 이는 약물, 스트레스, 치료에 영향을 크게 받는 고령층에게 필요 이상으로 위험을 가중시킬 수 있다.

병은 초기에 진압하는 것이 옳다는 전통적인 믿음에서 의사들은 과잉처방을 하기 마련이다. 물론 대장암이나 몇몇 종류의 유방암 등의 특정 질환에서는 적용된다. 그러나 조기발견에 과도하게 집착하기 시작하면 득보다 실이 많을 수 있다.

다트머스 건강 정책 및 임상진료 연구소의 교수인 길버트 웰치(의학박사, 공중보건학 석사)는 광범위한 연구와 교육으로 사람들에게 과도한 관리가 해로울 수 있다는 점을 가르쳤다. 웰치 박사는 '환자가 증세를 나타내지도 않고 질환으로부터 사망할 위험이 없음에도 불구하고 의사가 진단을 내릴 때' 해롭다고 말한다.[24]

대표적인 예로, 광범위하게 진행되는 전립선암 검사가 있다. 이 검사는 1990년대 초에 시작됐으며, 후에 전립선 특이항원(PSA)prostate-specific-antigen 혈액 검사가 개발되는 데 기여하기도 했다. PSA는 전립선에서 생성되는 단백질이며 전립선암에 걸린 남성 체내에 종종 높은 수치로 존재한다. 하지만 이 PSA 검사는 많은 결점을 갖고 있다. 예를 들어, PSA 검사로 발견한 어떤 종양은 매우 느린 속도로 성장하여 생명에 지장을 줄 가능성이 낮다. 반면에 수술이나 방사선으로 치료하는 행위는 요실금을 유발시키기도 하고, 장운동에 지장을 주며, 발기부전을 일으킬 가능성이 있다. 이러한 이유 때문에 거의 대부분의 의료단체와 미국 예방 서비스 대책 위원회(USPSTF)US Preventive Services Task Force는 최근에 PSA검사를 권유하는 것을 그만두었다. 하지만 수백만 명의 남성들이 평생 발병되지 않을 암을 불필요하게 치료받았다는 사실을 간과할 수 없다. 웰치 박사는 덧붙여 설명했다. "치료를 받은 남성의 1/3이 심각한 부작용으로 고통을 받았습니다."[25]

유방암 검사를 주기적으로 진행하면서 과잉진단이 이루어질 수도 있다. 유방조영상이 발병 가능성이 높은 유방암을 초기에 감지할 수 있지만, 수많은 건강한 여성을 빈번하게 검사하는 것은 문제를 야기할 수 있다는 점에서 한계가 존재한다. 놀랍게도 웰치 박사의 연구에 따르면 유방 촬영술은 유방암으로 인한 사망률과 관계가 거의 전무했다.[26] 하지만 '발병 가능성도 낮고 생명에 지장을 주지 않을 암을 치료하기 위해 복합적인 수술, 화학요법, 방사선 치료를 받는' 여성 인구가 증가한다고 웰치 박사는 말했다.[27] 하나의 예로 유방 관상피내암이 있다. 흔한 유방질환으로 암과 같은 방식으로 치료되지만 침습적인 성향을 가지는 경우는 드물다. 유방 촬영술로 발견되며, 이로 인해 더 많은 여성들이 치료를 받지만, 이 과정에서 여성들의 건강은 개선되지 않는다.

전문가들은 모든 여성과 모든 유방질환에 다른 검사를 해야 한다는 점을 정확히 이해해야 할 필요가 있다고 믿는다. 그러므로, 과잉 진단과 과잉치료를 면하기 위해선 유방질환 가족력, 개인 건강 이력, 유전적인 위험 요소 등 여성의 신체 상태를 다양한 각도로 고려해 개개인에 맞게 필요한 검사를 실시해야 한다. 이를 통해 결과적으로 불필요한 방사선 노출과 치료를 막을 수 있다.

유방질환에 대한 이해도가 높아지면서 최근 몇 해 동안, 의학 시설이 유방질환 검사에 대한 지침을 재정립하게 만들었다. 예를 들어, 2015년에는 미국 암학회와 USPSTF는 검사 권고사항을 바꿔 젊은 여성층이 유방 촬영술을 받는 빈도수를 감소하게 했다.[28] 또한 USPSTF는 75세 이상의 여성에게 유방암 검사가 필요하다는 증거가 부족하다고 명시한다.[29]

나는 현재 진행 중인 연구를 통해 암 검사에 대한 이해도를 높일 수 있을 거라 확신한다. 하지만 그전까지는 유방암 검사에 대해 여성의 건강을 염려해 거센 의견을 내놓은 사람들이 당연히 있을 것이다. 미국에서 사망률이 두 번째로 높은 암은 유방암이다. 그러므로 의료인들, 연구자, 보험정책 제작자와 환자 본인이 예방과 검사에 각별한 주의를 기울여야 할 것이다.

그뿐만 아니라 어떤 검사를 받을 때, 환자로서 능동적인 태도를 취한다는 것은 개별적 위험, 의료기록, 요구사항에 관해 의사와 논의해 본인에게 적절한 계획을 세우는 것을 뜻한다. 이는 유방암을 위한 유방 조영술, 심장질환을 위한 정기적인 심전도나 스트레스 검사, 알츠하이머 검사 등 다양한 질환을 검사하는 데 적용 가능하다. 능동적인 태도로 고령에 접어들기 위해선 자신이 받는 검사나 치료의 장점, 한계, 해가 될 가능성을 파악해야 한다. 그리고 신체에 나타나는 증상이나 변화를 눈치챌 경우에, 신뢰 가능한 의료 전문가에게 연락을 취해 조언을 구하고 향후 조치를 의논하는 것이 가장 중요하다.

고급영상의
문제점

현대의학의 발전으로 가장 이로운 점 중 하나는 고급영상high-end imaging을 이용해 신체 내부를 검사해 치료가 필요한 질병을 발견할 수 있다는 것이다. 예컨대, 컴퓨터 단층 촬영술(CT), 양전자 방사 단층 촬영술(PET), 자기공명 화상법(MRI) 등 방사선을 다양한 형태로 이용한다. 이러한 발전은 치료 가능한 암 종양을 들여다볼 때 요긴하지만, 이 기술을 이용할 때에는 치명적 위험을 감수해야 한다. 예를 들어, 컴퓨터 단층 촬영은 환자를 높은 수치의 방사선에 노출시켜 암 발병률을 증가시킬 수 있다. 또한, 고급영상을 사용하면서 굳이 치료할 필요가 없는 이상증세를 찾아내고 치료하는 데 시간을 소비할 수 있다. 이때 의사가 무엇이 치료가 필요하고 무엇이 불필요한지 구별해 낼 수 없으면, 환자는 신체에 유해할 가능성이 적은 저성장의 음성 종양이나 낭종incidentalomas을 제거하기 위해 해로울 수 있는 시술을 받을 수 있다.

이 고급영상 기술을 현명히 사용하는 것이 관건이다. 영상검사를 받는 것을 고려할 때, 의사와 환자는 스캔이 필수인지 다음과 같은 질문을 답하며 결정해야 한다.

- 문제의 검사가 환자의 치료를 변화시키는 새로운 정보를 제공할수 있는가?
- 이 정보로 인해 발생할 수 있는 치료의 위험과 이점은 무엇인가?
- 이 검사를 통해 발견된 정보가 치료 계획을 변경하는가?

8장에서 자세히 다룰 것이지만, 위의 질문은 말년을 보내는 사람들이 특히 주의 깊게 살펴봐야 한다. 만약에 신체가 너무 노쇠한 상태라면 검사 여부와 상관없이 수술을 받을 수도 없을 것이다. 혹은 암이 극도로 저성장한다면 다른 원인으로 사망할 가능성이 높을 것이다. 이런 상황에선 오히려 환자가 스트레스, 고통, 불편함 등을 면하도록 촬영검사를 받지 않는 것이 최선이다. 젊고 건강한 사람들도, 특히 비침습적인 방식으로 치료할 수 있는 질환을 검사하려 할 때는 신중을 기해야 한다. 1970년대 의과대학에서 훈련받을 땐 지금처럼 요통의 원인을 파악하지 못했다. 우리는 척수수술의 필요 여부를 결정하기 위해 촬영검사를 실시하도록 교육받았다. 하지만 운동이 부족하거나, 곧지 않은 자세로 컴퓨터를 장시간 이용하거나, 직장에서 신체적이거나 감정적인 스트레스를 받을 때 요통이 나타나기도 한다. 1990년대부터 의학 전문가들은 원인과 결과의 연결점을 제대로 파악하지 못한 채 검사를 실시하는 것은 현명하지 못하며 불필요한 수술로 연결될 수 있음을 깨달았다. 사람의 컨디션에 따라 요통이 발생할 수 있다. 이제는 극심한 요통도 며칠 혹은 몇 주면 날아간다는 것을 우리는 알고 있다. 혹시 그렇지 않다면 요가를 강력 추천한다. 놀라울 정도로 효과적이다. 간혹 척수나 척수신경에 문제가 생기는 경우는 수술이 필요한데, 이 또한 최후의 수단으로 사용되어야 한다.

요통의 근원을 찾아내는 일은 결코 쉽지 않다. 특히 환자 (그리고 의사가) 엑스레이에 나타난 돌출하거나 퇴행성 척수 디스크 같은 '이상증세'가 어떤 작용을 하는지를 잘못 해석할 경우엔 더더욱 그렇다.

워싱턴 대학교의 신경 방사선 학자 제프리 자빅Jeffrey Jarvik, 의학박사, 공중보건학 석사은 재향군인 관리국 환자 중 요통을 호소하지 않는 148명의 허리를 MRI로 촬영해, 2001년에 발표한 연구를 토대로 이 점을 강조한다. 자빅의 연구팀의 MRI 결과에 따르면, 91%는 척수 디스크가 퇴행하였으며, 64% 이상은 디스크가 불룩했고, 32%는 디스크가 돌출되었다고 한다. 하지만 이런 문제들로 인해 통증을 호소하는 이는 한 명도 없었다.[30]

"대부분의 사람들은 무릎의 반월판연골이 찢어져 있지만, 통증을 유발하는 것은 별개의 문제죠. 디스크가 튀어나온 사람들이 다 통증을 호소하진 않습니다. 정상인이 가진 '이상증세'를 필요 이상으로 발견하는 것도 문제죠."[31] 웰치 박사가 NPR에 설명했듯이, 환자와 의사 모두 복잡하고 침습적이며 위험성이 높은 수술을 미뤄 두고 간단한 방식으로 치료하는 것이 현명한 행동일 수 있다.

현재 자빅 박사는 의료생활 단체협동조합에서 요통을 호소하는 환자의 방사선 검사기록을 의사가 차후 진행되는 치료에 이용 가능한지 연구하고 있다. 예를 들어, 검사기록을 토대로 과도한 검사, 진정제 처방, 척추 수술을 줄일 수 있을까? 단순히 의사와 환자한테 요통 없는 정상적인 척추 사진을 보여준다고 과잉처방을 막을 수 있을까? 자빅 박사의 연구팀은 그러하길 고대한다.

수많은 알약이
빠른 치료를 보장하지는 않는다

현재에도 과잉처방의 문제점은 널리 퍼져 있다. 2013년에 〈JAMA 내과학〉에 발표된 한 연구에서는 하버드 연구원 존 마피의학 박사, 공중보건학 석사는 동료들과 함께 고급영상을 사용하고 아편 성분의 진통제를 처방하며 환자에게 물리요법을 권하는 등, 요통을 치료하는 데 입증된 치료법을 따르지 않는 전 세계의 의사들이 가지는 문제점을 찾아냈다.[32] 2만 4,000명을 대상으로 12년간 조사한 바에 따르면, 최신 영상이 사용되는 횟수는 60% 증가했고, 진정제 투약률은 51%, 주로 수술을 목적으로 다른 의사한테 의뢰하는 횟수는 2배가 증가했다. 노화함에 있어서 능동적인 태도를 취하고자 하는 이들은 이 통계를 토대로 의사가 약, 검사, 시술을 남용하지는 않는지 의심해 봐야 할 것이다.

바이코딘Vicodin이나 옥시콘틴Oxycontin 등 아편 성분이 섞인 마약성 진통제를 과잉 처방하는 것이 우리 사회에 얼마나 큰 해를 끼치는지는 너무나도 명백하다. 2000년부터 2015년까지 미국에서 25만 명 이상이 아편류 과잉 처방으로 목숨을 잃었다.[33] 내 동료 마이클 본 콜프이학 박사, 집단 건강 연구소의 의료서비스 연구원는 우리 세대에 비종양 만성 통증을 위해 아편류를 남용하는 것은 의사에게 그 책임이 있다고 말한다.[34] 2015년 한 해 동안 미국에서 무려 3만 명의 사람들이 아편류 과다 복용으로 목숨을 잃었다.[35]

아편류만 과잉 처방되는 것이 아니다. 과거엔 난소 호르몬 투약요법이 성행했다. 이 요법은 수십 년간 폐경기의 여성들한테 나타나는 성가신 증상을 치료하며 관다발병·유방암·골다공증의 발병률을 낮추기 위해 사용되었다. 2002년에는 여성 건강협회가 난소 호르몬 투약요법이 오히려 관다발병과 특정 암 발병률을 높인다는 사실을 발표하자, 그러한 요법이 시행되는 횟수는 점점 줄어들었다.[36] 하지만 지금도 골절 위험을 낮추기 위함 등, 다른 목적으로 일상적으로 처방된다. 이러한 목적으로 약을 복용하는 여성들은 암과 심혈관 질환 발병률이 높아진다는 것을 인지할 필요가 있다.

항생제 과잉처방 또한 오랫동안 문제가 되어 왔다. 환자들은 의사에게 페니실린 같은 항균성 항생제 처방을 자주 요청하곤 한다. 축농증·기관지염·인후염 등 상기도가 감염됐을 때나 감기에 걸렸을 때 고통을 빠르게 완화시켜 줄 것이라 생각하기 때문이다. 하지만 이런 질환들은 거의 매번 바이러스가 원인이므로 항생제는 먹히지 않는다. 필요치 않을 때 항생제를 복용하는 것은 증상을 없애는 데 도움을 주지 않고, 오히려 항생제에 대한 내성을 지닌 박테리아가 자라게 만든다. 이 박테리아는 치료하기 어렵다.

고통, 수면, 소화, 심장질환, 불안, 우울증, 요실금, 골다공증, 그리고 어떤 건강상의 문제를 해소하기 위해 나이 들면서 복용하는 약의 숫자는 늘기 마련이다. 하지만 꼭 좋은 결과를 낳지는 않는다. 전에 NHANES 연구를 언급하며 이야기했듯이 고혈압, 높은 수치의 콜레스테롤, 당뇨병 등 만성 건강문제를 위해 의사들이 처방전을 쓰는 횟수가 느는 추세이다. 처방 지침서가 널리 퍼지면서, 심혈관 질환 발병 위험이 있는 사람들이 부각되었기 때문인 까닭도 있다. 수백만 명의 사람들이 약물의 혜택을 받아 심장마비와 발작을 피해 갔다는 사실은 의심할 여지가 없다. 하지만 처방 지침서가 널리 퍼지면서, 새로 발견된 '환자'들은 본래 표적 인구보다 약물의 혜택을 덜 받지만, 부작용으로 인해 해를 입을 가능성은 남아 있기 때문이다. 예를 들자면, 몇몇의 전문가들은 혈압을 저하하는 약물을 처방하는 기준을 수축기압 기준으로 130mmHg에서 120mmHg로 낮춰야 된다고 생각한다. 약물은 비교적 보통 혈압, 예를 들어 120의 혈압을 가진 사람들보다 혈압이 140 언저리를 맴도는 사람들한테 큰 효과를 보일 것이다. 하지만 약물을 복용한 사람들은 모두 피로나 현기증을 느끼는 등, 부작용을 겪을 가능성은 같다.

환자들은 처방 지침서가 변하는 것을 따라가기 힘들 수 있다. 당신은 처방받는 약에 관해선 의사의 말에 특히 의존할 것이다. 그리고 그것이 옳다. 하지만 노화하면서 능동적인 태도를 취하고 싶다면, 치료하고자 하는 병에 걸릴 위험이 적은 사람들에게도 약을 처방하도록 지침이 내려지고 있다는 사실을 알 필요가 있다. 당신이 복용하는 약의 이점과 위험성에 대해 의사와 이야기하는 것이 좋을 것이다. 또한 운동을 하거나 건강한 식습관을 가지는 등의 몇 가지 변화를 줌으로써 복용을 중단할 수 있는지도 말이다.

그리고 어떤 약을 복용하든지 그것은 당신의 건강을 관리하기 위한 하나의 수단일 뿐이며 한계가 있다. 전반적인 건강과 삶의 질을 책임지는 것은 건강한 습관이지 약이 될 수 없다. 신체활동과 건강한 식습관은 치매를 늦추며 감정 장애, 골다공증, 당뇨병, 관절 통증과 요통, 수면 장애, 암, 기력감퇴, 피로뿐만 아니라 건강상 생기는 다양한 문제를 예방한다. 만약에 고혈압·동맥경화증 혹은 다른 형태의 심혈관 질환이 있다면 약에 의존할 게 아니라, 운동을 하고 식습관을 개선하는 것이 옳다. 생활방식에 변화를 주지 않고 약물에만 의존하는 것은 결코 좋은 결과를 가져오지 않는다. 6장에서 신체적인 힘을 비축해 두는 방법을 살펴보면서 약물치료에 관해 이야기할 것이다. 다음은 노화에 능동적인 태도를 가지고 싶다면 새로운 약을 추천받을 때 고려해 봐야 할 두 가지 주요 사항이다.

1. 새것이 꼭 좋은 게 아니다

신약이 출시될 때마다 제약회사는 큰 수익을 얻는다. 신약을 대체할 만한 낮은 가격의 또 다른 의약품이 없다면 수익은 극대화된다. 웰치 박사는 이렇게 설명한다. "제약회사가 돈을 버는 가장 쉬운 방법은 현존하는 약물이나 기구를 향상시키는 게 아닙니다. 현존하는 약물이나 기구를 쓸 환자를 끌어모아 시장을 확장시키는 것이죠."[37] 결과적으로 제약회사는 소비자가 흔한 건강질환으로 '새롭고 더 효과적인' 버전의 약물에 관해 '의사한테 문의하도록' 유도한다. 그러나 약물의 잠재적인 부작용은 많은 사람들에게 널리 쓰이기 전까지 나타나지 않을 수 있다. 이러한 이유로, 나는 확실히 검증된 약물 대신 신약을 권유하기 전에 5년 이상의 시간을 두고 지켜본다. 그래야 신약이 정말 안전하고, 효과적이고, 경제적으로 실속 있는 제품인지 확신할 수 있다. 사실 고혈압, 당뇨병, 높은 수치의 콜레스테롤 등 흔한 건강질환을 위해서라면 이미 오랜 시간 동안 검증된 약들이 충분히 존재하기 때문에, 내 환자들에게 상대적으로 검증되지 않은 신제품을 굳이 권장할 이유가 없다. 따라서 수년간, 내 환자들은 몇 년 동안 판매된 약물에서 부작용이 발견되어도 피해를 입는 일은 없었다.

2. 모든 약물치료는 부작용의 가능성이 있다

새로운 약물을 복용하기 시작할 때, 일어날 수 있는 부작용에 대해 의사에게 물어보라. 그리고 부작용이 일어날 기미가 보이는지 확인하라. 균형감각에 문제가 생기거나, 어지러움이나 현기증을 느낀다면 큰 사고로 이어질 수 있으므로 각별히 주의를 기울여야 한다. 졸음이 오거나, 식욕을 잃거나, 혼란이 오거나, 생각하는 데 어려움을 겪는다면 의사에게 보고하는 것이 좋다. 약물의 부작용은 삶의 질을 떨어뜨릴 뿐만 아니라, 몇몇 증상으로 인해 알츠하이머병이나 뇌 장애를 오진하게 할 수 있다. 고초열봄철에서 여름에 걸친 식물의 개화기에 나타나는 알레르기성 비염, 요실금, 불안증세, 우울증 그리고 불면증을 위해 처방받는 약은 종종 사고능력이나 신체능력에 문제를 일으키곤 한다. 그러므로 만약에 신약을 복용하면서 불편함을 겪는다면, 즉시 의사에게 알려야 한다. 그리고 약을 대체하거나 생활방식에 변화를 주면서 병을 치료할 수는 없는지 이야기해 보는 것이 좋다.

운동이 '만병통치약'이 될 수는 없는가?

약물이나 시술로 많은 건강 문제를 치료하고, 종종 과잉치료하기까지 하는 모습을 보면 나는 서양의 의약품이 즉각적인 해결책을 제시하려는 느낌을 받는다. 운동 등의 생활방식에 변화를 주는 대신 복잡한 문제에 간단한 해결책을 제시하려는 것이다.

뼛속까지 스며든 게으름을 개선하지 않으며 '만병통치'가 가능한 약물이나 치료로 뚝딱 문제가 해결되길 바라는 것은 인간의 천성일 것이다. 유감스럽게도, 다음 두 가지는 너무나도 확실하다. ① 모든 치료에는 원치 않는 결과가 수반될 수 있고, ② 심혈관 질환, 암, 우울증 혹은 그 이상의 질병으로 이어질 수 있는 만성질환을 정기적인 신체활동으로 물리칠 수 있다. 심장 건강을 위해 사이클링을 하거나, 요통을 위해 요가를 하거나 또는 알츠하이머병을 늦추기 위해 산책을 할 수도 있다. 건강한 식습관을 지키면서 정기적으로 운동을 하면 갖가지의 약물이나 치료를 받을 필요성이 줄거나 사라진다.

물론 약물을 복용하지 않기 위해 운동을 시작하는 것도 훌륭한 동기부여가 된다. 하지만 당연히 또 다른 이유들이 다수 존재한다. 나이가 들어서도 몸을 자유롭게 움직이고, 분명한 정신으로 생각하고, 크고 작은 사고를 피하는 것은 큰 장점이 될 수 있다. 운동을 통해 인내심, 근력, 운동능력, 균형감각과 활력을 얻는다면 신체에 장애가 생길 가능성도 현저히 낮아진다. 여행을 다니고, 대자연을 즐기며, 독립적으로 살고, 주변 사람들과 활발히 교류하는 데 더 많은 시간을 투자할 수 있을 것이다. 한 마디로 말해, 하고 싶은 것을 하며 살 수 있을 것이다.

토론토 대학교의 가정의이자 연구원인 의학 박사 마이크 에반스의 이야기를 하고 싶다. 그가 '당신의 23과 1/2시간을 건강하게 살기 위해 할 수 있는 한 가지 행동은?'이라는 제목으로 유튜브에 올린 9분짜리 동영상은 수백만의 조회 수를 올렸다.[38] "매일 30분의 운동으로 나머지 23과 1/2시간 동안의 삶의 질을 크게 끌어올린다." 동영상이 주는 메시지는 간단하지만 강력했다. 그는 동영상에서 운동이 관절염, 치매, 당뇨병, 고관절 골절, 불안증세, 우울증이 건강을 해치는 상황을 면하도록 도와주는 최고의 약이라는 이론을 선보였다. 또한 위의 문제로 고통을 받는 환자들뿐만 아니라 죽음을 직면한 환자들한테까지 운동이 주는 긍정적인 효과를 과학적 증거를 제시함으로써 이론을 뒷받침했다.

나는 고혈압, 높은 수치의 콜레스테롤, 당뇨병을 앓는 환자들에게 이 이론이 경이로울 정도로 성립하는 것을 보아 왔다. 이 세 가지 질환 모두 심장병과 조기사망의 확률을 높인다. 하지만 건강 상태에 변화를 주고자 결심해 장기적인 계획을 세우고, 필요한 도움을 받는다면 인생의 행로를 크게 바꿀 수 있다. 말년을 병상에 누워 퇴직 후에 이루고 싶던 소망을 염원하며 살아가는 대신, 자신의 인생을 꾸려 나갈 힘과 활력을 얻을 수 얻는 것이다.

변화가 쉽다는 뜻은 아니다. 만약 쉬웠다면 비만 관련 질병으로 고통을 받는 사람들이 훨씬 적었을 것이다. 하지만 변화는 의욕을 가지고 필요한 지원을 받는 이들에게 '가능한' 일이다. 미국의 베이비붐 세대는 전국에 급속도로 확산된 흡연률을 크게 뒤바꾸며 이를 증명했다. 미국 성인의 흡연률은 1965년부터 2014년까지 42%에서 17%로 떨어졌다. 흡연의 문제점과 비만의 원인에 차이가 있다는 것은 인정한다. 그렇지만 비만인이나 흡연자 모두 강하게 동기부여가 되고 지원을 받아야 건강을 개선시킬 수 있다. 때때로 건강을 크게 잃었을 때 깨우침을 얻어 도움을 요청하는 경우도 있다.

변화가 오면

지금은 로큰롤에 열광하지만
변화가 다가오면
변화가 찾아오면 (현실을 외면하지 마)
곧 얼굴에 주름살이 생기겠지
시간은 나를 스치고 지나가지만
시간을 따라갈 순 없겠지

— 데이비드 보위(David Bowie)

커크 윌리엄슨은 2015년 6월, 정보통신 자문위원으로 일하던 직장에서 해고된 후, 인생에서 몇 가지 변화를 주기 시작했다. 우선 몸을 단련시키기 위해 자전거를 구입했다. 하지만 30년 동안 사무실 의자에 앉아 직장생활을 한 그는 선뜻 페달을 밟기 힘들었다. 66세란 나이에 평균체중보다 45kg을 초과했으며, 고혈압도 앓고 있었다. 계단을 오르고 시내를 걷는 것도 버거운 일이었다. 커크의 고향인 워싱턴 주의 케네윅이란 도시 근처에는 경치가 좋기로 유명한 베저 산이 있었다. 9월에 딸과 함께 베저 산을 오르던 중 중도 포기하고 내려온 적도 있었다. "당시엔 운명론에 빠져 있었죠." 그러곤 그는 덧붙였다. "저는 생각했어요. '만약에 운명이라면, 어차피 죽겠지. 그리고 그렇게 끝이겠지.' …제 장례식은 이렇게 해 달라느니, 저렇게 해달라느니, 아마 가족도 그런 소리를 듣는 게 지겨웠을 거예요. 그런데 그런 소리를 해야 되는 순간이 온 거죠."[39]

커크의 심장이 갑자기 마비되는 일은 일어나지 않았다. 대신, 그 해 가을에 다른 문제로 검진을 받던 중 심장박동이 고르지 못하다는 것을 발견했다. 몇몇 검사가 이어졌고, 결국 혈관 조영도를 통해 심장 내 4개의 대동맥이 모두 80%에서 90% 막혀 있다는 사실을 알아냈다. 즉시 우회로 조성술바이패스 수술을 받지 않는다면 당장이라도 목숨을 잃을 수 있는 상황이었다.

수술은 막힌 혈관을 뚫어내는 데 성공했다. 수술 후, 커크는 몇 달간 심장 재활치료를 거치면서 심장 건강을 개선시켰을 뿐만 아니라, 자신의 건강을 향해 새롭게 능동적인 태도를 가지게 되었다.

커크는 사실 시민으로서 의무와 권리에 대해 본인이 능동적인 태도를 취하고 있었다고 생각했다. 그는 지역정치를 이끌어 왔고 키와니 같은 봉사단체에서도 대표를 맡고 있었다.

그뿐만 아니라 그는 자신의 건강에 관해서도 각별한 주의를 기울였다. 그는 말했다. "제가 PSA 검사를 받아야 한다 생각되면 제가 복용하는 혈압 약에 관해서 의사와 논의하죠. 대장 내시경을 정기적으로 받는 것으로 충분하다 생각했어요. 하지만 제가 집 밖으로 나가 운동을 시작하거나 식습관을 뜯어고치는 것까진 생각 못 했죠."

1960년대에 태어난 아이들처럼, 커크는 과학기술에 대한 경외심이 있었다. "소련이 쏘아올린 인공위성이나 우주개발 전쟁같이 과학이 놀라울 정도로 발전한 게 생각나요." 그는 말했다. 또한 이러한 과학발전이 건강까지 책임져 줄 거라 믿었다. "저한테 어떤 문제가 생기더라도 과학이 해결해 줄 거라 생각했어요."

그렇지만 커크는 고혈압과 비만을 치료하기 위해 약을 복용해도 문제가 간단히 해결되지 않는 것을 알게 되었다. 수년간 체중이 점차 늘어나면서, 운동과 다이어트에 짜증이 날 수밖에 없었다. 가끔씩 헬스장에 다니는 것을 고려하기도 했다. "하지만 쫄쫄이를 입은 여자들 사이에 끼어 있고 싶진 않았어요." 그가 말했다. 비만 치료 수술도 고려했지만, 너무 과한 것 같았다. 수술을 받고, 체중을 감량하고, 요요 현상이 온 친구를 보면 딱히 당기진 않았다.

커크는 자신이 무엇을 해야 할지 알고 있었다. "어떻게 건강한 식습관과 정기적으로 운동하는 것을 유지하는지가 관건이었어요. 하지만 도저히 안 되는 거예요. 자괴감이 들기도 했죠. 그리고 자괴감이 들면 어떻게 되는지 아세요? 또 먹어요!" 그는 수치심이 섞인 웃음과 함께 말했다.

11월 초에 심장 수술을 받고, 커크는 이 문제를 바라보는 시선이 달라졌다. 갑자기 '신의 계시'를 받고 모든 문제를 해결할 수 있었던 것이 아니다. 그는 수술 후, 단순히 재활치료 기간 동안 해야 할 일을 '기계적으로' 했을 뿐이라 고백한다. 하지만 나는 그가 치료 과정에 몰두할 의지가 있었기에 큰 변화를 만들 수 있었던 거라 생각한다.

2016년 1월 초, 커크는 집에서 몇 주간 휴식을 취한 다음 심장 재활치료 프로그램을 이수하기 시작했다. 그는 심장 전문 간호사와 운동치료 전문가의 도움을 받으며 매주 며칠 이상 전문 체육관에서 운동했다. 이러한 도움을 받으며, 커크는 조금씩 눈에 띄는 변화를 경험했다. 자신감을 얻은 그는 시간이 흐르면서 자신의 생활방식을 고쳐 나가기 시작했다. 작은 단계들을 거치면서 자신이 원하는 결과를 성취해 내는 것, 건강 행위 전문가들은 이를 '자기 효능감self-efficacy'을 쌓는 것이라고 말한다. 변화가 눈에 띄면서 추진력을 더해 주고, 더 큰 변화를 만들 수 있는 힘을 주는 것이다.

커크가 농담 섞인 투로 말했다. "처음엔 끔찍했어요. 러닝머신 위에서 뛰는 건 고사하고 걷는 것도 힘들었어요." 하지만 과정을 거칠 때마다 시설의 운동기구들을 더 많이, 더 강한 강도로 이용할 수 있었다.

직원들은 커크한테 최근 수술을 받은 것을 감안하더라도 운동의 강도를 더 높일 것을 추천했다. 커크가 러닝머신의 속도를 올릴 때마다 응원하기도 했다. "피를 토할 정도로 운동했지만, 애슐리가 저한테 '몇 킬로미터로 뛰시는 거예요?'라고 물으면 '음…, 조금 속도를 높여 보려고요'라고 답하곤 했죠."

커크는 자신이 좋아하는 음식을 똑같이 즐기면서, 양만 줄이는 방식으로 식습관을 바꾸기도 했다. 또 매일 체중, 혈압, 신체활동을 기록하기도 했다. "시간이 어느 정도 흐른 후엔 제가 뭔가를 이루어내고 있다는 느낌이 들기 시작했어요." 그가 말했다.

또 하나, 그는 혈압 약을 4개에서 2개로 줄였다. 3월엔 18kg을 감량하고 남서쪽으로 장기휴가를 떠날 계획까지 세울 정도로 상태가 좋았다. "아내와 저는 즐거운 시간을 보냈죠."

과학기술에 같이 관심을 두던 두 사람은 투손 근처의 지구계 연구소 '생물권 2'를 관광했다. "그곳은 관광할 곳이 많지만 몇 년 전의 저라면 아마 다 돌아보지 못했을 거예요. 하지만 이번엔 어린아이처럼 뛰어다녔죠." 그는 말했다.

나는 다른 환자들의 비슷한 성공 사례를 지켜본 적이 있다. 흡연, 음주, 폭식, 하물며 운동 패턴을 바꾸는 것 모두 굉장히 어려울 수 있다. 하지만 내가 수십 년 전 가르친 내용에 의하면, 변화로 얻는 결과는 당신이 상상할 수 없을 만큼 엄청나다. 그러나 결과를 얻는 과정이 매우 험난할 뿐만 아니라 보람찬 일이기에 잘 짜인 프로그램을 통해 감독, 교사, 상담사 혹은 스폰서로부터 지원을 받는 것도 강하게 추천하고 싶다.

어떤 사람들은 체중을 감량하거나 술이나 담배를 끊기 위해 익명 모임에 참석하거나 기관에 전화해서 도움을 받기도 한다. 많은 사람들은 온라인상으로도 도움을 받았다 한다. 커크의 경우에는 심장 재활단체에서 운동을 통한 도움을 받았다. 노인 복지관, 동네 체육관, YMCA에서도 동기를 부여받을 수 있다. 만약에 경제적인 여유가 된다면, 개인 트레이너나 감독을 구하는 것도 좋은 방법이다. 내가 말하고자 하는 바는, 만약에 당신이 혼자 큰 변화를 만드는 데 어려움을 겪는다면 다른 이들한테 도움을 청하는 것도 고려해 보라는 것이다.

4월 즈음, 커크는 베저 산으로 다시 눈길을 돌리기 시작했다. 수술 전 딸과 함께 오르려 했지만 실패한 산이었다. 그렇지만 그는 그때 이후로 25kg을 감량한 상태였다. 커크가 재활 간호사한테 산길을 오르는 것이 안전할지 물어보자, 간호사는 두 엄지를 치켜올려 주었다.

그리하여 수술 후 150일이 흐른 4월 7일, 높이 243m, 길이 3.2km의 경사가 가파른 산길을 등산했다. 일주일 후에 11세의 손자 윌과 다시 한 번 등산하기도 했다. 이 일이 시발점이 되어, 그는 주변의 이름 있는 산들을 협곡 길도 마다하지 않으며, 더 가파른 길을 오르기도 했다. 어떤 산도 그의 성에 차지 않는 듯해 보였다.

아직 힘이 남아도는 그는 현재 새로운 경력을 쌓으려 한다. 부업으로 컬럼비아강의 증기선 회사에서 근처 와인 양조장으로 관광객들을 안내한다. 그는 초등학교 대리교사가 되기 위해 지원서를 작성하기도 했다. 자신이 속한 봉사단체에서 3학년 학생들을 케네윅으로 데려가 역사 관광을 시켜줄 때 영감을 얻은 것이다. 그는 말했다. "몇년 전까지만 해도 제가 그렇게 멀리 걸을 수 있을지 몰랐는데, 결국엔 해냈네요. 게다가 아이들과 어울리는 것을 무척이나 좋아한답니다."

등산을 하지 않는 날에는 자전거를 끌고 컬럼비아 강을 한 바퀴 돈다. 만약에 날씨가 좋지 않다면 실내 쇼핑몰에서 산책을 하곤 한다. 그는 쭐쭐이 정도는 너그럽게 이해하고 헬스장이나 등록할까 생각중이라고 한다. "세상을 바라보는 시선이 달라진 거 같아요. 마흔 살이었을 때처럼 힘이 넘치는 것 같죠. 이 세상이 어떻게 돌아가는지 관심도 갖게 되고 말이죠." 그가 말했다.

자신의 방식으로
의사결정을 공유하는 것

자신의 건강을 지키기 위해 능동적인 태도를 취하기 위해서 할 수 있는 일은 커크와 같이 일상생활의 습관을 바꾸는 것부터 시작하여, 본인의 건강관리를 책임지는 단체와 더 적극적으로 의견을 나누는 것까지 폭넓다. 다행히도, 미국의 의료인들은 점차 '환자 중심'의 서비스를 제공하는 방향으로 바뀌고 있다. 이 말은 다양한 건강질환을 위해 어떤 검사, 치료, 건강관리를 받을지 환자들에게 결정권을 쥐어준다는 뜻이다. 의사 입장에선 자신이 제공하는 서비스가 환자의 뜻과 일치하는지 확인할 수 있다.

의료 서비스가 점차 환자 중심 성향을 띠면서 바뀌게 된 점 중 하나는 '의사 결정을 공유하는' 방식을 도입하기 시작했다는 것이다. 이는 환자가 다양한 치료를 받으며 의사를 결정할 때 의사나 의료인들과 밀접하게 의견을 공유하며 모든 사항을 따진다는 것을 의미한다.

예를 들어, 당신이 무릎의 통증으로 인해 발걸음이 느려진다고 가정해 보자. 인공관절 수술이 흥미롭게 들리지만, 당신은 아직 확신을 내릴 수 없다. 약국에서 구매 가능한 진통제로 통증을 관리하는 등의 다른 선택도 있다. 무리가 가지 않는 운동도 도움이 되는 것 같다. 또한, 의사는 체중감량이 이로울 것이라 한다. 하지만 최근에 인공관절 수술을 받은 당신의 가장 친한 친구가 수술을 적극 권유한다. "빨리 받지 않고 뭐 하나. 훨씬 좋아질 텐데." 반대로 당신의 이웃은 이렇게 경고한다. "수술은 받지 마세요! 재활하기가 얼마나 힘든데요! 그리고 보이는 게 다가 아닙니다!"

의사결정을 공유하는 것은 이렇게 여러 가지 의견을 정리하는 것을 도와준다. 특히 환자들이 나이가 들면서 치료에 관해 수많은 선택에 직면할 때 도움이 된다. ① 2개 이상의 합리적인 선택지가 있을 때, ② 모든 선택지에 분명한 장단점이 있을 때, ③ 환자 개개인의 선택으로부터 받을 수 있는 득과 실이 다를 때, 의사결정을 공유하는 것이 특히나 중요하다.

의사결정을 공유할 때, 보통 환자에게 '결정을 내리는 데 도움을 주는' 비디오나 책자, 웹 사이트를 보여주며 환자가 의료 서비스를 쉽게 이해하고 그에 관해 정확한 정보를 제공받도록 한다. 때때로 환자에게 훈련된 감독이나 '담당자'를 소개시켜 주기도 한다. 모두 환자의 성향이나 요구를 수용해 객관적인 정보를 제공하고, 치료의 위험성을 상기시키기 위함이다. 이 방식은 환자에게 본인의 건강상태나 선택에 대한 정보를 충분히 제공한다. 치료를 받음으로써 어떤 위험을 감수해야 하고, 어떤 혜택을 받을 수 있으며, 자신이 어떤 선택을 하나에 따라서 일상이 바뀔 수 있는지 내다보게 하기 위함이다. 전립선암 검사, 비만 치료 수술, 유방 절제술 후의 재건술, 자궁 내 섬유양이나 전립선 질환을 위한 수술 등을 고려할 때, 환자의 '선택이 특히나 중요해지며', 의사결정이 자주 공유된다. 위의 사항들을 고려할 때, 개개인에게 명확한 답을 제시해 줄 만한 과학적 증거가 충분치 않다. 그러기에 환자가 원하는 바나 요구사항이 결정을 내릴 때 큰 비중을 차지하게 된다.

의사결정을 공유하는 방식은 환자와 의사가 머리를 맞대고 함께 생각할 때 의의가 있다. 죽음을 앞둔 환자들과 생명 연장을 위해 치료를 받는 환자들의 의사결정을 위해 앞서 말한 비디오, 책자, 웹 사이트 같은 다양한 도구들이 만들어지기도 한다.

의사결정을 공유하는 방식은 최근 많은 이유로 인해 관심을 받기 시작했다. 첫째, 과거엔 의사 한 명에게 객관적이지 않을 수도 있는 의견을 수용해 결정을 내렸다. 하지만 다양한 양상을 고려해 의사결정을 공유하는 방식이 훨씬 현명하다는 결론이 나온 것이다. 또한, 최근 몇 년간 건강 개선 방안이 발전하면서 의사가 수수료를 챙겨 수익을 내기 위해 필요 이상의 치료를 권장하는 것을 막는다. 아무리 객관적인 의사라도 치료의 모든 장단점을 설명하기는 힘들다. 특히 모든 선택지가 과학적으로 흠이 없는 경우라면 더더욱 그렇다. 다수의 연구에 따르면 의사들은 치료나 시술의 단점보다 장점을 설명하는 데 더 많은 시간을 할애한다고 알려져 있다.

그리고 의사도 다른 직종처럼 어디서 누구와 공부했는지에 따라 영향을 많이 받는다. 다트머스 의과대학 외 다수에서 진행한 연구에 따르면 환자가 받는 선택지에 지리적인 요건도 영향을 끼친다고 밝혔다. 예를 들어, 연구자들은 의학적으로 보수적인 분위기인 시애틀보다 마이애미에서 특정 질환을 위해 환자 1인당 수술을 받는 횟수가 높다고 전했다. 이는 마이애미에 관절염 환자가 더 많기 때문이 아니라 마이애미에 수술을 권유하는 의사들이 더 많은 이유에서이다.

흥미롭게도, 한 연구에 따르면 더 좁은 범위에서도 이러한 현상이 나타난다고 한다. 예를 들어, 시애틀에 기반을 둔 보험회사인 GHC Group Health Cooperative의 의사들의 수술 횟수를 비교했을 때, 꽤나 큰 불균등함이 보이는 것을 찾아냈다. 간단히 말해, 같은 지역의 의료보험제도를 이용하지만 시애틀의 여러 GH 클리닉Group Health clinics은 다른 곳보다 수술하는 횟수에서 차이를 보인다는 것이다. 이러한 사실이 밝혀지면서 의사들은 의사결정을 공유하는 방식에 더욱 흥미를 가지게 되었다. 환자의 거주 지역이 아니라 환자 개개인의 의료기록과 요구사항이 환자가 결정을 내릴 때 더 고려해야 될 사항이기 때문이다. 이제 환자가 의사와 함께 의사결정을 공유할 때, 의사는 환자의 전자 의료기록을 참고한다. 그 후 환자가 본인의 상태와 선택지에 대해 충분히 이해한 후 결정을 내리도록 도움을 준다. 그리고 함께 의견을 공유한 후, 최종적으로 결정을 내린다. GH는 2009년부터 의사결정을 공유할 수 있도록 전 세계의 어떤 보건 시스템보다 더 많은 지원을 하고 있다.[40]

이 프로그램에 대한 반응은 긍정적이었다. 2011년에 시행된 설문조사에 의하면, GH의 2,200명의 환자 중 41%는 프로그램이 '굉장히 중요하다', 50%는 '매우 중요하다', 9%는 '어느 정도 중요하다'고 답했다.[41] 다른 연구에 따르면, 의사결정을 공유하는 방식을 따른 환자가 본인이 받는 관리의 장단점을 더 훌륭히 이해하고, 의사와 더 나은 건강을 위해 상호 합의된 치료계획을 더 잘 따른다고 한다.[42]

더 나아가 의사결정을 공유하는 방식은 전국적으로 퍼진 과잉처방과 의료 피해율을 줄여 주는 것으로 보인다. 한 연구에 따르면, 이 방식에 따르는 환자들은 대개 덜 침습적이고, 더 간단한 형태의 치료를 택한다고 한다. GH의 관절 대체 수술에서도 이러한 모습을 목격할 수 있다. 2012년, 〈헬스 어페어Health Affair〉에서 9,500명의 환자들을 대상으로 시행한 한 연구에 따르면, GH 연구소의 데이비드 아터번 박사는 환자에게 과학적 근거 기반의 정보를 영상으로 제공하는 프로그램을 6개월 동안 진행했을 때, 26%가 허리관절 수술을, 38%가 무릎관절 수술을 덜 받았으며, 12%와 21% 사이의 비용을 절감할 수 있다는 것을 밝혔다.[43]

단지 6개월의 정보만을 참고하는 GH의 연구는 다소 제한적이라는 느낌이 있다. 또한, 프로그램은 다수의 병을 들여다보았지만 오직 허리와 무릎관절, 이 두 병의 수치에 집중했다. 하지만 프로그램에 참여한 사람들은 환자가 선호하고 염려하는 사항에 의사가 더 귀를 기울이게 되었다고 주장한다. 다르게 표현하자면, 이 기관들이 더 '환자 중심'의 문화로 고개를 돌린다는 것이었다.

예를 들어, 교직에서 은퇴해 작가로 활동 중인 68세의 웨인 그라이팅은 GH 병동에 찾아가 무릎 통증을 호소하면 의사가 무릎관절 수술을 권유할 것이라 생각했다. 1이 가장 약한 통증이고 10이 가장 강한 통증이라 가정할 때, 웨인은 의사에게 자신이 7의 고통을 느끼고 있다 전했다. "제가 즐겨하는 활동 두 가지, 등산과 사이클링을 그만두게 할 정도의 고통이었어요."[44]

그렇지만 웨인은 수술을 되도록 피하고 싶었다. 그래서 체중감량과 물리치료로 대체 치료가 가능한지에 대해 의사와 상의했다. 의사는 이 두 가지 방법은 웨인이 시도할 의향만 있다면 수술 없이 통증을 사라지게 할 높은 가능성이 있다고 말했다.

"제가 매일 스트레칭과 무릎 강화 운동을 하기 시작하면서 통증이 없어지기 시작했어요." 웨인이 회상하며 말했다. 용기를 얻은 그는 다시 자전거를 끌고 나가기 시작했으며, 통증은 말끔히 사라졌다. 체중감량도 도움이 되었다. "한번은 고양이 배변 통을 들고 계단을 오르고 있었는데, 문득 제가 감량한 체중과 배변 통의 무게가 같다는 것이 생각났어요. 이제는 제가 어느 쪽 무릎에 문제가 있었는지도 기억이 안 나요."

연구에서 볼 수 있듯이, 의사결정을 공유하는 방식은 환자들이 본인이 노력해야 하는 정도를 어림잡게 해주는 데도 도움을 준다. 수술 후 회복하기 위해 자기관리가 필요하거나 만성질환을 관리해야 할 때를 예시로 들 수 있다.

웬디 타운센드는 골관절염 진단을 받은 73세의 요가 강사로서, 두 번째 허리관절 수술을 앞두고 있었다. 이때 GH 수술의는 웬디에게 그녀가 준비되었을 때 수술을 진행하겠다고 말했다 한다.[45]

그녀가 60세의 나이에 첫 번째 허리관절 수술을 받고 훌륭히 회복한 것을 고려하면 수술이 옳은 선택이라고 그녀와 의사 모두 동의했다. 물론 그때 이후로 많은 세월이 흐르긴 했다. 하지만 그녀는 다른 건강문제가 없었기에, 수술을 받아 좋은 결과를 기대해도 되는 상황이었다.

웬디의 의사는 웬디가 계속 강사로 활동하고, 여행하고, 친구들과 일상적인 대화를 나누고, 딸과 손주들을 자주 만나는 것을 중요하게 생각한다는 것을 알고 있다. 이러한 목표가 있기에, 그녀가 수술 후 재활치료에 열정적으로 참여할 것이라 믿었고, 당연히 좋은 결과가 있을 것이라 생각한 것이다. 의사는 그녀에게 가끔 통증이 느껴지더라도 수술 전후 과정을 긍정적인 마음가짐으로 임할 것을 당부했다. 그래서 매주 참석하는 요가 수업과 산책으로 부족하다 느낀 그녀는 수영 교실까지 등록했다. 이렇게 활동적인 생활을 하며 충분한 체력이 있다고 느껴질 때쯤 그녀는 본인이 원하는 날짜에 수술 일정을 잡았다.

현직 의사이자 연구원으로서 나는 의사들이 본질적으로 환자가 필요하며, 요구하고 원하는 바에 맞춰 진료를 보고 싶어 하는 것을 안다. 또한, 의사들은 본인들이 교육받고 훈련한 치료나 시술방식을 사용하고 싶어 한다는 것도 알고 있다. 이러한 내적 갈등을 해소하면서 최적의 결과를 내기 위해 의사결정을 공유하는 것이다. 당신은 자신의 선택지에 대해 모든 것을 배우고 요구, 선호하는 바를 표하기에 의사와 소통하는 환자의 의무를 다할 수 있다. 그래야 당신의 건강을 위해 의사와 수년 동안 호흡을 맞출 수 있다.

당연히 환자와 의사 사이의 말보다 행동이 궁극적으로 건강을 유지시키는 데 더 크게 기여한다. 에반젤린 슐러, 마커스 아키노, 커크 윌리엄슨의 삶에서 배울 수 있듯이. 나이가 들어서도 활력 있게 살아가는 데 필요한 자원을 모으고 유지하는 건 개인의 노력이다. 다음

장에서는 노화함에 따라 피할 수 없는 변화를 받아들이는 모습의 중요성을 배울 것이다.

CHAPTER 3

Acceptance: Discovering Aging on Its Own Terms

수용성: 자신만의 방식

오랜 친구이자 동료인 메레디스 판슈밋은 날씨가 좋든 나쁘든, 일주일에 두세 번은 시애틀 호수 주변 포장도로를 산책한다. 어떤 때는 미국 공영 라디오를 들으며 혼자 걷기도 하지만, 주로 친구와 약속을 잡아 4.5km 거리를 한가로이 거닌다. 6월엔 아침에 일어나 호수에 둥둥 떠다니는 통나무 사이의 백합을 구경하기도 한다.

"거북들이 햇볕을 쬐는 게 보이세요?" 그녀는 통나무를 가리키며 물었다. "지금 보이지 않지만 있을 거예요."[46]

메레디스는 67세의 나이로 은퇴한 뒤, 자연을 감상할 시간이 많아졌다. 예전에 어린 아들을 돌보던 시절을 제외하고는, 지금 이 시간이 인생에서 가장 만족스러운 시간이라 말한다.

"시야가 더 넓어진 것 같아요. 제가 몇 년간 나이 드신 환자들을 돌봐서일까요, 아니면 제가 나이를 먹어서일까요? 제 인생이 언제라도 끝날 수 있기 때문일 수도 있죠."

그녀는 이런 생각을 하는 것이 두렵지 않다. 대신 마지막 날까지 인생을 즐기도록 다짐할 뿐이다. 날씨가 좋은 날엔 그녀는 소설책을 읽거나 정원을 돌보며 오후를 보낸다. 장을 보러 갈 때 차가 막힌다면, 잠시 휴식을 취한다. 더 이상 신경 쓸 직장도 없다. 친구가 도시 밖으로 나가 하프 마라톤에 참가하며 70번째 생일을 보내는 것이 어떻겠냐고 물었을 땐, 메레디스는 단번에 승낙했다. 운동, 사교활동, 여행에 시간을 보내는 것이 가장 즐겁기 때문이다.

메레디스는 한 명의 직장인이자 싱글맘으로서, 최근에 사망한 장애가 있는 오빠를 돌보면서, 수많은 일을 병행해 왔다. 그런 그녀가 퇴직 후 인생을 즐기는 모습을 보는 것은 나에게 큰 기쁨으로 다가왔다. 물론 놀기만 하는 것은 아니다. 그녀는 애완동물 보호소와 호스피스 단체에 자원봉사를 한다. 아들이 떠난 집을 관리하는 것도 꽤 시간이 든다. 하지만 그녀는 삶이 유한하다는 것을 인정하고, 유한한 삶을 자신만의 방식으로 보내고 싶어 한다.

인정하면
행복해진다

요즘 들어서 베이비붐 세대가 메레디스와 같은 자세를 취한다는 사실을 발견했고, 이는 좋은 현상이라 생각한다. 노화에 관한 지식을 가지고 유한한 삶을 받아들이는 자세를 취하면 우리 스스로 원하는 바를 알게 해주고, 우선순위를 정하게 해주며, 현명하게 노후 계획을 생각할 수 있다.

'오늘이 마지막 날인 것처럼' 삶을 즐기는 사람들이 꽤 많은데도 어떤 사람들은 이런 현상에 놀라워한다. 60세 이상의 사람들은 일반적으로 젊은 사람들보다 상대적으로 자신의 안위를 챙길 줄 안다. 실제로 선진국에서 지난 수십 년간 시행된 행복에 관한 많은 연구는 'U 모양의' 패턴을 발견했다. 나이 스펙트럼의 각 끝에 위치한 사람들일수록 행복 지수가 높았으며, 중간에 위치한 사람들은 낮았다는 결과를 보인 것이다.

예를 들어, 브루킹 기관의 학자 캐럴 그레이엄과 밀레나 니콜로바가 미국에서 진행한 대규모 연구에선 18세부터 21세까지 자기보고된 행복지수가 높았으며, 그 후 40세까지 꾸준히 하락한다고 밝혔다.[47] 그러나 그 후 98세에 최고점을 찍을 때까지, 점차 역상승한다고 밝혔다. 이 자료를 그래프로 시각화한다면 양쪽의 끄트머리가 위로 올라가며, 스마일 모양이 나온다고 한다.[48]

젊은 기운, 활력이 깃든 신체, 수익능력 같은 특성이 행복으로 치환된다고 생각하는 것이 일반적이지만 위의 연구에서는 반대의 결과를 보인다. 만성질환을 경험하며, 사랑하는 이를 떠나보내고, 나이가 가져오는 불이익을 감당하면서, 나이가 들수록 우울함이 증가한다는 연구와 상반되는 결과이기도 하다. 하지만 메레디스가 말한 것처럼 나이는 시야를 넓혀 주기도 한다. 이는 그 어떤 힘든 상황에서도 자기 자신과 인생을 받아들이는 법을 가르쳐 준다. 나이가 들면서 우리의 몸이 좋아지는 것은 아니다. 헛된 염원을 버리고 조금 더 현실적인 시각으로 인생의 굴곡을 바라보게 해주는 것이다.

몇 년 전 프린스턴 대학교에서 젊은 독일인 경제학자는 노년에 기대치를 낮추는 것이 더 큰 행복을 가져다줄 수 있다는 것을 이미 증명했다. 하네스 슈반트 박사는 1991년부터 2004년까지 2만 3,000명을 연구 대상으로, 현재의 삶과 5년 후의 미래를 예측한 내용을 설문 조사해서 진행한 장기연구의 결과를 분석했다. 수년간 자료를 수집해 왔기 때문에, 사람들의 염원이 실제로 실현되었는지 알아볼 수 있었다. 그는 젊은 성인들이 강한 염원을 충족시키지 못해 삶의 만족 지수가 떨어지는 것을 발견했다. 하지만 연령층이 높은 이들에게는 반대의 현상이 일어났다. 계속해서 찾아오는 실망감에 지친 그들은 50세부터 인생이 나아지리라는 희망을 아예 버린 것이다. 슬프게 들릴지는 몰라도, 오히려 이런 현상이 좋은 결과를 가져다주었다. 시간이 지나면서 실제로 인생이 풀리기 시작한 것이다. 그리고 기쁜 일들에 놀라워하고 진심으로 감사하는 것이 가능해졌다.

슈반트 박사는 취리히 대학교에서 이 현상을 〈하버드 비즈니스 리뷰〉에 이렇게 설명했다. "사람들은 자신의 인생을 받아들이게 된다. …… 삶의 유한함을 인정하고 과거에 대한 후회를 지우는 것이 삶의 만족 지수를 상승하게 만든다. 그리고 50세의 이상의 사람들은 미래에 대한 기대치가 '낮기' 때문에, 기대하지 못한 좋은 일에 더 기뻐하며, 이는 만족 지수를 높인다."[50]

기대치를 낮출수록 우리는 더 이상 우리의 꿈을 이루거나 무엇을 성취하고 싶은 욕구를 갖지 않는다. 신분상승을 위해 고군분투하지도 않는다. 직장과 가정에서 슈퍼맨이 되는 동시에 취미생활까지 즐기려하는 성년 초기 때의 집착이 더 이상 자신을 갉아먹지도 않는다. 이제 먹고 살기 위하거나 남들의 요구에 맞추는 삶이 아닌 자신이 원하는 활동을 즐기는 삶을 택하게 되는 것이다. 고령층에게 목표가 없다는 얘기가 아니다. 그들의 목표는 존재한다. 하지만 실현 가능하고 정밀한 목표를 두는 것이 더 큰 행복감을 가져다주는 것이다.

우리에게 맞는 삶을 사는 것이 편안한 일상을 가져다주며, 우리가 진정 원하는 활동에 초점을 맞출 수 있게 해준다. 작가인 엘리자베스 길버트는 이런 말을 했다.

우리는 남들의 시선을 지나치게 의식하며 20대와 30대를 살아간다. 나이 들어서야 이 말에 고개를 끄떡인다. 40대와 50대에 접어들면서 우리는 자유로워진다. 남들이 우리에 대해 어떻게 생각하는지 전혀 신경 쓰지 않기 때문이다. 하지만 60대와 70대에 접어들어서야 느끼는 자유로움과 비교할 바가 아니다. 당신에 대해 생각하는 사람은 어차피 아무도 없었다는 것을 깨닫고 해방감을 느낀다.[51]

또한 청년 시절처럼 실수하지 않는다. 현명해진 우리는 예전에 우리에게 엄청난 스트레스를 안겨줄 만한 실수를 하지 않는 법을 배웠다. 나이 든 사람들도 경제적인 고난을 겪거나, 배신을 당하거나, 과도하게 일에 목숨 걸거나 소비하는 등의 실수를 한다. 하지만 많은 이들이 실수했다는 사실을 인지하고 더 큰 실수를 반복하지 않는 법을 배웠다.

손주를 돌보거나, 자연의 정취를 맛보거나, 애완동물을 기르거나, 친구나 이웃 등 다른 사람에게 도움을 주거나, 친인척과 수다를 떨며 식사하는 사소한 일에 더 소박하고 깊은 만족감을 느끼며 삶의 의미를 찾는다. 젊은 사람들은 그들의 조부모가 지루하고 제한된 삶을 살고 있다고 생각할지 모른다. 하지만 스탠퍼드 대학교의 심리학 교수 로라 카스텐슨 박사는 노인들이 인간관계와 활동에 단기적인 행복감을 느끼는 것이 합리적이라 말한다. 그들은 인생이 짧고 시간이 흐를수록 더 짧아진다는 사실을 알고 있기 때문이다. "사람들은 나이가 들면서 시간이 유한하다는 것을 인식하죠. 그래서 본인의 한계를 시험하는 목표보다 정서적 의미를 가져다주는 목표를 더 중요시합니다." 로라 카스텐슨 박사는 〈사이언스〉 잡지에 이렇게 설명했다.[52]

우리는 이미 인생에서 실망감, 불편함과 상실감을 느끼는 것이 불가피하다는 것을 안다. 그래서 더 담담히 받아들일 수 있다. 우리는 병을 늦출 수 있지만, 언젠가는 심각한 병에 걸려 몸이 제대로 기능을 수행하지 못할 것을 안다. 또한 언젠가 사랑하는 이를 잃게 되는 날이 올 것을 안다. 그때가 오면 한 인간으로서, 자연의 섭리에 순응하며 그들을 애도할 것이다. 우리는 서서히 불가피한 죽음의 존재를 인식하고 받아들이기 시작한다.

상실감으로 얼룩진 삶을 만족스럽게 보내기 위해선 죽음이 나와 내가 사랑하는 이들을 예외적으로 피해 갈 거라는 편견을 버려야 한다. 누구도 죽음을 피할 수는 없다. 삶이 유한하다는 사실을 인정할 때 노인은 행복해질 수 있다. 이 말은 젊은 층에겐 끔찍하게 들릴 수 있고, 노년층에겐 공허하게 들릴 것이다.

심리발달 단계 연구로 저명한 정신분석가 에릭 에릭슨은 87세 때 〈뉴욕 타임스〉에 노년기에 주의를 기울여야 할 우선과제를 이렇게 발표했다. "인생의 법칙에 순응하는 법을 배워야 합니다. 우리의 신체가 천천히 부서져 내릴 것이란 사실도요." 그는 삶에 절망하지 않기 위해서는 '자아통합감ego-integrity'을 성장시켜야 한다고 주장한다. "자아통합감이란 뒤를 돌아보며, 우리의 인생이 '마침표'를 찍었다는 사실을 아는 것입니다."[53] 마침표 후엔 새로운 문장이 나오듯이, 노인층은 다음 세대를 위해 헌신하며 만족감을 느끼기도 한다. 세상의 발전에 이바지함으로써 후손을 위해 더 나은 세상을 물려주고 싶은 것이다.

우리 다음 세대를
위하여

나의 오랜 친구이자 장인어른인 '할아버지' 밥 주팔에게도 이런 모습을 엿볼 수 있다. 비뇨기과 전문의사로서 뉴저지 주의 도버 시 근처에서 수십 년간 진료해 왔으며, 빈곤층을 위해 무료 진료소를 개업하기도 했다. 무료 진료소를 개업하겠다는 생각은 밥이 아내 케이와 함께 국제구호단체 CARE에서 봉사활동을 하기 위해 페루에 여행을 두 번 다녀온 후 가지게 되었다. 밥은 페루 외과의와 협력하였으며, 케이는 현지 병원에서 영어를 가르쳤다. 페루에서의 경험은 매우 즐거웠다고 한다. 1990년 밥이 성공적으로 퇴직한 후 페루로 돌아갈 계획까지 짜기도 했다.

그렇지만 이 부부는 도움의 손길을 필요로 하는 이들이 가까이 있다는 것을 깨달았다. 당시부터 오늘날까지 도버 시 인구의 절반은 멕시코, 콜롬비아, 도미니카 공화국 혈통이며, 대부분이 필요한 의료 서비스를 받지 못하고 있었다. 이런 이유로 밥과 케이는 비영리기관 건물의 사무실을 하나 빌려 진료소로 꾸민 뒤, 도시의 히스패닉들을 진료하기 시작했다. 밥은 진료를 보고 케이는 경영을 맡았다고 한다.

밥은 현재 91세이다. 나는 그가 다른 사람들이 퇴직 후 인생을 즐기는 것처럼 왜 그냥 골프채를 들고 동네 골프장에 놀러가지 않는지 물었다. "다행히도, 나는 골프를 잘 못 친다네." 그가 웃으며 답했다.[54]

또한 그는 퇴직할 때가 다음과 같은 질문을 스스로에게 하기에 가장 적합한 때라고 한다. "당신이 할 수 있고 즐길 수 있는 일로 무엇을 할 수 있는가?"

밥은 의료 종사자들이 다른 이들보다 만족감을 주는 봉사활동을 찾는 것이 수월하다는 것을 인지하고 있다. 거의 전 세계적으로 환자의 주머니 사정을 고려한 양질의 의료 서비스는 부족하기 때문이다. 하지만 밥이 말하기를 언어 교사, 목수, 컴퓨터 프로그래머, 정원사 등등 다양한 직종 또한 늘 필요로 한다. 이러한 이유로 각지에서 수백만 명의 노인들이 '선행을 베풀려는' 노력을 보이는 것이다. 가정의 어린이들을 보살피거나, 비영리기관을 통해 외국에서 봉사활동을 하거나, 단순히 '아무 이유 없이' 선행을 베푸는 등, 더 큰 세상과 교류하며 삶의 의미를 찾고자 한다.

주팔 부부는 방 하나의 진료소에서 삶의 의미를 찾았다. "커튼을 달고 방 한 개를 정성스레 꾸몄다네." 밥은 애정이 담긴 목소리로 말했다.

'도버 시 무료 진료소'는 원래 일주일에 하루 문을 열었다. 부부는 사비로 기본적인 약물을 구비했다. 하지만 소문은 빠르게 퍼졌으며, 밥과 케이는 영업시간을 늘리고 기본 물자를 위해 환자 1인당 5달러씩 받기 시작했다. 또한 진료소의 이름을 '도버 시 사회 진료소'로 개명했으며, 밥의 퇴직한 의사 친구들을 포함한 몇몇 자원봉사자들을 모집했다. 많은 자원봉사자들은 불필요한 요식에 지친 기색이었지만, 기쁜 마음으로 환자를 진료했다. 이 진료소는 자원봉사자들이 환자를 치료하는 동안 행정업무에 시달리지 않도록 했다. 그들은 순수하게 환자를 치료하고자 하는 열정을 쏟았고, 환자들은 그 열정에 고마워했다.

자원봉사자들은 진료소에서 일하면서 시야를 넓힐 수 있는 기회가 많이 있었다. 밥은 평생을 비뇨기과학에 몸을 담았지만, 이제 그는 소아과학을 중심으로, 1차 진료법을 두루두루 배우고 있다. 그는 주로 교과서와 의학 수업을 참고하고, 다른 의사들과 상의하며 지식을 넓혀 나갔다.

"자원봉사자 중 한 명에게 누가 이런 질문을 한 것이 떠오르네. '주팔 박사님을 소아과 의사로서 어떻게 생각하세요?' 그러자 그는 '실력이 괜찮은 3, 4년차 레지던트 같아요'라고 답하더군. 나는 꽤 기분이 좋았지." 밥은 웃으며 말했다.

주 보건국 또한 이 진료소에 관심을 기울이기 시작했다. "조금 부끄러웠어." 밥은 누추한 진료소에 보건국장이 방문했던 날을 떠올리며 말했다. "하지만 보건국장은 방을 둘러보고, '괜찮은데요!' 하고는 우리에게 10만 달러를 주었어."

진료소는 이 첫 보조금으로 인근 교회 지하의 더 넓은 시설에 둥지를 틀고, 첫 유급 직원을 채용했다. 뉴저지 기반의 국민 건강재단으로, 지역사회의 의료 서비스를 발전시키는 데 특별한 관심이 있는 로버트 우드 재단도 약간의 '착수start-up' 보조금을 제공하기도 했다. 그후 20년간, 이곳은 도버 시의 불우한 이웃에게 기본적인 의료 서비스를 제공해 가며 성장했다. 나중에는 정부와 개인의 지원을 충분히 받아 뉴저지 중심부와 북부에 6개의 시설을 세우며, '연방정부의 승인을 받은 의료 센터'가 되었다. 2011년, 지역 위원회는 이 사업체를 밥과 케이의 선구안과 장기적인 헌신을 기리며 '주팔 의료 센터'로 개명하기로 결정했다.

밥은 기관이 설립된 후 18년 동안 꾸준히 진료를 해 왔으며, 2015년에도 위원회에서 근무했다. 케이는 알츠하이머병에 걸리기 전까지 근무했으며, 2014년 87세의 나이로 사망했다.

나는 최근 밥에게 퇴직 전 개인 비뇨기과 병원에서 근무한 인생과 퇴직 후 공중 보건 진료소에서 1차 진료 주치의로 자원봉사한 인생을 비교해 보라고 했다. "사과와 오렌지를 두고 비교하는 것과 같다네." 그가 말했다. "나는 비뇨기과 의사로서 좋은 경력을 쌓은 것에 만족해. 양질의 서비스를 제공했고, 사람들에게 도움을 주었지. 하지만 도버 시 의료 센터에선 더 많은 사람들을 도울 수 있었네."

에릭 에릭슨이 느끼길 바란다는 '완전함'이라는 이상적인 감정이 떠올라, 나는 밥이 조금 더 자세히 설명해 주길 바랐다. 밥은 굉장히 나이가 많았다. 사람들이 보통 죽음을 기다리는 나이였다. 나는 그에게 남을 위해 봉사한 경험이 지금 그가 자기 자신에 대해서 생각하는 방식에 영향을 끼쳤는지 물었다. 그는 이 질문에 놀라지 않는 듯했다. 사실 꽤 오래 전부터 자신의 죽음에 대해 생각하고 있었다고 말했다. "젊은 시절엔 이렇게 생각하지. '나는 평생 살 거야. 지금처럼 힘과 패기가 넘치고, 섹시하게 말이야.' 그리고 내 나이가 되면 나이를 먹는다는 것은 서서히 죽어가는 것임을 깨닫는다네."

그는 이 말과 함께 시인 월리스 스티븐스의 시의 한 구절을 떠올렸다. '죽음은 뛰어난 아름다움이다.' 그리고 이렇게 설명했다. "그는 우리가 이 세상이 유한하다는 것을 이해할 때, 세상의 아름다움을 비로소 체험할 수 있다는 말을 하는 거지."

내 오랜 친구 밥과 메레디스 판슈밋은 이혼한 지 20년이 지났지만 비슷한 길을 걷고 있다. 남은 시간이 짧을 수도 있다는 사실을 인정할 때 인생이 재미있어질 수 있다는 것을 두 사람 모두 알고 있다.

밥이 공중 보건소에서 자원봉사한 것은 어떤 의미를 가질까? 그는 말한다. "내가 내 인생에서 좋은 일을 했다는 사실이 더 이상 죽음을 두려워하지 않게 해준다네." 그리고 매우 겸손한 말투로 덧붙였다. "우리는 모두 과거의 과오와 어리석음에 대해 후회할 때가 있지. 시간에 쫓겨 좋은 일을 할 기회가 없었을 수도 있어. 하지만 우리가 아직 살아 있는 한, 우리는 좋은 일을 해낼 수 있네."

밥은 자신이 떠난 후에도 자신의 의지가 유지될 것이라는 사실에 감사했다. "도버 시에 의료 센터가 계속 남아 있을 거라는 사실에 너무나 행복하다네." 그는 또 말했다. "다른 사람들이 선행을 하도록 영감을 줄지도 모르지."

나는 개인적으로 밥의 이야기가 에릭 에릭슨이 내놓은 생식성generativity이란 개념에 완벽히 부합한다고 생각한다. 생식성이란 후손을 위해 자신의 시간, 재능 그리고 자원을 쓰는 것이다. 이는 지역사회에만 혜택을 가져오는 것이 아니다. 증여자 본인도 혜택을 받을 수 있다. 자원봉사를 통해서, 우리는 우리가 가진 기술을 유지하고 발전시키며, 새로운 것을 배우고, 새로운 사람들을 만난다. 말년에 찾아오는 외로움, 후회, 지루함이라는 감정들을 피할 수도 있다.

더 나은 인생을 살고자 하는 욕구를 삶에 불어넣으며 만족감을 찾은 이 일화를 보며 에릭슨이 쓴 개념 '자아통합감'을 떠올릴 수 있다.

■**생식성** _ 에릭 에릭슨(Eric Erikson)이 제창한 개념으로, '다음 세대를 보다 건설적으로 가이드하고 싶은 마음'을 뜻한다. 에릭슨은 한 사람의 심리적 발달 단계에서 '보살핌 단계(Care Stage)'를 설명하기 위해 이 용어를 썼다. – 역주

'정상적으로 늙어가는 것'은
무엇일까?

많은 사람들은 나이와 함께 찾아오는 변화에 순응하는 법을 배우면서 이런 질문을 한다. "정상적인 것은 무엇일까?" 내 친구이자 환자이면서, 전직 대학교 입학 관계자인 마커스 아키노는 퇴직 후 내 사무실로 찾아와 이런 말을 했다. "약골들만 늙는 게 아니었어!"

그는 최근에 온갖 건강문제에 시달리는 노모가 자신의 집에 들어온 이야기를 하는 것이었다. 하지만 나는 그가 자기 나름의 걱정이 있다는 것을 알았다. 그는 심장에 사소한 이상증세를 경험하고 있었지만, 전혀 개의치 않는 듯했다. 그는 계속하여 골프를 치고, 배를 타고, 음악을 연주하고, 지역사회에 봉사활동을 하러 나갔다. 퇴직 후에도 스케줄은 꽉 차 있었고 힘과 활력을 잃지 않았다. 그는 '계집애'처럼 불평하지 않았다. 단순히 어떤 것이 정상적이고 비정상적인지에 대한 정보를 얻고 싶을 뿐이었다.

예를 들어, 많은 이들이 알고 있듯이 청각·시각 그리고 기억력은 시간이 흐르면서 쇠퇴한다. 사람들의 이름을 기억하는 데 어려움을 겪는 것은 그리 놀라운 일은 아니다. 이는 퇴행성 뇌질환의 증세가 아니라 노화의 일부분일 뿐이다. 또한, 우리의 관절은 힘을 잃어 가며, 무릎과 등에 통증이 자주 찾아오게 된다. 하지만 우리가 겪는 변화가 치료가 필요한 병이나 질환이 아니라 노화의 당연한 과정임을 어떻게 알 수 있을까? 계단을 오르는 속도가 느려지는 것은 정상인가? 손주의 이름을 떠올리는 데 어려움을 겪는 것은? 근손실은? 밤에 잠을 못 드는 것은?

이런 질문들에 한 마디로 답할 수는 없다. 하지만 우리가 사춘기란 큰 전환점에 대해 생각할 때처럼 노년을 바라보게 해준다. 최근 중학교 앞을 지나가면서 12세부터 15세 사이의 무리가 버스를 기다리는 모습을 지켜본 기억이 난다. 아이들의 몸과 체형에는 큰 편차가 존재했다. 어떤 아이들은 젊은 성인들처럼 보였지만, 어떤 아이들은 육체적으로 전혀 성숙하지 않은 어린아이처럼 보였다. 모두 다른 모습이었지만, 아이들은 자신의 나이의 '정상' 범주에 속했다. 이들이 고등학교를 졸업할 때쯤엔 편차가 줄어 있을 것이다. 하지만 이 시기엔 아직 아이들의 몸에 크나큰 차이가 있다.

노인들에게 똑같은 개념이 적용된다. 20세부터 60세까지는 신체와 사고능력에 그렇게 큰 편차가 있지 않다. 폐경기의 여성을 제외하고는 중년의 성인은 나이가 들면서 격렬한 변화를 겪을 일이 없다. 하지만 60세부터는 정상의 범주가 넓어진다. 주름, 탈모, 시각과 기억력 손실 등 눈에 띄는 요소들이 포함된다. 신장 기능, 골밀도, 키, 걸음 속도 등 눈에 띄지 않는 요소도 포함되지 않는 건 아니다. 어떤 이상 증세를 측정하든 매우 넓은 정상의 범주보다 아주 높거나, 아주 낮지 않는 이상 문제가 되지 않는다.

나는 넓은 정상의 범주에서 벗어나지 않는 증세를 예상하는 것은 비전문가, 의료인, 간병인 모두에게 중요하다고 생각한다. 이를 예상하는 것은 정상적인 변화를 보고 '의학의 힘'을 빌리는 것을 면하게 해준다. 정상적인 변화를 질병으로 오인하여 불필요한 치료를 받지 않게 한다는 말이다. 폐경기 후 여성의 에스트로겐 수치가 감소하거나 남성의 테스토스테론 수치가 감소하는 것을 예시로 들 수 있다. 이런 현상과 다른 노화 관련 증세를 '치료'해야 할 문제로 인식하면 불필요하거나 때때로 해로운 과잉치료를 받을 수 있다.

저널리스트 레이 모이나이한과 의료 정책 전문가 앨런 카셀스가 2005년에 출판한 ≪질병을 파는 법Selling Sickness: 전 세계의 최대 제약회사가 어떻게 우리를 환자로 만들고 있는가≫ ■에서는 제약회사가 신제품을 판매하기 위해 질병의 경계선을 넓혀 '선동하는' 의료 실태에 대해 설명한다.[55] 우리가 문화적으로 노화를 두려워하고 평생 젊음을 유지하고 싶어 하는 욕구를 악용하는 마케팅 수법도 존재한다. 약장수의 봉이 된 사람들은 지갑을 열게 되며, 위험한 부작용이 있는 불필요한 치료를 받으며 고통 받을 수 있다. 하지만 당신이 정상적인 노화과정에 대해 최대한 배운다면 이런 현상의 먹잇감이 되는 것을 피할 수 있다. 약물이나 제품을 판매하는 회사가 제공하는 정보보다는 독립적이고 주관적인 자료를 신뢰해야 한다. 그리고 시간이 흐르며 자연스럽게 찾아오는 변화를 예상하고 받아들여라.

그렇다고 골칫거리가 되는 증상들을 무시해야 하는가? 전혀 아니다. 걱정되는 점이 있다면 당신의 건강을 관리하는 사람들과 상의하는 것이 당연하다. 이를 통해 치료를 요하는 의료 문제를 제하고 당

■ ≪질병을 파는 법≫ _ 우리나라에서는 ≪질병 판매학≫(2006년)으로 출간되었다. – 역주

신의 사소한 증상들을 관리하는 것이 수월해진다. 또한 건강을 유지하는 데 있어서 조언을 받을 수도 있다. 하지만 나이가 들면서 당연하게 느껴지는 부분에 과도한 양의 약물과 치료를 받는다 생각되면 질문하고 '반박'하는 것을 두려워하면 안 된다.

과잉치료와 스트레스를
관리하라

　나이가 들면서 건강을 유지하는 과정에 스트레스가 얼마나 해로울 수 있는지 이해하는 것 또한 중요하다. 스트레스를 최소화하는 것은 사람들이 나이가 들고 자연스레 '항상성'을 잃을 수 있기 때문에 중요한 역할을 한다. '항상성'이란 맥박, 혈압, 체온 등이 정상 범위 안에 작동하도록 체내 기관을 조정하는 힘을 뜻한다. 젊은 층의 신체는 적응력이 강하기 때문에 극도로 더운 날씨나 극심한 감정 변화가 위험할 이유가 없다. 하지만 나이가 들수록 체내의 안정을 유지하기 힘들어진다. 결과적으로, 스트레스를 불러일으키는 큰 변화는 물리적·정신적 건강에 영향을 끼칠 가능성이 높아진다. 여기서 스트레스는 신체나 감정에서 비롯될 수 있다.
　특히 고령층의 환자의 증세를 진찰하거나 처방전을 수리할 때, 거주지 정하는 것을 도와줄 때, 그들은 변화에 발 빠르게 적응하지 못한다는 점을 고려해야 한다. 노화와 항상성, 그리고 갑작스러운 변화로 인한 스트레스를 피하는 것의 중요성을 아는 나는, 데니스 맥쿨로 박사가 2008년에 출판한 ≪나의 어머니, 당신의 어머니: 더딘 약을 받아들이는 방법 ─ 사랑하는 이가 나이 들 때 어진 마음으로 돌보는 방법≫▪이란 책에서 '더딘 치료'를 사용하는 방법을 배웠다.

　나는 심각한 상황에 직면하지 않는 이상 지나친 변화를 피하기 위해 너무 많은 부분을 조정하려 하지 않는다. 나는 또한 고령의 환자들이 가능한 병원 이외의 장소에서 생활하는 것을 지지한다. 우리 연구에 따르면 입원 환자가 병원의 일과 중 겪는 생소함이나 혼란을 느낌으로써 큰 스트레스를 받아, 치매 발병률을 높일 수 있다는 사실을 밝힌 적 있다. 물론 과잉진료의 위험도 있다. 맥쿨로 박사가 ≪다트머스 의학Dartmouth Medicine≫을 통해, 미국 의학은 고령의 환자들을 '집중 치료로 죽음으로 몰아넣는' 경향이 있다고 주장했다.

　(환자가) 이상하고, 정돈되지 않은 환경에서 비인격적으로 주입되는 약물을 버티거나 가족이 전전긍긍하며 대기실에서 서성이는 동안, 생명 유지 장치를 부여잡고 연명하는……. 이런 긴박한 장면이 연출되는 경우는 별로 없지만, 병에 걸려 어깨에 느껴지는 중압감이 커져 가고 시간과 에너지가 소모되는 치료를 받으며 진이 빠지는 모습은 더 흔하게 볼 수 있다. 이는 환자를 의학의 노예로 만들 뿐이다.[57]

▪ ≪나의 어머니, 당신의 어머니≫ _ 우리나라에서는 ≪나의 어머니, 당신의 어머니: 삶의 종착역을 향한 마지막 여덟 정거장≫(2014년)으로 출간되었다. ─ 역주

나는 내가 직접 맡은 환자 로저 브룩스가 90대 초기에 겪은 유감스러운 사건을 다시 기억하게 되었다. 로저는 나의 전직 동료이자 간호사이며, 나의 환자이기도 한 샬럿 브룩스의 남편이다. 어느 날 오후, 나는 인근 병원으로부터 로저가 흉통으로 인해 응급실에 있다는 전화 한 통을 받았다. 응급실의 의사는 심장병 전문의를 호출하고 싶어 했다.

"확실합니까?" 나는 물었고, 당연할 수도 있는 이야기를 했다. "브룩스 씨는 매우 연로하신 분입니다. 통증이 긴급한 조치를 요하는 심장병일 가능성은 매우 낮습니다. 굳이 그럴 필요가 있을까요?"

나는 로저의 주치의로서, 그가 지금 나이에서 굳이 몇 달을 더 살고자 심장 수술 같은 수고를 감수하지 않을 거라는 것을 알고 있었다. 침습적이고, 비싼 진단 절차가 무슨 소용이 있겠는가? 또한 로저가 흉통을 호소하는 일은 드물었지만, 90세 이상의 남성이 별다른 이유 없이 이런 증상을 보이는 것 또한 드문 일이 아니다.

응급실의 의사는 이 사실을 이해하였지만, 검사실에서 명확한 답을 듣고 싶어 하는 로저와 아내 샬럿의 요구에도 적절히 대응하고 싶어 했다. 나, 로저 그리고 샬럿은 심드렁했지만, 마침내 심장병 전문의를 호출하는 것에 동의했다. 전문의는 즉각적으로 사타구니의 동맥이나 정맥에 길고 가는 튜브를 삽입시켜, 혈관을 거친 후 심장에 도달해 심장 활동을 이미지로 보여주는 심장 도관 주입술을 지시했다. 간호사는 절차에 따라 검사가 진행될 동안 방광을 비우기 위해 폴리 카테터라는 튜브를 성기에 삽입하려고 했다. 하지만 로저는 동년의 남성들처럼 전립선이 확장된 상태였기 때문에 폴리 카테터를 삽입하는 데 어려움을 겪었다. 결국 검사 후, 비교기과 의사의 도움을 받아 여러 번 시도한 끝에 카테터를 삽입하는 데 성공했다. 그러나 검사는 복잡하고 고통스러웠으며, 로저의 요도에 심각한 피해를 입혔다.

마침내 심장 검사는 마무리되었으며 이미지를 분석했다. 검사 결과, 로저에게는 심장병의 흔적이 보이지 않았다. "로저의 관상 동맥의 상태는 30, 40대 남성의 것과 같습니다." 심장병 전문의는 말했다. 그러나 검사 진행 중, 의료팀은 전혀 예상하지 못한 점을 발견했다. 로저의 췌장에서 의심스러운 작은 덩어리를 발견한 것이다. 전형적인 우연종incidentaloma으로서 로저의 경우엔 의사들의 목표가 아니었던 암을 예기치 않게 발견한 것이다. 로저를 병원으로 보낸 흉통은 암과 전혀 관계가 없었지만, 어쨌든 그는 오늘 폐암 말기 진단을 받았다. 또한 그의 방광에는 카테터가 영구적으로 삽입되어 있을 것이고, 그는 남은 평생 소변 주머니를 들고 다녀야 한다.

로저가 분개하는 것은 충분히 이해할 수 있다. 그는 앞으로 병원에 발도 안 디딜 것이라고 호언장담했다. 그는 후에 재택간호를 받으며, 병원에 입원하거나 병원을 방문하는 일을 최대한 피했다. 하지만 그는 자신이 그날 밤, 응급실을 찾아가지 않았더라면 자신의 남은 인생이 어떻게 달라졌을까 하는 의문을 갖는다. 자신과 샬럿, 그리고 병원이 '더딘 치료' 방식을 택했더라면 어떻게 되었을까? 90세의 노인이 잠깐 흉통을 느끼고 나아지는 것이 '정상'임을 분간하고 '잠시 시간을 두고 보았다면' 어땠을까?

로저는 이 사건 이후 췌장암을 진단받은 이들의 기대 수명보다 훨씬 긴 시간인 3년 가까이를 살았다. 하지만 요도에 폴리 카테터를 영구적으로 삽입한 후에는 더 이상 여행을 하거나, 외식을 하거나, 오페라를 보러 가거나, 샬럿과 즐기던 여러 활동을 할 기분이 나지 않았다. 이 부부의 입장을 대변하자면, 그들은 여생을 놀라울 정도로 품위 있고 행복하게 보냈다. 로저는 오래된 영화를 좋아하며, 그들의 집에는 엄청난 양의 책과 음악이 쌓여 있다. 그들은 서로의 관계에 집중했으며, 가까운 친구들과 어울리고, 일상을 함께 풍족하게 보냈다. 나이가 들어 건강이 쇠약해지면서 자신의 한계를 인정하고, 남은 날들에 감사하는 법을 배운 그들에게 현명함이 돋보였다.

보폭을 바꾸다

당신이 노화함에 있어 '정상적인 범주' 안에 속하고 나이가 들면서 특정 기능이 쇠퇴하는 것이 자연스러운 현상이라는 이유로, 힘과 활력을 유지하려는 노력을 그만둘 이유는 전혀 없다. 매일 하는 운동, 건강한 식습관, 사교활동, 뇌를 활성화시키는 모든 활동은 우리가 미래를 위해 힘을 '비축하도록' 도와준다. 이 개념은 후에 더 자세히 알아볼 것이다.

우리는 언제나 자신의 안녕을 개선하기 위한 노력을 할 수 있다는 점을 기억해야 한다. 이와 동시에, 변화가 일어나고 보폭이 바뀌는 것을 아는 것은 좋은 일이다.

나는 어릴 적 오리건의 후드 산 근처에서 자랄 때부터 즐겨하던 등산에 관한 경험을 떠올린다. 성인이 된 후에는 친구들과 셀 수 없이 많은 주말을 산을 오르며 워싱턴 서부의 산봉우리를 정복했다. 하지만 나와 내 친구들이 60세를 넘긴 후부터는 젊은 날의 힘과 패기는 남아 있지 않았다. 산을 힘차게 오르던 날들이 그립지 않다면 거짓말일 것이다. 사실 아직도 나는 캐스케이드 산의 노을을 바라보는 상상을 한다. 땀을 뻘뻘 흘리며 산을 내려와 야영지 부엌에 준비된 식사를 하고, 눈에 뒤덮인 텐트에 들어가, 고산광으로 인해 분홍색과 주황색으로 뒤덮이는 광경을 감상하는 상상을 말이다. 하지만 얼마 지나지 않아 눈이 번뜩 뜨인다. 현실로 돌아온 나는 정원의 의자에 앉아 해가 지는 모습을 대신 감상한다.

67번째 생일을 맞아, 나는 다시 산에 오를 가능성을 염두에 두며 몸 상태를 가꾸는 데 많은 시간을 할애하기 시작했다. 나와 동년배들이 운동선수 급의 활동량을 유지하는 것을 보아 왔다. 하지만 나는 가족이나 친구들과 어울리며 여행을 다니고, 정원을 가꾸며, 연구를 하고, 글을 쓰는 데에도 시간을 쓰고 싶었다. 다른 이들의 일정을 따라 하기만 한다면 내가 추구하는 삶의 균형을 이루지 못할 것이라 생각했다. 신체적으로 필요 이상의 위험을 부담하는 것도 고려해야 했다.

그래서 합의점을 찾기로 했다. 꾸준히 운동을 하지만 내가 젊었을 때만큼의 격렬한 운동량을 소화하진 않는다. 어느 정도 몸을 가꾸면서 캐스케이드 산에서 격렬하지 않은 정도의 등산과 스키를 즐긴다. 암벽까지는 탈 수 없지만, 내가 노쇠했다는 사실에 우울해하며 집에 박혀 있는 것보단 낫다. 나는 실제로 전직 운동선수들이 예전만큼 힘을 못 낸다는 사실에 그러는 것을 보았다 (사이클링이나 스키를 탈 수 있는 거리가 줄었을 때 등등). 유감스럽게도 그들은 스포츠에서 아예 손을 떼고 집 밖으로 나오지 않게 된다. 이는 시간에 저항하지 못할 망정 오히려 시간의 흐름에 돛을 달아주는 꼴이다.

나는 또한 나의 친구 메레디스가 50대 초반에 하프 마라톤을 걷기 시작한 것을 떠올렸다. 그녀가 60대 후반에 접어들 무렵에는 노화 관련 골관절염의 흔한 증세인 엄지발가락의 만성통증을 호소했다. 그녀는 포기하지 않았다. 물리치료사로부터 특수한 신발 깔창을 깔도록 권유받고 발에 테이핑하는 것을 배운 후, 통증을 완화시켰다. 또한, 페이스를 조절하는 법을 배워, 관절에 무리가 가지 않도록 마라톤에 참가하기 며칠 전부터 걷는 거리를 조금씩 줄이기도 했다.

"사실 조금 기운이 빠지긴 하죠. 하지만 겨우 이런 것에 멈춰선 안 된다고 생각해요. '나는 관절염이 있어서 그런 일 못 해!'라고 말하는 사람은 되고 싶지 않아요. 저한테는 그게 나이든 사람처럼 보이기 때문이죠. 언젠가 그렇게 되겠지만, 아직은 아니에요." 메레디스는 말한다.

'성공적으로
노화하는 법'이란?

'정상적인 노화 과정'을 명확히 규정짓는 일은 매우 어렵지만, 노인의 안녕을 개선시키는 요소를 밝혀내는 연구가 속속 나오고 있다. 예를 들어, 1987년 존 W. 로우 박사와 로버트 L. 칸 박사는 다음 3가지 주요 요소를 포함한 '성공적인 노화 과정'의 지표를 발표했다. ① 질병과 질병에 의해 유발되는 장애의 낮은 가능성, ② 높은 수준의 사고능력과 신체능력, ③ 높은 일상생활 수행능력.[58]

이러한 지표들은 노화에서 건강을 정의하고 측정하는 데 도움을 주지만, 노인들이 가치관을 확립하고 변화를 받아들이며 미래에 대한 계획을 세우도록 도움을 주는 것에 대해 알려주는 것은 많지 않다. 예를 들어, 이 연구는 사람들이 장수, 독립성, 업무, 가족과의 관계 등에 대해서는 많은 내용을 포함하지 않는다. 이러한 이유로 로우 박사와 칸 박사의 주장은 논리적으로 보임에도 불구하고 노화를 부정하는 태도를 지지한다고 비판을 받아 왔다. 우리가 병에 걸리지 않고 장애를 겪지 않으면서 나이를 먹을 수 있는 것도 아닌데 말이다.

나는 1970년대 말, 서커스 업계에서 은퇴하고 나에게 진료를 받았던 예전 환자를 잊을 수가 없다. 그에게는 당뇨병을 포함한 수많은 문제가 있었는데, 그 중 하나는 감염으로 인해 생명에 지장이 갈 정도로 손상된 신장이었다. 나는 그가 언젠가 신장투석을 받아야 한다는 사실을 알았다. 하지만 그는 나에게 수년 동안 반복적으로 말해 왔다. "선생님, 무슨 일이 있더라도 저한테 인공 신장을 달지 마세요. 한낱 기계에 묶인 인생은 상상하기도 싫어요."

하지만 영원히 오지 않길 바랐던 그 시간이 찾아오자, 그는 마음을 바꾸며 나를 놀라게 했다. 그는 자신의 인생에 새로운 의미를 선물한 한 친구를 만났는데, 그 친구를 위하여 투석을 받기로 결심한 것이다. 하지만 슬프게도, 그는 그 후 오래 살지 못했다. 신장투석을 받기 시작하고 6개월 후 심장마비로 인해 사망한 것이다. 하지만 나는 그가 병이 가져다주는 불이익을 인정하고 치료를 받지 않았더라면 그토록 행복하게 6개월을 살지 못했을 거라 생각한다. 그는 전통적인 사고방식을 타파하고, 타협하고 편견을 버림으로써 '성공적인 노화 과정'을 겪었다.

수년 전, 워싱턴 대학교와 집단건강 연구소에 근거한 우리 연구팀은 이런 실제 경험을 토대로 노인들의 입장에서 '성공적인 노화'는 무엇인지 연구하고자 했다. 연구팀은 워싱턴 대학교의 엘리자베스 A. 펠란Elizabeth A. Phelan, 의학박사, 이학석사의 지휘하에, 우리가 진행하는 ACT 연구의 참가자 1,200명과 시애틀 지역의 일본계-미국인 노인 717명을 대상으로 설문조사를 진행했다. 연구 대상의 평균 나이는 80세였으며 치매에 걸린 이는 없었다.

연구를 진행하기에 앞서, 우리는 전형적인 백인 문화와 노화하는 과정을 더 신성시하는 일본 문화에는 차이가 있을 거라 생각했다. 하지만 놀랍게도 ACT 참가자들과 일본계-미국인 그룹의 설문조사

결과에는 차이가 전혀 없었다. 우리는 두 그룹의 설문조사를 결과를 분석해⟨표 1⟩ 참고, 신체적·기능적·사회적·심리적 그리고 연대순 등 다양한 관점에서 성공적인 노화 과정을 찾아낼 수 있다고 결론지었다.

참가자들이 '아주 오래 사는 것'을 가장 중요하지 않은 요소로 평가한 것을 보면 놀라웠다. 참가자들은 대체로 기능장애와 만성질환에 의해 유발되는 통증을 피하는 것을 더 중요하다고 여겼다. 심지어 그들은 배우고, 베풀고, 다른 사람과 교류하는 것을 더 중요하게 생각했다. 친구들과 가족과의 관계도 중요시했다. 가장 중요한 점은 죽음 직전까지 건강한 삶을 유지하고, 독립적으로 살아가며, 가족들에게 짐이 되는 일은 피하고 싶어 했다.

이 설문조사 결과는 당신이 내놓을 답변과 일치하지 않을 수 있다. 하지만 ⟨표 1⟩의 정보를 참고하여 당신의 희망사항과 가치관을 돌아볼 수 있는 기회를 가질 수 있다. 독립적으로 사는 것이 당신한테는 얼마나 중요한가? 친구들과 가족을 곁에 두는 것은? 일과 봉사활동으로 사회에 기여하는 것 또한 고려해 보라. 만약에 당신이 우선순위를 정한다면 어느 종목이 가장 위, 중간, 밑에 위치할 것인가? '아주 오래 사는 것'이 당신한테 가장 가치 있는 일일 수도 있다. 혹은 당신이 개인적으로 원하는 그 무엇인가가 존재할 수도 있다.

〈표 1〉 성공적인 노화 과정에 관한 고령층의 인식

성공적인 노화 과정에서 각 항목을 중요하다고 평가한 ACT 환자의 비율	
1. 죽음 직전까지 건강을 유지하는 것이 가능	94.9%
2. 죽음을 앞두고 스스로 건강관리가 가능	94.7%
3. 말년의 시련에 대처가 가능	92.8%
4. 나의 필요를 모두, 욕구를 어느 정도 충족이 가능	91.6%
5. 내면에 세운 기준과 가치관으로 행동이 가능	91.6%
6. 식습관, 운동, 흡연 여부 등 내가 노화하는 과정에 영향을 주는 요소를 결정짓는 것이 가능	91.5%
7. 곁에 친구와 가족이 있음	90.2%
8. 만성질환에 걸리지 않음	90.1%
9. 주변의 사람들, 그리고 세상과 교류할 수 있음	87.5%
10. 나 자신에 대해 자신감을 가짐	85.1%
11. 인생의 대부분에 대해 만족스러움	84.2%
12. 외롭거나 고립됐다는 느낌을 받지 않음	83.5%
13. 나이에 따른 변화에 적응함	83.4%
14. 계속하여 새로운 것들을 배움	78.6%
15. 내 인생이 무한하지 않다는 사실을 생각할 때 불안하지 않음	72.0%

16. 유전적으로 건강히 나이를 먹을 수 있음	69.6%
17. 사람들의 인생에 긍정적인 영향을 끼쳤다는 생각이 듦	67.2%
18. 내가 인생을 살아온 방식에 후회가 없음	66.9%
19. 정년퇴직(65) 후 유급활동이나 봉사활동을 하는 것이 가능	50.2%
20. 아주 오래 사는 것	29.1%

※ 출처 : 펠란, 엘리자베스, A, et al. '성공적인 노화 과정'에 대한 '고령층'의 인식. 연구자들의 인식과 어떤 차이를 보이는가? 미국 노인병학 협회 저널 52, no. 2(2004): 211-216.

즐거운 여행을
계획하라

위의 사항들을 고려할 때 당신이 변화를 두고 싶어 하는 요소들과 그것을 준비하는 과정이 머릿속에 더 명확히 그려질 것이다. 현명한 방식으로 노화하는 것은 중요한 여행 채비를 챙기는 것과 같다. 당신이 떠날 여행을 안전하고 편안하게 마치기 위해 무엇이 필요한지 머릿속에 그린다면 여행 내내 더 큰 즐거움을 맛볼 수 있을 것이다.

물론 언제든지 계획을 수정할 대비도 해야 한다. 어떤 여행을, 특히 긴 여행을 떠날 때, 당신이 처음 세운 계획이 완벽하지 않다는 것을 느낄 때 고집을 부려선 안 된다. 현명해져라. 시간이 흐르면서 당신의 희망 사항과 우선순위를 주기적으로 수정하도록 마음을 먹어라.

마지막으로, 당신은 최대로 건강한 신체와 정신과 함께 긍정적인 마음을 먹도록 추천하는 바이다. 이는 당신이 고난을 겪어 쓰러졌을 때, 다시 일어날 힘을 줄 것이다. 또한 안정감을 충분히 느끼도록 경제적인 자원과 지원을 보유하는 것이 이상적이다. 이와 더불어, 기나긴 길을 걸으며 외로움보단 즐거움을 느낄 수 있도록 사랑하는 사람들을 곁에 두는 것이 최선이다.

다음 장에서는 당신이 여행을 떠나기 전, 필요한 자원을 비축하고 유지하는 법에 대해 이야기할 것이다.

CHAPTER 4

Build Your Reserves for Resilience

4장

회복력:
회복을 위해 비축해야 할 것

건강한 상태로 독립적으로 사는 것, 심각한 질병과 장애에 시달리는 것을 최대한 늦추는 것. 이는 수십 년에 걸친 수천 번의 대화에서 나의 환자들과 연구 지원자들이 노년에 공통적으로 바라는 것이었다.

과학자들은 이러한 개념을 '질병 압축compression of morbidity'이라 부른다. 이 개념은 1980년, 스탠퍼드 대학교의 제임스 프라이스 박사가 노년에 걸리는 거의 모든 질병은 대체로 죽음 직전의 짧은 시기에 찾아오는 현상을 설명하기 위해 처음 사용하였다.[59] 그는 2011년, 추후 발표된 연구에서 이는 건강한 노화 과정을 검토할 때 유용한 발상이라 주장하며, 이 개념을 재조명시켰다.[60]

이 개념은 일본에서 '핀핀코로리ピンピンコロリ'라 부르는데, 건강하고 활력이 넘치는 삶핀핀, ピンピン과 갑작스럽게 고통 없이 맞이하는 죽음코로리, コロリ, 두 단어를 결합한 표현이다. 일본의 노인들은 절이

나 사당을 방문하여 건강한 장수 끝에 좋은 죽음 '핀핀코로리'가 찾아오기를 바라며 기도한다.

개념은 꽤나 합당한 이유로 인기를 끈다. 우선, 당신이 소위 말하는 '버킷 리스트'를 달성할 수 있도록 충분한 시간을 제공한다. 밥 주팔 박사가 무료 진료소를 설립하고, 에반젤린 슐러가 무용화를 신고 무도회장을 방문했듯이, 당신의 시간을 어떻게 보내는지는 순전히 당신에게 달렸다. 만약에 남에게 의존하지 않으며 시간을 보낸다면, '성공적인 노화 과정' 설문 조사지를 작성할 때 '남에게 짐이 되는 것이 두렵다'라는 항목을 기입할 이유가 없어진다.

그리고 베이비붐 세대에게 좋은 소식이 있다. 과학연구에 따르면, 현 세대는 전 세대에 비해 질병과 장애로 고통 받을 가능성이 덜하다. 사회·경제·의학에서 큰 발전을 이뤄 심장병이나 알츠하이머 등의 흔한 질병을 예방하거나 늦출 수 있기 때문이다.

그러나 이러한 혜택은 전 세계가 받지는 못할 것이며 확약된 것도 아니다. 아직 장수와 건강은 유전과 생활방식 등에 따라 차이를 보이기 때문이다. 그렇기 때문에 현재 베이비붐 세대 중 많은 이들의 눈앞에 길고 건강한 노년이라는 상금이 놓여 있지만, 오직 소수만이 그 상금을 거머쥘 수 있다. 나는 미래를 대비해 정신적·신체적·사회적인 자원을 비축해 놓는 이들이 바로 그 상금을 쟁취할 사람들이라 생각한다. 다음 4개의 장에서는 이 힘을 비축해 놓는 방법에 대해 알아볼 것이다.

부모의 경험에서
배운다

폴 리랜드는 56세로, 건축가이자 취미 생활로 자전거를 열정적으로 타는 사람이다. 그는 89세의 나이로 사망한 아버지 톰으로부터 고혈압을 유전적으로 물려받았다. 폴은 비만으로 인해 악화되는 만성 질환에 허덕이는 아버지가 그렇게 오래 살 것이라 예상하지 않았다. "수년간 중서부로 여행을 떠나 부모님을 방문할 때마다, 매번 마지막이라 생각하며 아버지에게 작별인사를 고했어요." 폴은 말했다.[61]

과거에 흡연자였으며 제2형 당뇨를 진단받은 51세 톰에게 첫 심장마비가 찾아왔다. 이때 폴은 아직 10대였다. 톰은 바이패스 수술을 받은 후에도 심장에 문제를 겪었다. 그는 또한 만성 소화불량을 겪었으며 고통스러운 무릎 관절염에 시달렸다.

다섯 자녀의 아버지인 톰은 젊은 시절 경찰관으로 근무한 경력이 있었지만, 성인기의 대부분을 영업사원으로서 의자에 앉아 스트레스에 시달리며 보냈다. 한번 건강에 문제가 생기기 시작하자, 일을 나갈 수 없을 정도로 상태가 악화되어 가족을 부양하는 데 어려움을 겪었다. 이 스트레스 또한 톰의 신체적인 문제를 악화시켰으며, 톰의 신체적인 문제는 또다시 스트레스를 불러일으켰다. "아버지의 건강 문제는 마치 연쇄작용을 일으키는 듯했어요." 폴은 회상했다. 톰의 심장과 결장에 문제가 생겨 입원을 하고 수술을 받는 일이 그때가 처음이 아니었고 마지막 또한 아니었다.

폴은 아버지가 우울증 진단을 받지는 않았지만 지레짐작은 하고
있었다. 우울증은 심장병과 당뇨병 환자들에게 흔히 보인다. 과잉처
방이 문제가 되었을 수도 있다. 하지만 폴은 아버지에게 차마 상담을
받아 보라고 권할 수 없었다. "아버지 연배 분들은 상담사를 만나보
는 것을 수치스럽게 여기시죠." 폴이 말했다. 아버지는 대신 텔레비
전을 매일 12시간 이상씩 시청하며 온종일 침실에 있었다. "제가 어
렸을 때 아버지는 오래된 자동차를 손보거나 낚시를 가시며 주말을
보내셨지만, 건강이 악화되자 더 이상 그러지 않으셨어요."

톰은 간식을 많이 먹었지만 운동은 거의 하지 않았다. 그러자 점차
살이 찌면서 건강문제가 악화됐다. 체중이 늘수록 그의 무릎은 관절
염으로 붓기 시작하면서 통증을 유발하여 걷는 데 지장을 주었다. 또
한 통증이 더해 갈수록, 그는 걷기를 싫어했다.

톰이 70대 중반에 접어들 무렵, 그는 일과성 허혈발작 또는 가벼운
뇌졸중으로 인해 간간히 기억력에 문제를 겪었다. 80세부터는 지속
된 심혈관 문제에서 비롯된 약한 치매 증상을 보이기도 했다. 톰은
마지막 6년을 아내와 원호 생활 시설에서 보냈다. 거동에 불편을 느
끼고 치매 증상이 있던 그가 아파트 밖으로 외출하고 싶어 하는 일은
드물었다. 그는 장폐색으로 수술을 받은 후 여러 가지 어려움을 겪으
며 89세의 나이로 병원에서 사망했다.

나는 수년간 톰과 비슷한 의료 기록을 보유한 환자들을 보았다. 그
들은 현대 의학의 덕으로 오랜 삶을 살지만, 삶의 질은 그렇게 높지
않다. 프라이스 박사는 그가 발표한 한 획기적인 논문에서 이런 사태

를 예고한 바가 있다. 기대 수명이 성장해 환자들이 더 오랜 삶을 누릴 수 있지만, 그들은 장애를 안고 누군가에게 의존하며 살아가게 된다. 몇몇 고령층은 "인생에 시간을 더하는 것이지, 인생을 시간에 더하는 것이 아니"라고 말한다. 이는 '성공적인 노화 과정'과는 정반대의 소산이다.

톰이 겪은 고통은 그것이 끝이 아니었다. 폴은 말했다. "제 아버지가 항상 불행하신 건 아니었어요. 손주들이 놀러오면 즐거워하셨죠. 하지만 아버지는 대부분의 시간을 고통과 불편을 겪거나, 그러한 시간으로부터 벗어나려고 하셨어요." 톰이 말년에 어떠한 목표가 있었다 해도, 그것을 아들과 공유하지는 않은 모양이다. 폴은 회상했다. "아버지는 가끔씩 중고 캠핑카를 구입해 손본 후, 전국 횡단하고 싶다는 이야기를 하신 적이 있어요. 하지만 건강 문제와 경제적인 여건으로 인해, 그 꿈은 실현되지 않았죠."

폴은 이루고자 하는 염원이 있다. 그러기에 아버지와 똑같은 길을 걷지 않으려 한다. "저는 하고 싶은 일이 있어요, 특히 여행이요." 아직 퇴직까지 몇 년이 남았지만, 폴은 아내와 함께 호주와 유럽으로 자전거 여행을 떠나고 싶어 한다. 이 부부는 최대한 오랫동안 활동적으로 살고 싶어 한다. "우리는 마지막 30년을 골골대며 텔레비전이나 보면서 지내고 싶지 않아요."

다르게
한번 해 보자

폴은 유전적으로 심혈관 질환에 걸릴 가능성이 높다는 것을 알고, 건강에 각별한 주의를 기울여야 한다는 사실도 안다. 다행인 것은 많은 베이비붐 세대처럼, 폴은 아버지 세대가 누리지 못한 이점들을 누릴 수 있다는 것이다.

우선 폴은 높아진 교육수준의 수혜를 받아 건강을 과학적으로 이해할 수 있는 능력이 있다. 그는 건강한 생활방식이 유전적인 요인을 이길 수 있다는 사실을 안다. 그러기에 그는 절대로 흡연을 하지 않는다. 또한 '능동적인' 자세로 정기적인 운동을 하며, 건강한 식습관을 지키고, 콜레스테롤 수치를 제어하기 위해 의사에게 약을 처방받는다.

톰이 속한 무리와 톰을 비교해 보자. 그 세대의 많은 남성들처럼, 톰은 해군에서 병사들에게 담배를 배포하기 시작하면서, 많은 현역 군인이 그러했듯이 흡연을 시작했다. 그는 당시 40세였으며, 미국 연방정부 의무감이 1965년, 담뱃갑에 경고 딱지를 붙여 넣기도 전부터 담배에 중독되었다. 또한 그 시대엔 영양과 운동량이 건강에 얼마나 영향을 미치는지에 대한 정보가 부족했다. 톰의 세대는 매일 운동을 하는 사람들을 '건강 중독자'라고 부르기 마련이었다.

폴은 또한 실제로 자신이 꽤 오랫동안 생을 누릴 수 있다는 사실을 안다. 90세까지도 바라볼 수 있다. 이를 인식하는 것 자체가 삶을 개선시킬 인센티브가 될 수 있다. 육체적인 활동을 하고, 건강한 식습관을 지키고, 스트레스를 관리하게 만드는 것이다. 반면에 아버지 톰은 평소에도, 특히 70대 초반에 심장마비를 처음 경험한 후에는 더 짧은 생을 예상했을 것이다. 이때는 심장병으로 인한 사망률이 훨씬 높았다. "아무도 아버지가 89세까지 사실 거라 생각하지 못했어요." 폴은 말했다.

마지막으로, 롤링 스톤스의 가사를 인용하자면, 시간은 폴의 편이다. 다음 장에 나오겠지만, 노년을 위해 힘을 비축하는 과정은 출생 전부터 시작되며 유년기, 사춘기, 그리고 성인기까지 계속된다. 1950년대라는 번영기에 미국 중산층에서 태어난 폴은, 대공황 시절에 성장한 아버지보다 건강 측면에서 더 많은 이점을 보유하고 있다. 폴은 중년의 나이에도 아직 미래를 위하여 힘을 비축할 시간이 많이 남아 있다.

마라톤과
같다

너무나 많은 고령층이 바라듯이, 편안하고 독립적으로 살기 위해선 다음 네 가지 능력을 지키는 것이 필요하다. 분명한 생각, 안전한 움직임, 듣는 능력, 보는 능력. 시간이 흐르면서 이 능력들은 시간과 함께 사라져 갈 것이다. 하지만 노화에 능동적인 태도를 취하는 사람은 이런 변화에 적응하고, 능력을 지키기 위해 힘을 비축하고, 불편함을 최대한 피할 수 있다. 뇌세포, 지능, 혈관, 교우관계, 근육, 그리고 통장까지 모든 것들을 비축할 준비를 해야 한다.

마라톤을 준비하는 선수라고 생각한다면 편할 것이다. 100미터 달리기를 준비하기보다는 수십 년의 노년을 준비하는 것이다. 결승점까지 도달하기 위해서는 경기 내내 사용할 자원이 필요하다. 노년을 위해 많은 것들을 비축할수록 노년에 찾아오는 시련을 수월하게 회복하는 힘이 생길 것이다. 회복력이란, 물리적으로나 감정적으로 차질이 생길 때 회복하고 계속하여 앞으로 나아갈 수 있는 힘을 말한다. 나무가 수많은 계절 동안 역경을 헤쳐 나가듯이, 회복력을 가진 사람들은 압박을 받을 때 "부러지지 않고 잠시 허리를 숙일 뿐이다." 그들은 역경을 겪은 후에 다시 허리를 세울 수 있으며, 더욱 강해지기까지 한다.

나이 들면서 회복력이 도움이 되는 경우는 아주 많다. 내 환자 마커스 아키노가 말했듯이, "약골들만 늙는 게 아니다." 심각한 병에 걸리거나, 젊은 시절의 기술이나 감각이 사라지거나, 가까운 친구나 친인척을 잃을 때 당신이 가진 회복력은 도움이 된다. 또한 당신이 필요한 자원을 보유한 채 능동적으로 닥쳐올 어려움을 겪을 각오로 나이를 먹는다면, 더욱 풍부하고 만족스러운 경험을 하게 될 것이다.

내 환자들 다수는 이런 특성을 가지고 있다. 하지만 그 중에서도 굳건한 자세로 노년에 재기에 성공해 나를 유독 놀라게 했던 사람을 꼽는다면, 단연 벤 스티븐슨일 것이다. 그는 교육학 박사로서 퇴직 후

1972년에 딸과 가까이 지내기 위해 워싱턴 주로 이사 와서 내 환자가 되었다.

벤은 1906년 캔사스 주의 한 농장에서 출생했다. 그곳에서 그는 매일 말을 타고 등교했으며, 스포츠를 즐겼고 시를 낭독했다. 그는 후에 고등학교 교사가 되었으며, 1932년 박사 학위를 받고 공립학교 법률과 재정 부문에서 경력을 쌓기 시작했다. 대공황 때에는 일자리를 찾던 중, 그는 형과 함께 야생마를 훈련시켜 팔아 돈을 벌었다.

벤은 성인기에 계속하여 지적이고 육체적인 도전을 쫓았다. 그는 학자일 뿐만 아니라 여행가였으며, 외국 정부의 교육 컨설턴트로 활동하기까지 했다. 여름방학엔 그는 가족이 운영하는 농장으로 가서 형과 함께 건초를 수확했다. 그는 매일 운동 삼아 걸어서 출근하고 농장 일을 도왔다. 퇴직 후에는 작은 농장을 매입해 아라비아 말을 길렀다. 또한 읽고, 쓰고, 시집을 출판하는 일에도 시간을 할애했다. 그는 학교 법 교과서를 개정하기도 했다.

나이 들면서 말은 벤에게 '활력소'가 되어 주었다고, 그의 사위가 나에게 말해 주었다.[62] 벤이 85세일 때, 56년을 함께한 아내가 사망했다. 하지만 벤은 계속하여 말을 길렀다. 그러던 어느 날, 그는 그 큰 농장을 관리하기에 너무 힘이 부친다는 것을 느꼈다. 하지만 말을 기르는 일은 달랐다. 말은 다른 사람들과 교류할 수 있는 수단이기도 했다. 특히 손주나 다른 사람들에게 말을 타는 법을 가르쳐 줄 때 그러했다. "장인어른은 자신이 어릴 적 했던 일들을 이야기해 주시곤 했어요. 그게 장인어른의 삶이었지요. 삶의 모든 것이었어요." 그의 사위가 말했다.

하지만 벤이 90세일 때, 말을 관리하던 중 소마용 술에 문제가 생겼다. 무슨 까닭인지 벤은 밧줄 하나에 묶여 땅바닥에 넘어졌으며, 끔찍하고 흉측한 멍이 생기고 갈비뼈가 부러졌다. 그는 집으로 돌아와 진통제로 해결하려 했지만, 얼마 있지 않아 방광이 기능을 멈춘 것을 보고 병원으로 갔다.

여기저기 멍이 들고 혼란스러워하는 그를 처음 보았을 때, 나는 그가 사고로 인한 트라우마를 회복하지 못하고 홀로 농장으로 돌아가는 것을 걱정했다. 비슷한 나이 대의 환자가 그렇게 심한 부상을 입었다면, 아마 살아남지 못했을 것이다. 그러기에 나는 그 후의 두 달 동안 생긴 일을 기적이라고 말할 수밖에 없다. 벤은 회복하고 다시 기운을 차리기 시작했다. 며칠 후, 벤은 병원의 재활시설로 옮겼으며, 외래환자들을 위한 재활시설에서 한 달 조금 넘게 치료를 받은 후 퇴원했다. 그는 그곳에서 활력을 되찾았을 뿐만 아니라, 환자들과 직원과의 우정을 과시했다. 그가 퇴원한 후, 시설에서 만난 새 친구들이 찾아와 그가 그토록 사랑하는 말들을 구경했다.

집으로 돌아온 후, 벤은 서서히 활동량을 늘렸다. 마지막에는 4~5km씩 매일 걷는 것을 일과로 정했다. 그 후 수년간, 그는 말 기르는 것을 즐겼다. 비록 또 다른 사고를 겪지 않기 위해 많은 주의를 기울이기 했지만 말이다. 그는 자신의 나이에 순응함과 동시에 자신이 인생에서 누릴 수 있는 가장 큰 즐거움을 놓지 않았다.

그때를 회상하면, 나는 벤이 그렇게 오랫동안 독립적으로 살고 큰 사고로부터 성공적으로 회복할 수 있었던 이유는, 벤이 그동안 '비축한 힘' 덕분이라고 생각한다. 나는 벤이 유아기 때부터 회복력을 기르기 위해 힘을 비축했다고 생각한다. 그는 평균 체중으로 약간 여위었지만 가족들이 말하기를, 그는 12세 때부터 성인 남성의 작업량을 수행했다. 그는 후에 농장에서 일을 하고 고등학교 땐 운동 선수로 활약하며, 성인기에 접어들면서 건장한 육체를 보유하게 되었다. 그때 비축한 뼈 밀도와 근육양이 자신이 90세 후에 사고를 당한 후 회복할 때 얼마나 도움이 될지 몰랐을 것이다.

그렇지만 벤이 건강한 정신 상태로 독립적으로 90세까지 살도록 뇌의 인지능력을 비축하지 않았더라면 그 근력은 쓸모가 없었을 것이다. 95세 이상의 인구 절반 이상이 치매에 걸리지만, 벤은 아니다. 그의 뇌는 정상적으로 작동한다. 교육에 몸담았을 뿐만 아니라, 퇴직 후에도 컨설팅, 집필, 출판 활동을 하며 뇌를 활발히 사용했기 때문이라고 생각한다. 병환 중 스트레스를 겪거나 정신에 영향을 끼치는 위험한 약물을 복용해도 회복을 하는 많은 고령층과 같이, 벤은 "부러지지 않고 허리를 구부릴 뿐이었다." 사회적인 자원을 비축해 놓은 것도 도움이 되었다. 자녀, 손주 그리고 이웃의 도움이 없었더라면, 그는 집으로 돌아가지 못했을지도 모른다.

벤은 집으로 돌아가 거의 1년을 독립적으로 살았다. 그 후엔 오리건 주로 가 몇 년간 여동생이 병원에 입원할 때까지 함께 살았다. 벤은 그 후 워싱턴 주로 돌아가 원호 생활 시설에 들어갔다.

나는 영광스럽게도 벤의 100번째 생일잔치에 참석할 수 있었으며,

그가 사람들에게 〈과거, 현재, 미래〉라는 자신의 인생을 서술한 재치 있는 시를 낭독하는 모습을 볼 수 있었다. 그는 1년을 더 살았으며, 101세의 나이로 생을 마감했다.

다음 3개의 장에서는 노년에 회복력을 가지기 위해 힘을 비축하고, 보존하고, 발전시키는 방법에 대해 읽게 될 것이다. 이 힘을 각 장마다 정신적·육체적·사회적 세 가지 카테고리로 나누었지만, 모든 분야가 서로 밀접한 관계를 이루고 있다는 사실을 염두에 두었으면 한다. 당신이 가진 한 분야의 힘은 다른 한 분야의 힘에 영향을 끼친다. 사실 당신이 전반에 걸쳐 모든 힘을 기르는 것이 당신에게 이로울 것이다. 나는 내가 속한 직종에서 많은 시간을 보내기까지 이 사실을 알지 못했다. 얼마나 놀라운 가능성이 존재하는지 나에게 가르쳐 준 벤 스티븐슨을 포함한 환자들과, 많고 많은 사람들에게 감사의 인사를 전한다. 초고령에 접어들면서도 신체의 불편함을 늦추고 삶의 질을 개선시키는 것이 얼마나 잠재력 있는 행동인지 이제 나는 알 수 있다.

CHAPTER 5

Building Your Mental Reserves: Strengthening the Mind/
Whole-Body Connection

5장

정신적 자원의 비축:
정신과 신체의 연결고리

2014년 개봉된 줄리안 무어 주연의 영화 〈스틸 앨리스〉에서 앨리스 홀랜드가 크리스마스 이브에 부엌에서 가족들을 위한 진수성찬을 차리는 장면이 있다. 그녀는 칠면조가 잘 익고 있는지 확인하고, 호박을 썰고, 공항에서 온 아이들을 맞이한다. 그리고 상냥하게 아들의 새 여자친구와 인사를 한다.

"전 앨리스라고 해요. 만나서 정말 반가워요. 정말로요."

몇 분 후, 식당에 가족이 모인다. 앨리스가 입장하고, 식탁에 음식을 올린 뒤, 다시 한 번, 아들의 새 여자 친구와 인사를 한다.

"전 앨리스라고 해요. 만나서 정말 반가워요. 오늘 올 수 있어서 다행이에요."

이때 앨리스의 표정은 평온하지만, 앨리스가 치매가 걸렸다는 사실을 안 관객들의 표정은 평온하지 못했을 것이다. 아들의 여자 친구가 그랬듯이, 설명 못 할 이질감이 편안하지 않았을 것이다.

우리는 흔히 가족들에게 알츠하이머나 다른 뇌 질환이 발생하면서 치매를 접하는데, 〈스틸 앨리스〉에서 앨리스처럼 알츠하이머가 조기 발견되는 경우는 드물다. 치매의 사전적인 의미는 "일상 기능에 영향을 끼칠 정도의 인지 장애"이며, 85세부터 90세까지는 인구의 1/3, 90세부터 95세까지는 1/2, 95세 이상부터는 3/4에게 발병된다.

오늘날에는 치매가 널리 퍼져 있어, 많은 베이비붐 세대는 부모 세대의 경험에서 배운 후, '현명해진' 상태로 노년을 맞는다. 베이비붐 세대는 부모 세대가 80세 이상까지 사는 경우를 지켜본 첫 세대이기에 알츠하이머병과 뒤따라오는 만성질환에 민감할 수밖에 없다.

1994년 로널드 레이건 전 미국 대통령이 알츠하이머병을 앓고 있다는 사실이 밝혀지면서, 알츠하이머병은 많은 관심을 받기 시작했다. 그로부터 대중의 인식은 꾸준히 늘어나고 있으며 앞으로도 계속 늘어날 것이다. 연구자들은 오늘날의 노년의 경험을 연구하면서 과학적 증거를 모아, 이러한 뇌 질환을 예방하거나 최소한 늦출 수 있는 방법을 찾아내려고 한다. 또한 우리가 사랑하는 사람이 이러한 병에 걸렸을 때, 어떻게 보살펴야 하는지에 대해서도 공부한다.

부모, 배우자, 친인척 등의 가까운 사람이 치매에 걸린 경험이 있다면, 당신은 그들에게 심각한 문제가 있다고 처음으로 눈치챈 순간이 아마 기억날 것이다. 자동차 열쇠를 어디다 두었는지 잊거나, 오랫동안 알고 지낸 지인의 이름을 기억 못 했을 때가 아니다. 누구나 그 정도의 건망증은 당연하게 경험한다. 특히 우리가 나이 들면서 더더욱 그렇다. 하지만 몇 년 동안 근처 슈퍼마켓에서 장을 보고 문제없이 집에 돌아오던 어머니가 갑자기 5분 거리의 길이 기억나지 않는다고 할 때, 할아버지가 매일 두시던 바둑 규칙이 기억나지 않는다고 할 때, 삼촌이 10분 간격으로 똑같은 질문을 하면서 처음 물어본 듯이 행동할 때, 우리는 무언가가 잘못되었다는 것을 안다.

이에 염려를 표하는 것은 당연한 것이다. 의사에게 본인이 걸리지 않았으면 하는 병이 무엇인지 물었을 때, 암이나 서서히 삶을 갉아먹는 루게릭병을 꼽는 대신 알츠하이머병이라고 답한다. 의사들은 치매가 환자들에게 생각하고 기억하고 다른 사람들과 교류하는 능력을 점진적으로 앗아 가는 모습을 보았다. 이는 사람의 성격을 바꾸고, 고립시키며, 결국엔 자기 자신을 잃게 만든다. 그리고 의사들은 환자들이 이런 상태로 몇 년간 살아가는 모습을 목격했다.

더 나아가, 사람들은 나이 들면서 명확한 근거 없이 '노망' 드는 일이 자연스럽고 불가피하다 믿으며, 치매를 피하려는 노력조차 하지 않는다. 아니면 사람들이 모든 종류의 치매는 유전적이라고 잘못 생각할 수도 있다. 예를 들어, 만약에 자신의 부모에게 알츠하이머병이 있다면, 본인도 운명의 굴레 바퀴에서 벗어나지 못한 채 알츠하이머병에 걸릴 것이라 생각한다.

긍정을
믿는 힘

다행히도 대다수의 사람들은 이런 종류의 운명을 믿을 필요가 없다. 뒤에서 설명하겠지만, 현대 과학에 따르면 많은 사람들은 치매를 예방할 수 있으며, 최소한 늦출 수 있다. 실제로, 치매에 걸리는 사람들은 알츠하이머병과 같은 뇌 질환이나 다른 노화 관련 질환으로 사망에 이르기 1, 2년 전까지 치매를 늦출 수 있다.

단 한 알의 '만병통치약'을 먹음으로써 치매에 걸리지 않고 행복하게 오래오래 살 수 있는 것은 아니다. 기적을 불러일으키는 약물이나 기억 손실을 예방하도록 도와주는 영양제, 치매를 피하게 해주는 게임이나 온라인 퍼즐 같은 것은 존재하지 않는다. 물론 사람들은 누구나 간단한 해법을 갈망한다. 이런 갈망이 있기에 시장에 파슬리 스무디(광고문구에 따르면 "높은 비타민 함유량을 자랑하는")부터 "과학적으로 증명된" 노화방지 묘약이 신문에 대문짝만하게 실리고 인터넷 광고에 등장하는 것이다. 하지만 이는 우리가 뼈를 깎는 노력으로 노화를 연구하면서 얻은 결과물이 아니다. 우리는 치매로 고통받거나 고통받지 않는 대규모의 사람들이 일생 동안 경험한 것을 끊임없이 연구하면서 답을 얻어야 한다.

현재 사회경제적인 영향과 건강한 습관이 합쳐진다면, 뇌가 시간이 흘러서도 기능을 잘 수행하도록 뇌 구조와 지능을 발전시키고 보존하며 보호하는 데 큰 역할을 할 수 있다는 연구결과를 내고 있다.

이러한 요소들은 뇌의 힘을 비축해, 우리가 나이 들어서도 명석한 상태의 두뇌를 지킬 수 있게 한다.

소위 '인지의 비축cognitive reserve'은 자궁에서 태아의 뇌가 모양을 갖춰 나가면서 시작된다. 이 과정은 유년기, 사춘기, 성인기를 거쳐 나가며 경험과 환경의 영향을 받아 뇌가 스스로의 구조를 변형시키면서 계속된다. 어떤 전문가들은 우리의 뇌는 평생 동안 발전하는 것을 멈추지 않는다고 믿는다.

이 과정을 이해하는 데에는 미래를 대비하여 빗물을 모아두는 저수지를 상상하면 도움이 될 것이다. 평생 동안 우리는 저수지의 물을 소비하고 다시 채우는 과정을 반복한다. 이와 같은 방식으로, 우리 몸은 스트레스와 중압감에서 회복하며, 끊임없이 적응하고 기능을 잃지 않기 위해 뇌세포와 결합조직을 보존하고자 할 것이다. 나이가 들면서 뇌의 부피가 불가피하게 줄어들면서 비축 능력은 떨어질 수밖에 없다. 뇌는 시간이 흐르며 자연스럽게 결합력을 잃을 수밖에 없고, 조직세포는 퇴화할 수밖에 없다. 이 현상은 CT와 MRI 뇌 스캔으로 관찰할 수 있다. 하지만 특별한 영향이나 활동이 저수지에 내리는 비처럼 작용할 수 있다. 심지어 노년에도 비축력을 다시 활성화시켜 뇌 기능을 개선할 수 있다.

뇌세포의
플라스틱 성질

1970년대 내가 연구원으로서의 경력을 쌓기 시작할 때에는 뇌가 나이가 들어서도 꾸준히 발전할 수 있다는 생각은 일반적이지 않았다. 사실 인지기능의 저하, 치매, 퇴행성 뇌 질환을 예방할 수 있는 방법에 대한 지식은 지난 40~50년간 폭발적으로 세상 밖으로 나온 것이다. 많은 진단도구가 개발되었을 뿐만 아니라, 뇌가 발전하고 노화하는 과정이나 알츠하이머병과 같은 노화 관련 뇌 질환에도 많은 관심이 쏠린 덕이라고 할 수 있다.

새로 개발된 영상기술로 인해 두개골을 엿볼 기회가 생겼다. 1970년대 중반 이전에는 과학자들이 뇌의 내부를 보기 위해서는 뇌를 해부하거나 생검하거나, 침습적인 외과 기술을 이용해 조직의 표본을 얻어야 했다. 하지만 컴퓨터 단층촬영(즉, CT 스캔)의 발전으로 이 모든 것이 바뀌었다. 이제 뇌의 상세한 이미지나 내부 구조, 질병에 대한 정보를 얻고자 할 때 사용할 수 있는 놀랍도록 강력하고 침습적이지 않은 방법이 생겼다. 현재 과학자들은 전 세계에서 매일 촬영되는 수백만 개의 전산화된 영상을 토대로 지식을 추출하고 있다.

이와 동시에, 연구자들은 다수의 성인의 가족력, 의료기록, 행동양식을 분석해 엄청난 양의 정보를 수집하면서 노화 과정을 추적하고 기록했다. 이를 통해 뇌의 건강이 유전, 운동 능력, 사회 활동, 식습관, 마약이나 알코올 복용 등과 같은 문제와 어떤 상호 관계가 있는지 알 수 있게 되었다.

　1969년에 의과대학을 다녔지만, 나의 전공은 뇌 질환이나 이를 예방하는 방법에 대한 이해도가 매우 낮았다. 사실 '알츠하이머병'이라는 단어도 언급되는 일이 거의 없었다. 하지만 '노망' 들었다는 표현이 언급되는 일은 있었는데, 흔히 나이 들면서 자연스럽게 나타나는 징후라 생각되었다. 기억이나 인지능력에 문제가 생기는 사람들의 대다수는 주로 노인들이었으며, 단순히 '노망' 들었다고 치부할 뿐이었다. 하지만 때때로 50대나 60대에 '초로성 치매pre-senile dementia'를 진단받는 환자들을 흔치 않게 보는 경우도 있었다.

　그 시대의 신경과학자들은 해마가 완전히 성장을 마치는 시기 즈음인 청소년기 후반에 뇌의 성장을 멈춘다고 믿었다. 대뇌 측두엽의 해마는 작고, 실제로 해마海馬 모양으로 기억력, 공감각 능력, 복합적 사고능력과 의사결정 능력에 주요 작용을 한다. 그때는 10대 후반에 뇌의 발달이 최고점을 찍은 후 천천히 하락한다는 것이 일반적인 생각이었다. 해마와 뇌의 다른 부분들이 완전히 형태를 갖춘 후부터 우리가 할 수 있는 것은 뇌의 능력을 유지하는 것뿐이라고 믿기도 했다. 하지만 만약에 두부손상, 발작, 약물 남용이나 다른 문제로 인해 뇌 세포가 손실된다면? 당시 의사들은 사고 이후 기억력이나 다른 뇌 기능들을 회복하는 것이 매우 어렵다고 믿었다.

　그러나 1970년대를 시작으로, 전 세계의 연구자들이 힘을 합쳐 이뤄낸 성과로 인해 우리는 어둠에 불을 밝힐 수 있었다. 이를 통해 뇌는 사실 꽤나 가단성 있고 계속하여 변화한다는 사실을 발견했고, 이 개념은 '뇌의 가소성brain plasticity'(즉, 플라스틱 성질)으로 알려져 있다. 실제로 이제 우리는 뇌가 새로운 세포를 성장시키고 새로운 연결 고리를 형성할 수 있다는 사실을 안다. 우리의 근육이나 다른 신체 기관처럼 뇌를 반복적으로 사용하고 훈련한다면, 사고 이후에도 회복이 가능하다는 것이다. 이는 뇌 건강을 연구하는 모든 이들과 노령층 모두에게 희소식이었다. 우리가 정신적·육체적·사회적 활동에 집중함으로써 뇌가 건강하게 개선되는 것을 촉진시킨다면, 기억력이 퇴화하거나 치매에 걸리는 등의 문제들을 예방하거나 줄일 수 있다는 말이기 때문이다.

개인적으로, 신체활동이 '어떻게' 뇌를 변화시키는지에 대해 2011년에 발표된 연구는 뇌 건강학에서 가장 흥미로운 발견 중 하나라 생각한다. 이 연구는 아서 크레이머 박사 지휘하에 일리노이 대학교와 피츠버그 대학교의 연구원들에 의해 진행되었으며, 55세부터 80세까지의 120명을 두 그룹으로 나누면서 시작했다. 한 그룹에게는 매주 3번씩 40분간 격렬하게 걷는 것을 지시했다. (이는 강도 높은 유산소 운동이었으며, 더 빨리 걸었다간 숨이 턱 끝까지 차올랐을 거라는 것을 염두에 두라.) 다른 그룹에게는 정기적으로 스트레칭을 하도록 지시했다. 과학자들은 다양한 요소들을 측정했으며, 인지능력도 그중 하나였다. 또한 혈액인자가 뇌의 성장을 활성화시킬 거라 믿으며, MRI 뇌 스캔과 몇몇 시험을 진행했다. 1년 후, 연구원들은 걷는 것을 지시받은 그룹의 인지능력이 상당하게 개선된 것을 발견했다.[63]

그런데 더 놀라운 사실이 있다. 정기적으로 걸으며 유산소 운동을 한 이들의 하이엔드 MRI 뇌 스캔 결과를 분석했을 때, 해마의 평균 크기가 성장한 것을 발견할 수 있었다. 또한 걷는 것을 지시받은 그룹의 혈액에서 뇌의 성장을 활성화하는 인자의 양이 증가했다는 시험 결과가 나왔다. 이 연구는 〈국립 과학원 회보〉에 기재되었으며, 신체활동의 이점을 증명했을 뿐만 아니라 "유산소 운동이 뇌 구조 자체의 변형 가능성을 제시"하며, 이 이점이 어떤 원리로 발생되었는지에 대해서도 설명했다.

알츠하이머병의
기본적인 유전학

알츠하이머병의 한 형태로 조기 발병 알츠하이머병은 유전적인 경우가 많다. 이 형태의 알츠하이머는 65세 이전에 발병하며, 굉장히 희귀하다. 이 병과 연관된 가족들을 연구하면서 병의 원인과 병을 진단하는 데 필요한 유전자 검사에 대한 지식을 얻을 수 있었다. 유전자에 관한 후속 연구가 진행 중이며, 이를 통해 알츠하이머병이 조기 발병하는 경우를 예방하거나 치료하는 방법을 찾아내는 데 힘을 보탤 수 있을지도 모른다.

더 나아가, 유전자 연구가 언젠가 훨씬 더 대규모의 인구(75세 이상의)에게 발병 가능한 다양한 형태의 질병을 치료하는 데 도움이 될 거라 생각된다. 하지만 대규모 인구집단을 효과적으로 검사하거나 치료하기 위해서는 훨씬 많은 연구가 필요하다.

알츠하이머병과 관련된 유전학에 대한 초기 연구는 1990년대, 워싱턴 대학교와 몇몇 기관의 과학자들이 소위 '볼가 도이치the Volga Deutsch'를 연구하면서 시작되었다. '볼가 도이치'는 러시아의 볼가 계곡에 정착한 독일 이주민 혈통으로, 알츠하이머병이 조기 발병하는 경우가 부자연스러울 정도로 많았다. 이들 가운데 200명 정도의 DNA를 분석하면서, 연구자들은 '프레세닐린' 유전자로 불리는 돌연변이 유전자를 발견했다. 그리고 이를 연구하면서 프리세닐린 1, 프리세닐린 2, 그리고 아밀로이드 전구체 단백질 유전자로 알려진 기형 유전자, 이 세 종류를 찾아냈다. 세 종류 모두 뇌 내부에서 해로운 단백질을 형성하는 것과 연관이 있다.

연구 초기에 이러한 결과가 나오면서 알츠하이머병과 치매성 질환을 진단하고 궁극적으로 치료할 수 있는 '특효약'을 찾아낼 수 있을 거라는 막연한 희망을 갖기 시작했다. 하지만 시간이 흐르면서, 우리가 빙산의 일각만 바라보고 있었다는 사실을 깨달았다.

예를 들어, 1990년대 초에 한 무리의 과학자들은 알츠하이머병에서 가장 흔한 형태인 후기 발병 알츠하이머병의 첫 유전자 표식(ApoE e4라 부르는 단백질)을 밝혀냈다고 발표했다. 하지만 얼마 지나지 않아 ApoE e4 표식을 보유한 사람들은 조기 발병 알츠하이머병과 연관된 다른 희귀 유전자를 물려받았을 가능성이 있는 사람들만큼 알츠하이머 발병 위험률이 높지 않다는 사실이 밝혀졌다. 두 종류의 ApoE e4 표식을 보유한 사람들마저도 치매에 걸리지 않

고 노년까지 살았다. 게다가 후기 발병 알츠하이머병 환자들 다수가 ApoE e4를 보유하지 않았다.[64]

유전적으로 조기 발병 알츠하이머병 발병 위험이 있는 이들에게는 달갑지 않은 것일 텐데, 프레세닐린 1, 프레세닐린 2, 아밀로이드 전구체 단백질 유전자같이 조기 발병 알츠하이머병과 연관 있는 기형 유전자 중 하나를 보유한 사람에게 주로 60세 이전에 알츠하이머병이 발병되며, 이 환자의 자녀가 이 유전자를 물려받을 확률은 50%나 된다. 돌연변이 유전자 중 하나에 의해 알츠하이머병이 발병된다면, 가계의 절반에게 60세 이전에 이 질환이 발병된다는 것이다.

시간이 지남에 따라 전문가들은 유전적 돌연변이나 유전적 돌연변이 집단이 75세 이상에게 전형적으로 나타나는 알츠하이머병의 가장 흔한 형태의 원인이 될 수 있다는 생각을 부정했다. 그리고 이에 반하여 질환의 발병률에 영향을 끼치는 유전적 기형을 다수 찾아냈지만, 모든 사례를 놓고 봤을 때 이는 소수의 경우와 관계 있을 뿐이었다. 여기서 알아낸 사실이 있다면, 우리가 알츠하이머라고 부르는 이 질병은 단순한 병이 아닐 수 있다는 것이다. 실제로 다양하고 매우 복잡한 형태의 질병일 수 있으며, 효과적인 검사와 치료 과정을 매우 복잡하게 만든다.

알츠하이머병에 대한
유전자 검사를 받아야 할까?

유전학 측면에서 알츠하이머에 관한 정보는 아직 불완전하기 때문에, 의사들은 일반적으로 알츠하이머 발병 가능성 측정을 목적으로 한 유전자 검사를 추천하지 않는다. 유감스럽게도, 아직 이 질병을 예방하거나 효과적으로 늦추거나 멈출 수 있는 치료법은 존재하지 않는다. 의학적으로 도움을 받을 수 없기에, 검사를 받는 것은 실질적으로 아무런 효과가 없다.

그렇지만 당신의 가족이 수 세대에 거쳐 알츠하이머병이 조기 발병한 경우라면, 일반적으로 의사가 유전학 상담사나 다른 알츠하이머 유전학 전문가를 만나볼 것을 권할 것이다. 다른 전문가를 만나봄으로써 알츠하이머가 조기 발병하는 경우, 다른 말로 '유전된 우성 유전자로 인한 알츠하이머병'의 가능성을 알아보는 검사에 관해 조언을 구할 수 있다. 전문가들은 또한 유전적인 원인과 치료법을 연구하는 임상 실험에 참여하는 것을 권할 수 있다. 하나의 예로, '유전된 우성 유전자에 의해 발병된 알츠하이머 네트워크', 즉 DIANwww.dian-info.org을 들 수 있다.[65] 이 네트워크는 이런 희귀한 질환을 초래하는 유전자 돌연변이를 보유한 부모의 친자 중 성인을 모집한다. 이 네트워크는 국립 노화연구소the National Institute on Aging에서 기금을 받아 알츠하이머가 유전되는 형태에 대해 정보를 수집하기 위해 국제적으로 장기 연구를 진행한다. 이를 통해 연구원들이 미래에 알츠하이머와 치매성 질환으로 고통받는 모든 사람들에게 도움을 줄 수 있는 검사법이나 치료법을 개발한다. DIAN은 세인트루이스 워싱턴 의과대학의 과학자들에 의해 진행되며, 전 세계에 15곳의 연구 사이트를 두고 있으며 6곳은 미국에 있다.

우리는 미래를 대비해 알츠하이머병이나 다른 종류의 치매성 질환에 관한 유전학에 대해 배워야 할 것이 아직 많다. 나는 새로 출시되고 진화하는 과학 장비를 이용한 연구가 진행된다면 알츠하이머란 병에 대해서 더 깊이 이해하고 새로운 사실을 발견할 거라 생각한다. 특히 과학 장비를 이용해 한 사람의 유전자, 그 유전자와 관련 있는 단백질, 그리고 환경적 위험요인에 대한 정보를 수집한 후, '개인 맞춤형 의료'를 시행함으로써 질환을 예방하고, 진단하고, 치료하는 것이 가능해질 것이다. 그리고 현재 알츠하이머라 불리는 병을 더 심도 있게 이해하고, 알츠하이머병은 단순히 한 가지의 독립적인 병으로 취급되지 않을 것이라 생각한다.

적합한 사람들을
적절한 환경에서 연구하다

노화 관련 뇌 질환을 파헤치는 데 진척이 별로 없는 것처럼 보일 수 있지만, 그럴 만한 이유가 있다. 과거를 회상했을 때, 그 당시에는 호평을 얻어냈지만 지금 고려해 봤을 때는 고개를 갸우뚱거리게 만드는 연구 몇 가지가 기억난다. 학술 컨퍼런스에서 그때의 연구들을 언급한다면 사람들은 눈만 깜빡일 것이다. 아무도 그 연구들을 기억하지 못하기 때문이다. 예를 들면, 1987년 저명한 잡지 〈사이언스〉에 실린 한 '발견'에 따르면, '혈소판막 유동성'이라 불리는 혈액의 이상증세가 알츠하이머병과 연관성이 있다고 한다.[66] 비슷한 예로 1989년 〈네이처〉지에 실린 한 연구에 따르면, 뇌 외부의 혈관이나 조직에 아밀로이드 단백질의 침전이 알츠하이머병을 발견하게 할 수도 있다고 한다. 두 연구 모두 초기 진단으로 알츠하이머의 발병과 진행을 막을 수 있는 가능성을 제시하며 새로운 돌파구를 찾았다는 뉘앙스로 〈뉴욕 타임스〉 같은 미국 내 신문 제1면에 실리기도 했다. 하지만 얼마 지나지 않아 사람들의 관심 밖으로 밀려나고 말았다.

무엇이 문제였을까? 이러한 연구들은 더 거대하고 일반적이고 다양한 지역사회 중심의 인구를 대상으로 반복해서 진행될 수가 없었다. 노력의 문제가 아니다. 실제로 이 시기에 워싱턴 대학교와 의료 생활 협동조합에 소속된 연구팀이 내놓은 보고서는 부정적이라는 평을 받는다. 다른 연구자들이 일상적인 삶을 살고 있는 더 많은 사람들을 대상으로 연구했을 때 같은 결과가 나오지 않는다는 것이다. 나는 연구팀이 자체 선택한 환자들로 이루어진 고도로 전문화된 작은 그룹을 대상으로 연구를 진행했기에 이런 현상이 일어난 것이라 생각한다. 연구팀이 확인한 바에 의하면, 이 전문화된 그룹은 일반적인 지역사회를 전혀 대변하지 않았다. 이 작은 그룹은 상대적으로 젊고, 치매에 있어서 더 강한 가족 내력이 있었으며, 일반 인구보다 알츠하이머병을 유발하는 ApoE e4 유전자 표식을 보유할 가능성이 높았다.

반면 우리 연구팀은 대규모 의료보험 회사에 가입된 회원들을 대상으로 한 연구를 계획하고 있었다. 연구를 위해 지역사회에서 선별된 수십만 명의 사람들은 자체 선택된 것이 아니기에, 실제 지역사회의 일반 인구에 발병되는 알츠하이머병이나 다른 형태의 치매를 더욱 정확하게 분석할 수 있었다. 예를 들어, 연구 참가자들 중 85세 이상의 사람들이 유독 많이 보였다. 소위 '초고령층'이라 불리는 이들은 젊은이들보다 온갖 종류의 치매에 걸릴 확률이 높다. 이들에게 발병하는 치매는 희귀한 종류만 있는 것이 아니라, 중년층에게도 드물게 보이는 유전자 기반의 알츠하이머병도 포함되어 있다.

건강한 육체에
건강한 뇌가 깃든다

'실제 세계'에서 치매를 연구할 수 있는 기회를 얻은 것은 생각보다 훨씬 중요하게 작용했다. 전에는 알지 못했지만, 알츠하이머병과 같은 질환이 발병하는 기관인 뇌와 나머지 신체 기관 사이에 아주 강한 연결 고리가 있다는 사실을 발견할 수 있었기 때문이다.

30년이 흐른 현재에는 이 말에 놀라워 할지도 모른다. 지금은 신체활동 같은 요인들이 인간의 정신과 감정에 어떻게 영향을 끼치는지에 대해 전반적으로 이해하고 있다. 하지만 1980년대 초에는 이런 주제를 탐구하는 과학자들 사이에 보이지 않는 선이 존재했다. 신경 과학자들과 정신과 의사들은 다양한 신경 퇴행성 질환에 보다 집중했지만, 인체 생리학자들과 비정신계 건강 전문가들은 뇌를 제외한 신체기관에 집중했다.

이와 같은 방식으로 의사들은 알츠하이머병 환자들과 더 드물게 보이는 혈관성 치매와 다발성 경색 치매 환자들을 구분지었다. 알츠하이머병은 뇌 내부에서 단백질 플라크와 신경섬유 매듭이 뇌 기능을 방해하여 문제를 일으키는 병이라는 인식이 있다. 혈관성 치매는 신체의 혈액을 실어 나르는 동맥과 정맥을 비롯한 순환계와 관련된 여러 차례의 크고 작은 뇌졸중으로 인해 뇌가 손상된 것이다.

수십 년 전에는 전문가들이 한 사람은 한 종류의 치매성 질환에만 걸린다고 추정했다. 그러나 1985년 스위스의 과학자들이 다수의 초고령 치매 환자들을 대상으로 연구를 진행하여 이런 혈관성 치매에 걸리는 비율이 생각보다 높다는 사실을 〈뉴잉글랜드 의학저널〉에 실으면서, 이 모든 것들이 바뀌기 시작했다.[68] 이 연구는 여러 면에서 중요한 의미를 지녔다. 워싱턴 대학교와 의료생활 협동조합에서 진행한 연구처럼, 이 연구도 전문 병동이 아닌 지역사회에서 지원자들을 모집했다. 그러기에 실제 세계에서 치매가 어떤 모습으로 나타나는지에 대한 자료를 얻을 수 있었다. 또한 치매 환자들이 알츠하이머병이나 혈관성 치매 혹은 다른 이름의 질환 같은 신경 퇴행성 질환 가운데 하나의 영향을 받는 것이 아닐 수 있다는 가능성을 제시했다.

환자들은 2개 이상의 일반적인 질환으로부터 영향을 받아, 나이 들면서 뇌와 나머지 신체기관이 약화되는 것일 수도 있다. 의사들은 나중에 이런 현상을 '혼합형 치매'라 이름 붙였다.

치매 환자가 치매에 걸린 이유를 찾는 일은 쉽지 않다. MRI나 CT 스캔 같은 이미지 검사는 뇌에서 일어나는 질병의 진행 과정을 엿보게 해주며, 드물진 않지만 알츠하이머로 오인할 가능성이 있는 원인을 관찰하는 데 주로 쓰인다. 사람들은 본인의 사고능력, 신체 조정력 그리고 지적 능력을 알아보거나 다른 병을 확인하기 위해 검사를 받는다. 하지만 그 사람의 죽음 이후에만 그 사람이 알츠하이머병에 의한 병리학적 변화에 의해 치매를 겪었는지 확실히 알 수 있다. 이는 시체를 부검함으로써 뇌 내부의 단백질 플라크나 신경섬유 매듭의 명확한 흔적이 있는지 확인해야 알 수 있기 때문이다.

지난 수년간, 우리가 진행하는 ACT 연구팀에 소속된 신경 병리학자들은 수백 명의 지원자들의 시체를 관찰하며 뇌 조직을 연구했다. 1986년 뇌 부검을 시작할 때 우리의 목표는 간단했다. 연구 지원자들이 살아 있을 당시 우리가 알츠하이머병을 정확히 진단 내렸는가 하는 것이었다.

하지만 부검을 진행해 가면서, 알츠하이머병을 앓고 있던 연구 참가자 대다수가 사실 다른 퇴행성 뇌 질환을 앓고 있었다는 사실을 확인할 수 있었다. 예를 들어, 한 연구에선 평균 나이 80세의 지원자들을 검사하고 치매 진단을 내렸지만, 부검 후 신경병리학적 기준으로 94명 중 34명만이 '순전히' 알츠하이머병만을 앓고 있었다는 사실을 발견했다. 거의 2/3가량이 파킨슨병과 연결된 관다발병과 병소의 흔적을 찾아낼 수 있었다.[69] 이러한 발건을 통해 우리는 초고령층에게 '순전히' 알츠하이머병이나 혈관성 치매 하나만 발병되는 경우보다 '복합적인 원인'에 의해 치매가 발병되는 경우가 많다는 사실을 알 수 있었다.

나중에 뇌를 연구하는 기술이 발전했을 때, 우리는 심각한 알코올 중독 등의 증세와 더불어, 중년기에 일어나는 두부 손상에 의한 뇌 손상이 알츠하이머병이나 혈관성 치매를 유발하는 '복합적인 원인' 중 하나가 될 수 있었다는 사실을 알아냈다.

하와이, 시카고, 그 밖의 다른 곳에서 진행한 지역사회를 기반으로 실시된 연구에서도 결국 비슷한 결과를 내었다. 그리고 영국과 스웨덴 출신 연구 병리학자들이 선구안을 가지고 1950년대와 1960년대에 사망한 초고령층의 뇌를 연구한 케이스를 뒤져 보았을 때도 똑같은 결과를 찾을 수 있었다.[70]

과거보다 '복합성 치매'의 영향을 받은 사람들이 매우 많다는 연구 결과는 우리가 오늘날 치매를 검사하고, 예방하고, 치료하는 방식에 영향을 끼쳤다는 점에서 중요한 의의를 지닌다. 이는 연구자들이 '만병통치약'을 찾는 대신 뇌의 일반적인 건강과 다른 신체 부위의 건강 사이의 연결 고리에 역점을 두게 만들었다. 또한 인생의 전체 과정 중 치매 원인의 실마리를 찾게 만들었다.

이제 우리는 치매 환자 가운데 상당한 비율의 사람들이 여러 형태로 심혈관 문제에 의한 (최소한 심혈관 문제로부터 영향을 받은) 질환을 앓고 있다는 사실을 안다. 우리는 또한 변경 가능한, 즉 우리가 바꾸는 것이 '가능한' 위험인자에 집중함으로써 치매를 예방하거나 늦출 수 있다는 사실을 안다. 이는 신체활동을 늘리거나 건강한 식습관을 지키거나 흡연을 하지 않는 등의 심혈관 질환을 예방하기 위한 단계를 포함한다. 또한 많은 사람들이 두부 손상이나 약물 남용에 의한 뇌 손상을 원인으로 치매로부터 고통받는 사실을 알기에, 넘어지는 것을 피하거나 스포츠 헬멧을 쓰거나 약물이나 알코올 남용을 고치는 등의 예방책을 세울 수 있다는 사실을 안다. 그리고 태교와 교육 수준을 높이는 등의 요인이 어린이들의 뇌가 나중에 스트레스나 타격을 입어도 회복할 수 있도록 도움을 준다는 사실을 안다. 따라서 사회 공공시설에 투자할 또 하나의 이유가 생겼다고 해도 과언이 아니다.

요컨대, 지난 수십 년간 실제 세계의 인구를 대상으로 진행한 알츠하이머병과 기억 문제에 관한 연구는 뇌 건강과 치매 예방법에 있어서 더 넓은 시야를 가지게 해주었다. 우리는 이제 매일매일의 삶을 통해 비축된 인지능력, 즉 지적 능력을 모아놓은 저수지의 물이 빠져나가는 것을 막거나 다시 보충할 수 있는 많은 방법이 있다는 사실을 안다. 그리고 가장 중요한 점은 건강한 육체에 건강한 뇌가 깃든다는 것이다. 건강한 육체를 유지하는 것은 말년에 치매가 발병되거나 다른 기억 문제에 시달릴 위험을 줄여 줄 것이다.

뇌 건강은
일찍 챙겨야 한다

뇌를 보호하고 인생의 스트레스로부터 탄력적으로 회복하는 것은 평생을 거쳐 해야 할 일이다. 우리는 언제든지 사고능력을 강화할 수 있다. 하지만 아마도 가장 중요한 과정은 인생 초기에 일어날 것이다. 우리의 뇌는 태아기부터 시작해 평생 동안, 특히 6세 이전까지 집중적으로 성장한다. 그러나 과학이 유년기 때 경험과 나중에 겪게 되는 알츠하이머병이나 치매의 발병률 사이에 어떤 연결고리가 있는지 어떻게 설명할 수 있을까? 사회경제적으로 어려움을 헤쳐 나가며 살아남은 사람들의 건강을 들여다볼 때 실마리를 찾을 수 있다. 실제로 인플루엔자의 대유행이나 전쟁 등으로 일어나는 사회경제적인 혼란 중에 임신·출산된 사람들은 말년까지 지적 능력을 비축하는 힘이 약하다고 주장하는 연구가 무수히 많다.

워싱턴 대학교에 소속된 우리 연구팀은 1990년대에 이 연결고리를 들여다보기도 했다. 우리는 다음 두 가지 사항에 해당되는 인구 집단을 연구하기 위해 전국의 인구조사 기록을 수집했다. ① 알츠하이머병을 앓고 있는 집단과 ② 알츠하이머병을 앓고 있지 않은 집단. 주로 1900년대 즈음 태어난 지원자들의 출생 국가와 출생 지역의 당시 건강 상태를 조사했다. 결론은? 사회경제적인 측면에서 더 높은 수준의 지역이나 가정에서 출생한 사람들이 알츠하이머병을 앓을 가능성이 낮았다.[71] 이 결론은 출생 이전이나 유년기의 환경이 '약 80년 후의' 알츠하이머 발병에 영향을 끼칠 수 있다는 가능성을 제시했다.

또한 연구자들은 그 당시 교외 지역에서 태어난 사람들이 시골이나 도심 지역에서 태어난 사람들보다 알츠하이머병을 앓을 가능성이 낮다는 것을 발견했다. 사회적으로 높은 지위에 있는 부모를 둔 사람들이 반대의 경우보다 알츠하이머병을 앓을 가능성이 낮았다. 덧붙여, 구성원 수가 적은 가정에서 출생할수록, 형제자매가 있다면 일찍 태어날수록, 알츠하이머병을 앓을 가능성이 낮았다. (굳이 가정해 본다면, 자녀의 수가 적어 가족의 경제적 부담이 덜하고 아이가 부모의 관심을 상대적으로 많이 받은 것이, 어린아이의 뇌가 성장할 때 긍정적인 영향을 주는 것이 아닌가 생각해 본다.)

일찍 교육을 받을수록 뇌가 보호받는 경향이 있는 것 같다. 비록 필요한 교육의 양에 관해서는 아직 논쟁의 여지가 있지만 말이다. 가장 흥미로웠던 연구 중 하나로 대만 연구팀과 협력해 진행한 연구를 소개하고자 한다. 중국 대륙에서 멀리 떨어져 학교 하나를 찾기 힘든 어느 섬에서 농사를 지어 최저 생활을 하며 세대를 이어간 사람들을 대상으로 진행한 연구이다. 그 섬 주민들이 교육받은 기간은 평균 1년 정도이다. 과연 섬 주민들이 교육을 충분히 받지 못했다는 점이 치매 발병률에 영향을 끼쳤을까? 아마도 그럴 것이다. 의무교육을 당연히 하는 다른 인구를 대상으로 같은 시기에 진행한 연구를 보면, 보통 70, 75세 혹은 그 후에 치매 증상이 눈에 띄기 시작한다. 하지만 중국 근처에 위치한 이 섬에서는 60, 65세에 치매 증상이 나타난다.[72]

물론 어린 아이의 건강, 교육, 행복 지수가 말년의 뇌 건강에 어떻게 영향을 끼치는지를 더 깊이 이해하기 위해서는 더 많은 연구가 필요하다. 하지만 역사적 추세를 살펴볼 때, 나는 꽤 전망이 밝다고 생각한다. 현재 추세가 지속된다면 1900년대에 비해 전 세계의 경제가 번영하고 의무교육이 정착되었기 때문에, 미래에 알츠하이머병이나 치매의 발병률이 낮아질 것이기 때문이다.

생활방식과
지적 능력의 유지

뇌의 회복력은 태아 시절, 유년기, 청소년기 그리고 청년기에만 발달되는 것이 아니다. 습관, 인간관계 그리고 생활방식 등의 인지능력을 다시 강화할 수 있는 요소를 통해 이 과정은 일생 동안 계속될 수 있다. 우리의 최종 목표는 지적 능력을 담는 저수지의 공사를 끝내는 것이 아니라 거기에 평생 동안 사용할 물을 채워 넣는 것이다. 직장, 사회망, 취미생활, 특히 신체활동이 우리의 지적 능력을 유지하는 데 영향을 끼칠 것이다. 물론 이 요소들은 백신이 홍역을 예방하는 것처럼 치매에 면역력을 갖게 해주진 않는다. 그러나 건강한 생활방식을 갖는다면, 인생이라는 기나긴 여정 동안 맑은 정신을 유지할 가능성이 높아질 수 있다.

직장에서 지적 능력을 활용할 기회가 많을수록 치매를 앓을 가능성은 낮아지며, 지적 능력이 퇴행하는 속도 또한 느려질 것이다. 여러 요인들이 겹치기 때문에 우리가 속한 직종과 우리의 뇌 건강의 관계를 간단히 설명하기는 힘들다. 높은 지적 능력을 요하는 직종에 속한 사람들은 보통 사회경제적인 환경이 풍족하거나 교육 수준이 높기 때문이다. 짐작컨대, 이 요인들은 지적 능력을 발달시키고, 그 때문에 뇌가 보다 더 보호받는 것으로 보인다. 그런데 교육 수준이나 직무의 난이도와 거기에서 받는 혜택의 정도를 보여주는 그래프는 낮은 단계에서 기울기가 더 높다. 예를 들어, 고등학교 학위를 받을 때 고무되는 정도가 고등학교 학위를 보유한 사람이 대학교 학위를 받을 때 고무되는 정도보다 더 크다. 비슷한 예로, 회사에서 사원이 대리로 진급할 때 얻는 혜택이 차장이 부장으로 승진할 때 얻는 혜택보다 강한 힘을 발휘한다.

이것 말고도 육체적·감정적 스트레스에 영향을 주는 직업적 요소들은 뇌 건강과도 연관이 있을지 모른다. 물론 장기적인 효과에 대해서는 더 많은 연구가 필요하다. 여가시간을 충분히 누릴 수 있고 7~8시간의 수면시간을 허용하는 직장을 구하는 것이 이치에 맞을 것이다. 감정적으로 과도한 스트레스를 주고, 오랜 시간을 앉아 있어야 하며, 너무 지루하고 반복적인 작업이 주된 직업은 뇌와 감각을 자극하지 않으므로 피하는 것이 좋다.

또한, 사교생활을 하게 되면 당신의 뇌가 건강하게 노화하도록 촉진하고 치매를 면하게 해주며, 온갖 만성질환을 예방할 수 있다. 실제로 당신을 사랑하는 가족 구성원들과 친구들이 주변에 있다는 것만으로도 조기 사망률을 낮춘다. 이를 설명할 수 있는 방법은 많고 복잡하다. 하지만 요점만 말하자면, 우리가 계속 말을 하고, 생각하고, 일하고, 움직이고, 자기 자신을 돌보고, 일반적으로 삶을 열심히 살기 위해서는 주변 사람들이 필요하다. 이 모든 것이 뇌 건강에 긍정적인 영향을 끼치기 때문이다.

7장 '신체능력을 비축하는 방법'에서 더 자세히 살펴보겠지만, 친구나 가족과의 관계에서 목표를 잡고 실행하는 것은 나이가 들수록 더욱 중요해진다. 이 점은 특히 노년에 두드러지는데, 사람들과의 관계에서 '양만큼이나 질'이 중요해지기 마련이다. 우리가 나이 들면서 사회적으로 활동하는 양은 자연스럽게 줄지만, 뇌 건강을 위해서는 결코 사회적으로 고립되어 혼자 보내는 시간이 많아져서는 안 된다. 하지만 중년기부터 이러한 것들을 걱정하는 것은 너무 일러 보일 수 있다. 그러나 직장, 자녀, 늙어 가는 부모님이 없는 자신의 인생을 상상해 보면, 노년에 자신의 주변에 누가 남아 있을 것인지 짐작할 수 있다. 흥미로운 대화를 나누고 의미 있는 활동을 매일 함께할 사람은 누구인가? 매일 침대에서 일어나 문 밖으로 나가, 피가 끓어오르고 짜릿하게 만드는 활동을 하도록 용기를 북돋아 줄 친구가 있는가? 물론 지금 당장 답을 내긴 힘들 것이다. 하지만 미래를 위한 이런 질문들이 현재 당신이 친구들이나 친인척들과 교류하는 방식이나 세월이 흐르면서 연락을 취하는 횟수에 영향을 끼칠 수 있다.

여가시간을 누리는 방법 또한 비슷한 방식으로 뇌 건강에 영향을 끼칠 수 있다. 보드게임이나 지적 능력을 요하는 오락거리로 시간을 보내는 사람들은 텔레비전만 멍하니 쳐다보며 시간을 보내는 사람들보다 뇌가 건강해 보였다.

　직업과 여가 활동과 같은 생활방식에서의 요소들이 어떻게 상호작용하는지를 보여주는 연구가 있다. 그 연구에 따르면, 육체 노동자들은 대학 교수들보다 더 지적 능력을 요하는 활동으로 여가시간을 보내며 뇌를 보호한다. 아마 대학 교수들은 이미 지적 능력을 충분히 비축했기 때문이라 생각된다. 육체 노동자들은 어떻게 보면 뇌가 성장할 여지가 보다 더 많기에, 지적 활동으로 여가시간을 보낸 것이 추진력을 더해줄 것이다.

퍼즐 게임이라도
해야 하나?

　십자말풀이나 숫자퍼즐을 푸는 것이 기억 장애를 해소는 데 도움을 주는지 묻는 사람들이 더러 있다. 영화 〈앨리스에게 물어보세요〉에서 줄리앤 무어가 분한 극중 인물이 조기 발현 알츠하이머 증상에서 벗어나고자 꾸준히 낱말 게임을 푸는 장면이 연출된다. 이런 활동이 앨리스와 같이 극심한 경우엔 사실 도움이 되긴 힘들지만, 평범하게 기억력이 저하하는 경우에는 도움이 될 수 있다. 그리고 당연한 말이지만, 절대 해는 되지 않는다.

　나는 과거에 '두뇌 트레이닝'이라는 개념에 회의적인 자세를 취했다. 특히 이윤을 추구하는 회사들이 게임이나 온라인 프로그램이 노화에 의한 기억 감퇴를 예방할 수 있다며 대대적으로 광고하는 것을 보고 나의 회의적인 자세는 더 견고해졌다.

그러던 어느 날, 나는 ACTIVE라는 프로젝트에 대해 알게 되었다. 이 프로젝트는 셰리 윌리스Sherry Willis 박사가 펜실베이니아 주립대학교에 있을 때인 1998년에 시작되었다. 국립 노화연구소가 후원하는 이 프로젝트는 노인들의 추론력·기억력·논리력을 증가시키기 위해 면밀히 구성된 프로그램을 제공해 인지능력의 저하를 예방하고, 노인의 독립적인 삶을 지지하기 위한 목적으로 진행되었다. 윌리스 박사의 연구팀은 미국의 6개 도시에서 평균 나이 74세인 노인 3,000명을 모집하였으며, 그 가운데 절반은 10회의 트레이닝을 받았고 11개월과 35개월 후에는 4회의 추가로 트레이닝받았다.

2006년에 〈JAMA〉미국 의학협회지에 실린 이 연구의 결과는 강한 인상을 주었다.[73] 연구팀이 진행한 트레이닝은 두뇌의 수행능력과 종합적인 기능에 큰 영향을 주었다. 그리고 보조 트레이닝은 효과를 더했다. 가장 크게 영향을 끼친 것은, 식사를 준비하고 집안일을 하며 가계부를 작성하거나 전화를 하고 장을 보는 등의 일상생활에 기여하는 추론능력으로 보였다. 그리고 후에 연구원들은 이 프로그램의 혜택이 10년 후까지 지속되었다고 한다.

이 연구는 상업적으로 생산된 '게임'일 수도 있고 공중보건의 개선을 지향하는 연구 프로젝트의 일부일 수도 있는 두뇌 트레이닝이 나름 가치가 있을 수 있다는 생각을 가지게 했다. 재미는 둘째 치고, 사람들이 일과를 보내면서 필요한 실용적인 기술을 얻는 데 실제로 도움이 될 수 있기 때문이다. 윌리스 박사의 연구를 보면서 나는 뇌 기능을 활성화하는 훈련이 인지능력을 발달시킬 수 있고, 이는 장기적으로 효과가 있을 수 있다는 생각을 가지게 되었다.

한편, 두뇌 트레이닝에도 한계는 있다. 많은 연구가 훈련을 통해서 수행능력을 발달시킬 수 있다는 결과를 내놓고 있지만, 이것이 인지능력 이외의 다른 영역에도 장기적으로 도움이 된다는 얘기는 아니다. 이와 더불어, 알츠하이머병에 의해 악화된 기능은 그런 수혜를 받지 못한다. 의사결정 및 복합적인 사고와 같은 집행 능력과 단기기억 능력은 발달되지 않는다.

요컨대, 나는 개인적으로 지능 발달 소프트웨어나 프로그램을 구입한 적이 없다. 하지만 나는 남은 일생 동안 뇌를 자극시키는 활동을 할 의향이 있고, 환자들에게도 이를 권한다.

두뇌의 죽마고우,
신체 활동

지적 능력을 발달시키고 유지시키기 위해 할 수 있는 모든 활동 중에서, 나는 규칙적인 신체 활동이 가장 강력한 힘을 발휘한다고 생각한다. 우리는 격렬한 신체 활동은 두뇌로 향하는 혈류를 자극하고, 뇌 세포와 세포 간의 연결고리의 발달을 촉진시키며, 두뇌의 특정 중요 부위의 성장과 연관이 있다는 사실을 안다. 그기에 앉아 있는 시간을 줄이고 신체 활동을 늘리는 것은 알츠하이머병과 같은 뇌 질환을 앓는 것을 면하는 데 도움이 된다.

노화에 있어 운동의 이점에 대한 연구에 처음 도전할 때, 나는 워싱턴 대학교의 심장병 전문의 로버트 브루스Robert Bruce 박사와 함께 했다. 브루스 박사는 1970년대부터 사용된 심장 스트레스 검사에 쓰이는 운동부하 시험을 위한 '브루스 프로토콜'을 개발한 것으로 유명하다. 나는 브루스 박사와 함께 정기적인 운동이 심장병, 고혈압, 우울증, 골다공증, 헛디딤, 골절 등 거의 모든 노화 관련 질환이나 질병으로부터 어떤 방식으로 몸을 보호하는지에 대해 논문을 썼다.

우리는 청년기보다 말년에 운동이 더 중요하다고 결론지었다. 브루스 박사가 오랜 세월 동안 관심을 기울여온 심장병 예방에도 운동이 도움이 된다는 결론이 나왔다.[74] 하지만 그 당시 운동이 알츠하이머병이나 다른 치매성 질환으로부터 우리 몸을 보호할 수 있다는 생각은 터무니없게 들렸다. 그때 우리가 알고 있는 것이라곤 알츠하이머병은 두뇌에 이상 단백질이 축적되는 것과 관련이 있다는 것뿐이었다. 우리는 신체와 정신 사이의 연결고리가 두뇌에 영향을 끼칠 거라곤 상상도 하지 못했다.

그러나 그 후 몇십 년이 흐르면서, 전 세계의 과학자들은 생활방식의 온갖 요소들과 더불어 운동이 알츠하이머를 막는 방패가 될 가능성을 들여다보기 시작했다. 처음엔 회의적인 목소리가 많았다. 예를 들어, 2004년 스웨덴 카롤린스카 연구소의 라우라 프라티글리오니 박사와 그녀의 동료들은 생활양식의 요소들이 치매 발병률에 영향을 끼친다는 증거 기반 보고서를 발표했다. 이를 통해 지금까지의 연구 중 반만이 정기적인 신체활동과 건강한 두뇌 사이의 강한 연관성을 보여준다고 밝혔다.[75] (흥미롭게도 한 연구에서는 전반적으로 운동이 치매 발병률과 연관성이 있다는 사실을 드러내진 않았지만, 댄스 같은 한 가지 신체활동이 보호 기능을 할 가능성을 제시했다.[76] 1장에 소개된 100세의 나이에도 탱고를 추는 것을 멈추지 않은 우리의 에반젤린 슐러는 아마 이 보고서를 읽지는 못했겠지만, 그녀는 춤을 추며 다음 3가지 활동으로 뇌가 보호받았을 것이다. 유산소 운동, 사교활동, 그리고 '발'돋움하기.)

그런데 왜 과학자들은 운동과 뇌 건강 사이의 연결고리를 찾아내는 데 어려움을 겪었을까? 사람들이 알츠하이머병의 증상을 겪기 시작하면서 기억에 문제가 생길 때에는, 환자가 과거에 어떤 신체활동을 했는지를 문서화하기 꽤나 힘들기 때문이다. 그러나 사람들이 치매를 앓기 전부터 기록을 남긴다면, 신체활동 같은 생활양식 요소들을 문서화할 수 있으며, 운동 여부가 실제로 차이를 만드는지 알 수 있다. 이러한 방식으로 집단건강 협동조합과 워싱턴 대학교에서 지역사회를 기반으로 ACT 연구를 수행하는 '살아 있는 연구소'를 진행했다. 이 부분은 1장에서도 설명했다.

우리는 6년이란 기간 동안, 65세 이상의 집단건강 협동조합의 회원 1,740명의 기록을 토대로 2006년 〈내과학 회보〉에 연구결과를 게재했다.[77] 우리 연구팀은 운동 횟수, 인지능력, 신체 기능, 우울 증세, 생활양식의 특징 등 치매에 잠재적으로 영향을 끼치는 요소를 파악하기 위해 2년마다 환자들과 연락을 취했다.

6년 후, 지원자 중 158명이 치매를 앓기 시작했으며, 그 가운데 107명이 알츠하이머병 진단을 받았다. 그리고 매주 3~4회 운동하는 사람들은 매주 3회 미만으로 운동하는 사람들보다 치매에 걸릴 확률이 30~40% 낮았다. 운동을 하는 사람이 노쇠할수록 운동으로부터 더 많은 혜택을 받을 수 있다는 사실도 알아냈다. 심지어 매주 3회 15분간 산책을 하는 것과 같은 미미한 강도의 운동조차도 도움이 되었다.

편집자들의 말에 따르면, 이 연구는 그때까지 〈내과학 회보Annals of Internal Medicine〉에 실린 어떤 논문보다 더 많은 미디어의 주목을 받았다 한다. 이 덕분에 에반젤린 슐러가 지역방송에 나가 탱고를 추기도 했다. 또한 내가 환자들과 운동에 관해 나누는 대화의 방향이 바뀌기도 했다.

시간의 흐름을 거스르는 '만병통치약'이 생긴 건 아니었다. 하지만 이제 정기적인 운동이 만병통치약과 가장 흡사한 효과를 낸다고 자신 있게 말할 수 있게 되었다. 그러자 그 후 몇 달간, 내가 진료하는 고령층의 환자들은 귀를 열고 내 조언을 듣기 시작했다. 운동을 하면 체중을 감량하고 심장병을 예방할 수 있다는 사실을 알고도 신체활동을 거부하던 이들이 어느덧 매일 운동을 하는 모습을 볼 수 있었다.

그 가운데 운동을 권할 때마다 진저리를 치던 한 대학 교수가 특히 기억난다. 그 교수는 굉장히 바쁜 지식인이었으며, 지식인답게 이성적으로 반박했다. "운동은 시간도 너무 많이 들고, 지루하고, 더군다나 저는 충분히 건강해요. 말씀은 감사합니다." 실제로 그는 담배를 멀리했으며, 과체중도 아니었고, 나이가 들면서도 신체가 악화되는 모습을 보이지 않았다. 그런데 70세 후반이 되어 정기검진을 받으면서 '운동'을 하루 일과표에 추가했다고 나에게 말했다. "마음이 바뀌셨나 봐요?" 내가 묻자, 그가 답했다. "운동과 알츠하이머병을 연구하시죠? 저는 노년에 망령이 드는 것을 피할 수 있다면 무엇이든지 하고 싶어요."

그런데 이미 기억 손실을 겪고 있는 사람들은 어떻게 해야 할까? 건강이 악화되는 것을 막을 수 있을까? 호주의 연구자들에 의해 2008년에 진행된 한 의미 있는 연구에 따르면, 답은 '그렇다'이다. 이 연구팀은 기억 장애를 호소하는 50세 이상의 사람 170명을 모집해 무작위로 두 그룹으로 나누었다. 한 그룹은 집 근처에서 할 수 있는 활동을 하도록 했다. 대부분은 산책하는 것을 택했다. 매주 150분의 신체활동을 하는 것이 주된 과제였다. 프로그램은 6개월 동안 지속되었다. 다른 그룹에게는 기억 손실에 관한 정보만 제공했다. 프로그램이 끝나고 12개월이 흐른 후, 두 그룹의 인지능력을 검사했다. 프로그램을 시작한 후 18개월이 흐른 당시, 운동을 한 그룹이 정보만 제공받은 그룹보다 더 높은 기억력과 인지능력을 보인다는 것을 발견했다.[78] 이 연구에서 두 그룹이 보인 차이는 기억력의 손상이나 기억 문제의 증상을 치료하기 위한 약물에 관한 연구에서 일반적으로 보이는 차이보다 컸다. 그뿐만 아니라, 호주에서 진행된 이 연구는 2006년에 우리가 진행한 연구처럼 가장 노쇠한 이들이 운동으로부터 가장 많은 혜택을 받았다는 사실을 밝혔다.

이러한 양상은 나의 동료 린다 테리 박사가 워싱턴 대학교에서 2003년에 알츠하이머병을 앓기 시작한 사람에게도 운동이 도움이 된다는 사실을 증명한 연구에서도 보였다. 우리 연구팀은 알츠하이머병을 앓고 있는 환자 153명을 간병인과 함께 근력, 균형감각, 유연성 트레이닝을 훈련하는 프로그램에 무작위로 배정시켰다. 환자들은 집 근처에서 매일 30분간 산책을 나가거나 스트레칭을 하거나, 가벼운 운동기구를 들며 간단히 운동을 했다. 간병인에게 운동을 하는 환자들을 응원하거나 행동문제를 관리하는 데 도움이 되는 테크닉을 몇 가지 가르치기도 했다. 정기적인 검진만 받은 제어집단과는 달리, 운동을 한 환자들은 물리적으로 더 나은 몸을 가지게 되었고, 우울증 발병률 또한 낮아졌다.[79] 테리 박사가 기자들에게 말했다. "이 환자들은 육체적으로나 감정적으로나 훨씬 나은 모습을 보여주었습니다. 침대에서 보내는 시간을 줄어들고 더욱 활동적으로 변했죠. 이 처방은 그들이 일상 기능에 변화를 주었으며, 전체적으로 행복한 모습을 보여주며 감정적인 면 또한 개선시켰습니다."[80]

그 사이에 내가 운영하는 병원에서도 알츠하이머 환자가 이런 변화를 보였다. 많은 이들이 운동을 함으로써 증상을 완화시키고 신체가 약화되는 속도를 늦추는 것처럼 보였다. 만병통치약처럼 병 자체를 없애는 것이 아니다. 사람들이 치매 말기에 도달하기 전에 인생을 충분히 누릴 수 있도록 시간을 주는 것이다. 그리고 건강한 몸으로 가고 싶은 곳으로 가는 일이 가능해지며, 더 이상 시간이 허락하지 않을 때까지 침대와 의자에 속박되지 않도록 도움을 주는 것이다. 이제 환자들은 알츠하이머병이 가져오는 기억 손실과 다른 문제들과 여전히 함께하면서도 보다 의미 있고 완전한 인생을 살 수 있다.

치매 여부와 상관없이 사람들의 신체활동과 정신과의 상관관계는 정신과 신체가 불가분하게 연관이 있다는 사실의 증거이다. 정신을 돌보고 싶다면, 무조건 몸을 관리해야 한다.

두뇌를
보호하는 방법

신체활동을 하는 것이 지적 능력을 발달시키는 데 도움이 되지만, 그것 말고도 우리가 지금까지 축적해온 것을 저장하는 방법은 많다. 이는 나이가 들면서 더더욱 중요해지기 마련이다. 시간이 흐르면서 나이를 먹은 두뇌가 자연스럽게 변화를 거치면서, 부상에 더 취약해진다. 다음은 일상에서 흔하게 볼 수 있는 위험요소로부터 당신의 두뇌를 지킬 수 있는 실용적인 방법들이다.

두부 손상을 피하라
스포츠 관련 두부 손상이 미래의 치매 발병률에 영향을 끼칠 수 있다는 증거가 계속 발견되고 있다. 미디어는 주로 여러 번의 뇌진탕을 경험해 일찍 치매가 발생하는 미식축구 선수들에 집중하지만, 뇌진탕은 인생 중 어느 때라도 일어날 수 있으며, 두뇌가 입는 피해가 축적될 수 있다. 우리는 ACT 연구 참가자의 사후, 뇌 조직을 연구하면서 외상성 뇌 손상은 알츠하이머병과 같은 종류의 피해를 입히지는 않는다는 걸 알아냈다. 하지만 여전히 뇌를 퇴행적인 형태로 손상시킨다. 뇌진탕에 의한 두부 손상은 두뇌의, 특히 노화한 두뇌의 인지능력에 문제를 일으킬 수 있다.

요컨대, 스포츠, 헛디딤, 교통사고, 가정 폭력, 다른 형태의 외상으로 인한 두부 손상을 피하라. 머리를 부딪치거나 멍이 드는 일은 어떤 식으로든 피하라. 사이클링, 스키 혹은 다른 스포츠를 즐길 때 헬멧을 쓰는 것을 추천한다. (6장에서는 노인이 두부 손상을 입는 가장 흔한 경우인 헛디딤을 방지하기 위한 실질적인 정보를 제공할 것이다.)

알코올 섭취를 줄이거나 피하라

적당한 수준의 알코올 섭취가 뇌 건강에 어떻게 영향을 끼치는지에 대해선 전문가들의 의견이 통일되지는 않지만, 당연히 장기적으로 과음을 한다면 해로울 수밖에 없으며, 인지능력에 손상을 입힌다. 이는 나이를 먹으면서 술을 줄여야 하는 이유 중 한 가지일 뿐이다. (적당한 수준의 음주란 여성에게는 한 잔, 남성에게는 두 잔의 술로 정의된다.) 나이 든 사람에게 젊은 사람보다 알코올의 효과가 더 강하게 나타난다는 것을 기억해야 한다. 균형감각을 잃거나 판단력이 흐려지면서 낙상을 하거나 다른 사고를 당할 수 있다. 또한, 음주는 다른 건강문제를 악화시킬 수 있으며, 당신이 다른 만성질환을 위한 처방약과 잘못 복용하면 심각한 문제를 일으킬 수 있다.

무슨 약을 먹는지 신경 써라

처방 여부와 상관없이 당신이 복용하는 약에 관해 주치의와 의논하라. 역 시너지를 내는 약을 동시에 처방받거나 과도한 양의 약을 처방받는 것은 기억 문제나 치매를 유발할 수 있으므로, 뇌 건강을 위해 피하는 것이 좋다. 만성질환을 관리하기 위해 복용하는 약으로 인해 일어날 수 있는 장기적인 부작용에 관해 항상 관심을 기울여야 한다. 예를 들어, 우리는 2015년 연구를 통해 흔히 복용하는 항우울제, 방광치료제, 항히스타민제 등의 항콜린제 종류의 약물들이 치매 발병률을 미미하게나마 증가하게 만든다는 사실을 알아냈다.[81] 항히스타민제의 한 종류인 클로르페니라민도 이러한 효과를 내는데, 이것은 집에서 흔히 볼 수 있는 수면 유도제, 알레르기나 감기약에 함유되어 있다. 이 연구를 통해 이런 약물은 가급적 피하는 것이 좋다는 생각을 하게 되었다.

벤조디아제핀은 뇌 기능을 손상시키는 것으로 악명이 높다. 이는 보통 불면증을 치료하거나 불안감을 완화시키기 위해 처방받는다. 비록 우리는 벤조디아제핀이 치매와 연관성이 없다고 단정 지었지만, 이 약물은 현기증, 졸음, 균형감각 상실, 그로 인한 낙상과 골절을 유발할 수 있기 때문에 피하는 것이 좋다.

만약에 나이 들어서 당신의 의사가 두뇌 기능에 손상을 가한다고 알려진 약물을 처방한다면 어떻게 해야 할까? 나는 당신이 염려하는 바를 의사에게 이야기하고 당신의 상황을 고려하며 약물의 장단점을 따지길 추천할 것이다. 노인이 복용하는 약물의 안정성에 대한 연구가 거듭될수록 이런 의문점은 계속하여 수면 위로 떠오를 것이다. (약물의 안전성에 대한 추가적인 설명은 6장에서 다룰 것이다.)

심장병의 위험을 낮춰라

고혈압, 높은 수치의 콜레스테롤, 당뇨병, 심방 세동 등의 심혈관에 치명적인 질환들 또한 알츠하이머병이나 치매 발병률을 높인다. 건강한 식습관을 지키고 운동을 하는 등 어떤 식으로든 이런 질환을 관리하는 것이 좋다. 흡연도 피해야 한다. 만약에 의사가 혈압 약이나 콜레스테롤 약, 당뇨병 약을 추천한다면, 처방대로 복용해야 한다.

고당분의 식습관을 피하라

오랜 기간 동안 연구에 따르면 당뇨병 환자가 고당분의 식습관을 유지한다면 알츠하이머병이나 치매와 같은 건강 문제를 일으킬 수 있다고 한다. 하지만 최근에 우리 연구팀이 진행한 연구에 따르면, 당뇨병을 앓지 않는 사람들도 이런 악영향을 받을 수 있다는 결과가 나왔다.[82] 이 발견으로 인해 탄산음료나 고과당 음료 등 고당분 음식이나 음료를 피해야 할 이유가 또 하나 늘었다. 다이어트의 열기는 가열되었다가 식기를 반복하지만, 두뇌 건강을 유지하는 데 도움이 되는 지중해식 식습관이나 DASH 식습관Dietary Approaches to Stop Hypertension, 고혈압 치료를 위한 식사요법이 인기를 끌며 인식이 바뀌는 것은 좋은 현상이다. 두 식습관 모두 과일, 채소, 곡류, 건강한 지방의 중요성을 강조하고, 붉은 육류와 소금의 섭취를 제한하는 데 의미를 둔다.

스트레스를 줄여라

3장에서도 설명했지만, 노쇠한 육체일수록 변화나 다른 스트레스 요인에 적응하는 것을 어려워할 수 있다. 그 이유 중 하나는 코티솔cortisol이다. 코티솔은 스트레스를 받을 때 분비되는 호르몬인데, 감정적 혼란으로부터 회복하는 능력에 반작용을 가하며, 노쇠한 두뇌에 더 강한 힘을 발휘한다. 따라서 변화를 천천히 수용하고 불안감이나 긴장감을 다스리는 방법을 배우는 것이 최선이다.

수면의 질을 높여라

연구에 따르면, 수면을 충분히 취하지 못하면 사고가 느려지고 치매 발병률을 높인다고 한다. 물론 개개인이 필요한 수면시간을 정확히 측정할 수 없지만 (특히 나이가 들수록) 보통 7~9시간의 수면을 취하는 것이 최선으로 알려져 있다. 수면을 취하는 데 자주 문제가 생긴다고 해서 꼭 불면증 약을 복용해야 하는 것은 아니다. 몇몇 약물은 인지능력을 악화시킬 수 있다. 이 경우엔 밤에 당신의 몸이 편안해지도록 도와주는 습관을 기르고 '수면 위생'을 개선하는 간단한 방법도 효과가 있다. (예컨대, 늦은 시간 카페인 섭취 피하기, 침대에서 컴퓨터나 스마트 폰을 사용하지 않기, 방을 시원하고 어둡고 조용한 상태로 만들기 등.) 수면에 문제를 겪는 사람 가운데 일부는 수면성 무호흡과 연관이 있을 수 있는데, 이는 흔하게 수면을 방해하는 호흡장애로서 약물 없이 치료가 가능하다.

양질의
인생 살기

인간의 뇌가 일생 동안 계속하여 성장하고 변화할 수 있다는 증거가 세상에 더 많이 알려질수록, 긍정적인 시각으로 우리가 더 나은 노년을 위해 지적 능력을 발달시키고 보호할 수 있다고 생각한다.

젊은 시절의 두뇌를 평생 가지고 있을 거라 기대해서는 안 된다. 결국 모두 나이가 들면서 어느 정도의 기억 손실과 인지능력 저하를 경험한다. 다른 신체 부위처럼 두뇌 또한 마모될 것이다. 당연한 말이지만, 당신 두뇌의 가치를 떨어뜨리는 행동을 과거에 했다 해도 (예컨대, 소년기 시절에 미식축구 선수 활동을 했거나 장기간 유해한 약물을 복용하는 등), 그 과거를 바꿀 수는 없다. 하지만 오늘부터 건강한 식습관을 지키고 활발한 사교생활을 즐기면서 유해한 두부 손상이나 뇌 질환을 피하기 위한 노력을 할 수는 있다. 이를 통해 당신 머릿속에 든 자원이 고갈되는 것을 최소화할 수 있으며, 후의 건강한 나날을 위해 당신의 지적 능력을 담은 저수지에 투자할 수 있다.

이 시점에서 나는 대공황 시절, 사우스다코타 주의 한 농업 지역에서 어려운 날들을 보낸, 따뜻한 마음씨를 가졌고 사교적인 우리 아버지를 떠올린다. 아버지는 비록 대학을 끝마치진 않았지만 보험 판매원으로서 성공적 경력을 쌓았고, 결혼 후 행복한 가정을 꾸렸다. 나는 오리건 주의 포틀랜드 외곽에서 보낸 유년기를 회상할 때면, 무한한 열정으로 집에서 이것저것 만지는 것을 즐겼던 아버지가 떠올라

입가에 미소가 피어난다. 여동생과 나는 토끼를 길렀으며, 야채와 과일을 재배하고, 먹어도 먹어도 줄지 않을 양의 사과를 따서 파이, 고블러, 애플소스로 만들어 먹었다. 아버지는 베를 짜는 데에도 일가견이 있어서 집과 교회에 항상 빛깔 고운 리넨과 양탄자를 제공했다.

물론 아버지의 삶이 늘 쉬웠던 건 아니다. 70대에 심각한 교통사고로 머리를 다치기도 했다. 1960년대 말에는 전기쇼크 요법으로 치료하는 것은 흔한 일이었는데, 아버지는 그로 인해 한 차례 임상우울증을 겪기도 했다. 그럼에도 몸과 마음을 다치지 않고 그 시기를 버텨냈다. 퇴직 후에는 해마다 겨울이면 전기와 물이 공급되지 않는 애리조나 주의 외곽에서 지내며, 어머니와 함께 새 친구를 사귀고 양탄자를 짜고 선인장 정원을 가꾸었다. 그리고 '자벨리나 플래츠'라 불리는 동네로 산책을 나가 사막 길을 걷곤 했다. 겨울을 제외한 계절에는, 우리 가족이 오랜 기간 지낸 포틀랜드 근처에서 살면서 매일 5km를 걷고, 근처 카페에서 오랜 친구들이나 새로 사귄 친구들과 수다를 떨었다.

아버지가 하는 모든 운동은 전체적으로 심장 건강에 도움이 되었지만, 80대 중반에 접어들 무렵 나는 아버지의 기억력이 예전 같지 않다는 것을 느꼈다. 어머니 또한 노쇠한 모습을 보였다. 오랜 논의 끝에, 그리고 50년 이상 살아온 집을 떠나는 것에 반대하는 부모님을 설득한 후에, 부모님은 결국 로스 빌라라는 노인 주거 지역으로 이사하기로 결정했다. 그곳의 거주민들은 각자의 집에서 독립적으로 살 수 있지만, 필요하다면 도움을 받을 수 있다. 이 지역은 신체에 장애

가 생겨 지속적인 관리가 필요한 거주민에게 굉장히 좋은 의료센터
가 있기도 했다.

처음에 부모님은 복층 아파트로 이사 간 뒤, 독립적인 삶을 꾸리셨
다. 하지만 나는 과거에 두부 손상을 당하고 전기쇼크 요법을 받으신
아버지의 의료 기록을 고려했을 때, 아버지가 심각한 수준의 치매를
앓으시고 의료센터가 지원하는 고도의 관리가 필요할 것이라고 짐
작했다. 다행스럽게도 내가 틀렸다. 아버지의 특징 중 내가 고려하
지 않은 것들이 있었다. 사람들과 어울리는 것을 좋아하는 성격, 활
동적으로 살고자 하는 의지, 남을 도우려는 마음, 특히 침대에서 나
오지 못하고 조금 혼란스러운 이들을 도우려는 마음을 나는 고려하
지 못했다.

어머니와 아버지가 로스 빌라로 이사 가고 얼마 지나지 않아, 아버
지는 내가 짐작하지 못한 방식으로 의료센터와 관계를 맺었다. 거의
매일 아침 걸어서 센터를 방문하여 직원들과 반갑게 인사하신 후, 시
설을 '순회'하면서, 응답 가능 여부와 상관없이 모든 거주민들을 찾아
가서는 특유의 방식으로 인사를 건넸다.

"안녕하세요, 방글 씨?"

그리고는 그 주변을 5km 정도 산책하기 위해 나가셨다. 8년 동안
세심하게 이 일과를 지켰으며, 직원과 거주민들의 얼굴에 웃음을 띠
게 만들었다. 아버지 또한 하루 중 이 행복한 시간 덕분에 웃음을 잃
지 않았으며, 나는 이것이 아버지의 노년에 의미를 부여했다고 생각
한다.

95세가 되자 아버지의 치매는 심각한 수준에 다다랐으며, 결국엔 의료센터에 입원해야 했다. 그 와중에도 나는 아버지가 그 나이에도 8년 동안 행복한 인생을 살았고, 어머니와 함께 본인들의 아파트에서 독립적으로 살아왔다는 것이 놀라웠다. 의료센터 입원하고 적응을 끝마친 후, 아버지는 즐거워 보였다. "계속 웃으렴." 손주들이 놀러와 인사를 할 때, 작별인사를 할 때, 이 말을 버릇처럼 했다.

아버지는 18개월 후, 97세의 나이로 돌아가셨다. 아버지가 돌아가실 당시 나는 알츠하이머병을 30년 가까이 연구한 상태였다. 그럼에도 아버지와의 경험으로 인해 나는 뇌 건강에 관해 놀랍고도 고무적인 시각을 얻게 되었다.

하지만 '현명한 노화enlightened aging'는 뇌 건강에 관한 이야기만으로 설명할 수 없다. 우리는 그와 더불어 신체 능력과 사회 능력을 비축하기 위해 행동해야 한다.

CHAPTER 6

Building Your Physical Reserves:
Your Bones, Muscles, Heart, Vision, and Hearing

신체능력의 비축: 뼈, 근육, 심장, 시력 및 청력

나의 어머니는 50대 후반에 접어들면서, 몬태나 주의 야외 결혼식에서 헛디디는 것을 시작으로 크고 작은 사고들을 겪었다. 하이힐이 구덩이에 걸려 넘어지기도 했다. 그 후 5년 동안 고관절, 손목, 어깨 그리고 무릎이 골절되어 고생을 했다.

우리는 내분비학자와 만나기로 했고 결국 좋지 않은 소식을 들었다. 어머니는 골다공증을 앓고 있었다. 골다공증osteoporosis은 그리스어로 '다공성의 뼈'라는 의미이다. 이 질환은 뼈가 골절될 위험을 높이며, 골절이 심하면 심각한 결과를 초래할 수도 있었다. 65세 이상의 여성의 1/4, 그리고 남성의 1/20이 영향을 받으며, 나이가 높아질수록 비율 또한 높아진다. 어머니는 상대적으로 젊은 나이에 앓기 시작했는데, 아마 일찍 폐경기를 겪었기 때문이라 추정된다. 여성이 폐경기를 일찍 겪으면 골다공증을 앓을 가능성이 높아지기도 한다.

의사는 어머니에게 당시 각광받던 다양한 약물을 처방해 치료를 진행했다. 그러나 약물 대부분이 좋지 않은 부작용을 일으켜 결국 복용을 멈추었다. (예외적으로 칼슘, 비타민 D, 에스트로겐은 몇 년 동안 복용했다.)

그런데 흥미로운 점은, 어머니의 의사 또한 어머니에게 매일 운동할 것을 권유했다는 것이다. 그때까지만 해도 어머니는 물리적으로 활력적인 삶을 살지는 않았다. 몬태나 주의 목장에서 자라긴 했지만 육체노동을 많이 하진 않았고, 어머니 동년배와 같이 스포츠를 즐겨 본 적이 없었고 재미삼아 운동을 한 적도 없었다. 어머니는 지금까지 연구원으로, 사서로 근무했는데, 모두 앉아 있는 시간이 많았다. 하지만 중년에 접어들며 의사의 조언에 귀를 기울이기 시작했으며, 매일 규칙적으로 산책을 하고 다리 스트레칭을 하며 운동했다. 그러자 빈번히 일어나던 골절이 더 이상 일어나지 않았다.

신체활동이 어머니의 골다공증을 '치유'한 것이 아니다. 체중 부하 운동이 뼈의 부피를 늘릴 수 있다는 연구 결과가 있지만, 어머니가 산책을 시작할 무렵엔 아마 노력이 부족했는지 효과를 완전히 보지 못했다. 실제로 정기적으로 받은 스캔과 엑스레이 결과에 따르면, 어머니가 나이를 들수록 뼈는 계속해서 얇아졌다. 어머니가 복용하시는 에스트로겐, 비타민 D, 그리고 칼슘 보충제가 도움이 되었을지는 몰라도 점진적으로 진행되는 골다공증을 막기엔 역부족이었다.

수많은 골절 이후에도, 어머니는 어떻게 뼈를 온전히 보존한 걸까? 운동을 하여 근력과 균형 능력이 발달되고, 더 이상 넘어지는 일은 없었던 것이다. 많은 노인들이 골절을 당하면서 활동적인 인생의 종지 부를 찍는 것과는 달리, 어머니는 그 후 30년간 정원을 가꾸고, 여행을 하고, 애리조나 주의 일몰을 구경하면서 산책을 즐겼다.

어머니는 97세까지 살았다. 하지만 결국에 점진적 골다공증과 퇴행성 관절염으로 인해 뼈와 근육이 쇠약해졌다. 마지막 2년 동안 어머니는 휠체어에 앉아 지내며 여러 도움을 받았다. 하지만 나는 어머니가 중년기부터 정기적으로 산책을 하지 않았다면 더 일찍 장애를 겪었을 거라는 확신이 어느 정도 있다. 어머니는 놀랍게도 더 이상 골절을 당하지 않고 수십 년간 살았다. 언제든지 다시 골다공증이 발병할 위험은 있었지만, 이를 치유할 '만병통치약'은 없었다. 하지만 어머니는 만병통치약 다음으로 이로운 '운동'을 찾아냈다.

다음 질문을 하는 이들에게 어머니의 이야기는 중요한 교훈을 줄수 있다. "회복력 있는 노년을 위해 신체 능력을 비축하는 일을 시작하기에 지금은 너무 늦은 것인가?" 절대 아니다. 언제 시작하든 긍정적인 결과를 바라볼 가능성이 아주 높다. 어머니의 경우, 더 이상 넘어지지 않으면서 뼈가 부러지는 일이 생기지 않았다는 것이 가장 눈에 띄는 이득이다. 하지만 인생을 주도하고자 하는 자세는 어머니가 지적 능력이나 심장 건강 등 다른 영역에서도 힘을 비축하도록 도움을 주었을 것이다. 이 모두 어머니가 나이 들면서 잘 지내고 독립적으로 사는 데 보탬이 되었다.

다음 네 가지 기능은 서로 밀접한 관계가 있으며, 우리가 겪을 신체장애를 늦추는 데 크게 기여한다. ① 생각하는 능력, ② 움직이는 능력, ③ 듣고 ④ 보는 능력. 5장에서 우리는 뇌 건강을 발달시키며 정신 능력을 유지하고 축적하는 방법에 대해 탐구했다. 이 장에서는 신체의 회복력을 발달시키는 방법에 대해서 알아볼 것이다. 이를 위해선 건강한 근골격계와 심장혈관계, 그리고 청력과 시력이 필요하다.

위의 체계를 관장하는 신체 부위와 두뇌가 나이가 들면서 하락세를 걷는 속도를 늦추는 것이 가능하며, 몇몇 경우엔 역행하는 것 또한 가능하다. 노화란 개념을 주의 깊게 접근하며, 최대한 신체의 자원을 축적하고 지키는 것이 중요하다. 이를 실행한다면, 당신이 갑작스럽게 병에 걸리거나 시간에 의해 자연스럽게 노쇠할 때, 더 깊은 우물에서 물을 퍼올릴 수 있을 것이다.

건강한 체제를 잡는 방법:
뼈, 근육 그리고 관절

어머니의 이야기를 통해 알 수 있듯이, 근골격계의 건강은 우리가 만족스러운 삶을 누리는 데 크게 작용한다. 뼈, 관절, 근육을 하나로 생각한다면 편할 것이다. 이 셋은 우리가 인생을 살면서 하는 거의 모든 일을 지원하는 체제이다. 우리가 집 주변과 동네를 돌아다니며, 활동적이고 안전하고 건강한 인생을 살기 위해선 이 셋이 좋은 구조를 이룰 필요가 있다. 또한, 이 셋은 운동을 하거나 사교활동을 즐기는 등, 우리의 두뇌와 심장이 건강한 상태로 지내기 위해 필요한 행동을 하도록 도움을 준다.

젊은 시절, 대다수의 사람들은 부상을 당하기 전까지 건강한 뼈, 근육, 관절에 감사하지 않는다. 일시적으로 깁스를 하거나 목발을 짚으며 겪는 불편함에 대해 툴툴거릴지도 모른다. 그리고 부러진 뼈나 결린 근육이 회복되고, 더 이상 몸을 쓰는 데 문제가 없으면 부상당했던 사실을 잊어버린다.

하지만 중년에 접어들면서, 많은 이들이 왜 골관절염이나 골다공증 같은 만성질환이 행복지수에 영향을 끼치는지 이해하게 된다. 어떤 이들은 이러한 질환을 알아챌 사이도 없이 서서히 앓기 시작한다. 몸이 조금씩 뻣뻣해지는 것을 느끼거나 가끔씩 아프기도 하지만, 단순히 '나이가 먹는 것'이라고 명료화시킨다. 하지만 직장과 집에서의 생활에 느끼는 고통이 더 이상 무시하기 힘들 정도로 커진다. 치료방식은 꽤나 다양하다. 일반 의약품을 복용하기도 하고, 요가나 마사지 같은 대체의학을 써 보기도 하고, 골절상이나 손상된 관절을 위해 수술을 받기도 한다. 심각한 경우엔 신체의 기능이나 기동성에 장기적인 손실을 가져올 수도 있다.

노화에 의해 근골격계에 생기는 문제는 예방될 수 있을까? 어느 정도는 그렇다고 할 수 있다. 하지만 기억력 저하나 노화와 마찬가지로 뼈, 근육, 관절이 시간이 지나면서 어느 정도 악화될 것임을 예상해야 한다. 그러기에 아직 가능할 때 뼈 강도나 근력을 가능한 한 발달시키기 위해 힘을 쏟아부어 불필요한 '손상'을 방지하는 것이 중요하다. 현재 90세 이상 인구의 약 절반이 어떤 형태로든 근골격계의 퇴행성 질환으로 기능장애를 겪고 있다. 나는 베이비붐 세대가 이 나이에 다다를 때쯤이면 비율은 낮아질 거라 생각한다. 정신의 퇴행을 점차 늦출 수 있는 것처럼 곧 신체의 퇴행도 같은 방식으로 늦출 수 있을 것이다.

골절을 막는
뼈의 기능 유지법

골다공증은 뼈의 힘과 저항력을 공급하는 무기물 조직을 서서히 잃어가는 질환이다. 어릴 때 뼈에 무기질 함량이 채워지는데, 그 수치는 30대에 최고치를 찍는다. (이 과정에서 뼈를 강화하는 방법 중 하나는 체중부하 운동을 하는 것인데, 이는 특히 젊은 여성에게 중요하다. 여성은 남성보다 골다공증을 앓을 확률이 높기 때문에, 신체 활동을 충분히 하는 것이 중요하다.)

그렇지만 나이 들면서 골밀도는 내려간다. 여성의 경우, 에스트로겐 수치가 내려가면서 골밀도 수치도 크게 내려가는데 폐경기에 심화된다. 남성의 경우에는 여성보다 대략 10년 늦게 골밀도가 내려가기 시작한다. 골다공증을 앓고 있는 사람들의 골밀도는 일반적인 경우보다 더 일찍, 더 빠르게 떨어진다. 95%의 사람들이 가지는 뼈 무기질 함량의 최고치보다 낮은 함량이 측정될 때 골다공증 진단을 내리는데, 이 정의에 의하면 75세 이상의 여성은 동년의 남성보다 골다공증을 앓을 확률이 2배나 된다.

대개 골다공증 자체가 증상을 유발하지는 않는다. 그러나 넘어지거나 가벼운 사고로도 고관절·손목·갈비뼈 골절을 일으킨다. 예컨대, 가구에 부딪히거나 무거운 소포를 옮길 때처럼 일반적인 경우에는 골절이 일어나지 않는 작은 사고에 뼈가 부러진다면 골다공증의 가능성을 의심해 본다.

골다공증을 앓는 사람들은 목 바로 밑의 척추 상단이 굽어질 수도 있는데, 예전에는 흔히 '미망인의 혹dowager's hump'이라고 불렀다. 척추 상단의 척추뼈가 중력에 의해 자연적으로 처지고 쐐기 모양으로 뭉쳐져 생긴다. 척추가 굽어지는 정도와 그로 인한 통증은 눈에 띄지 않을 정도로 미미한 수준부터 극심한 수준까지 다양하다.

노년에 접어든 지 얼마 지나지 않은 60대, 70대 혹은 80대 초반에 골다공증으로 인해 골절을 당한다면, 통증을 느끼거나 거동할 수 없게 되거나 병원에 입원하거나 수술을 받게 되거나 또는 회복을 위해 재활센터에 들어가야 할 수도 있다. 하지만 그 후에 골절을 당한다면 목숨이 위태로울 수 있다. 예를 들어, 고관절에 골절을 당해 침대에서 일어날 수 없을 지경이라면 회복에 지장이 생기고 합병증까지 덮쳐 결국 죽음을 초래할 수 있다.

뼈가 약해 골절을 당한 후에는 뼈의 무기질 함량 손실을 멈추거나 혹은 되돌리기 위해 보통 두 가지의 약물을 처방한다. 하나는 에스트로겐 보충제이다. 심혈관 문제가 일어날 가능성이나 특정 종류의 암 발병률을 높인다고 알려져 있지만, 폐경기 이후 여성이 사용할 수 있다. 다른 하나는 비스포스포네이트라 불리는 계열의 약이다. (예를 들면, 포사막스 브랜드의 알렌드로네이트와 보니바 브랜드의 이반드로네이트가 있다.) 비스포스포네이트를 복용하면 골밀도는 높아지고 골절 위험은 낮아지지만, 가끔 뼈가 연약해지는 경우가 있다. 장기적으로 복용하면 턱 골절이 자연발생하는 원인이 될 수 있다. 또한, 심각한 수준의 속 쓰림을 유발시켜 하부 식도가 손상될 수 있다. 이러한 이유로, 일부 사람들은 이 계열의 약을 복용하면 안 된다.

두 계열의 약물 모두 심각한 부작용을 초래할 수 있기 때문에, 나는 환자들에게 약물을 처방하기 전에 약물의 이점과 위험에 대해 모두 상세하게 설명한다. 그리고 나는 누구에게도 이 종류의 약물을 10년 이상 복용하는 것을 권유하지 않는다.

최고의 방패는
넘어지지 않도록 예방하는 것

나는 골다공증 여부와 무관하게 모든 고령층의 환자들과 넘어지는 것을 예방하는 방법에 대해 심도 있게 이야기한다. 넘어지는 것은 심각한 골절로 이어질 수 있기 때문이다. 연구에 따르면 65세 이상의 미국인의 1/3이 매년 넘어져 경미한 수준부터 생명에 지장을 주는 수준까지의 부상을 입게 된다고 한다. 95% 이상의 고관절 골절이 낙상에 의한 것이다. 다음은 위험성을 낮출 수 있는 상식이다.

활동적인 삶을 살아라

산책, 수영, 사이클링 같은 간단한 운동도 근력을 발달시키고 피로감을 없애는 데 상당한 도움이 된다. 균형감각을 기를 목적으로 이 활동들을 일과에 추가한다면 몸 상태가 개선될 것이다. 이것이 노인들을 위한 체조 교실이 균형감각을 기르는 것을 주목적으로 하는 이유이다. 요가, 필라테스, 태극권tai chi, 느리고 절제된 움직임으로 육체와 정신을 개선하는 운동의 중요한 요소이기도 하다. 수십 년 전에 발표된 한 연구에 따르면 태극권을 배우는 사람들은 다른 사람들과 비교했을 때, 극적으로 균형감각이 향상되고 넘어지는 횟수가 줄었다 한다. 이 효과는 다른 연구들에서도 증명되었다.

병이나 부상으로 인해 일상생활에 지장이 생긴다면 재활 운동하는 것을 가장 우선순위로 두어야 한다. 운동을 하는 것은 전체적으로 넘어지는 것을 예방하는 데 도움을 주며, 넘어지더라도 심한 부상을 당하지 않으며, 회복 또한 빨라질 것이다.[83, 84, 85]

제대로 된 신발과 슬리퍼를 신어라

우리가 진행하는 ACT 연구와 연계된 연구팀은 사람들이 미끄러짐과 헛디딤 중 무엇이 낙상의 원인이 되는지, 그리고 어떤 종류의 신발이 낙상을 방지하는 데 최적인지에 대해 연구를 진행했다.[86] 우리는 수백 명의 지원자들이 넘어질 때마다 어떤 신발을 신고 있었는지 일지를 쓰도록 했다. 그리고 지원자들의 신발과 바닥의 표면을 조사하여, 사고 당시 어느 정도의 마찰력이 있었는지 계산했다. (지원자 중

넘치는 에너지로 열렬히 스키를 타는 사람이 한 명 있었는데, 스키를 타다가 넘어질 때마다 우리에게 일일이 보고했다. 하지만 우리는 모든 사고를 기록하는 건 무의미하다고 판단했다.) 이 연구는 꽤 눈에 띄는 결과를 내었다. 우리는 다음과 같은 결론을 내렸다.

- 헛디딤보다 미끄러짐이 낙상의 주원인이다.
- 안전한 신발은 신발끈 혹은 찍찍이가 있거나, 발꿈치를 받쳐주는 기능이나 미끄럼 방지 밑창이 있는 것이다. (좋은 '테니스화'를 신는 것이 좋다.)
- 맨발로 걷거나 스타킹을 신은 채로 걸을 때 넘어질 가능성이 가장 높다. 집 안에서도 마찬가지다.

나는 하이힐을 신는 것 또한 피하라고 말하고 싶다.

퍼블릭 시티즌이라는 소비자 보호 단체의 연구원이 이 연구자료를 보고 미국 보건 복지부 장관에게 사회보장 수표를 보낼 때마다 다음 글귀가 쓰인 전단지를 끼워 넣을 것을 권유했다. "노인 분들, 조심하세요! 맨발이나 스타킹을 신은 채로 돌아다니지 마세요!"

복용하는 약물, 특히 수면제를 확인하라

현기증이나 피로감을 경험한다면 의사와 상의해야 한다. 이러한 문제들은 특정 약물 복용을 멈추거나 복용량을 낮추는 것으로 완화될 수 있다. 고혈압이나 만성질환 약은 종종 균형감각에 문제를 일으켜 낙상으로 이어질 수 있다. 또한 항우울제, 정신병 약, 항불안제, 수면제, 특히 벤조디아제핀 정신안정제는 낙상의 원인이 되기도 한다.[87] 수면제는 까다로운 문제이다. 나는 환자들에게 말한다. "잠을 잘 수 없어 죽은 사람은 없지만, 수면제로 인해 균형감각에 이상이 생겨 고관절을 다치는 사람들은 본 적 있습니다."

맞는 장비를 구비하라

필요하다면 지팡이나 보행기를 사용하는 것이 좋다. 만약에 자주 넘어진다면 골절을 예방하기 위해 엉덩이 패드를 착용하는 것을 고려해 보라.

화장실에서 조심하라

많은 사람들이 변기, 욕조, 샤워실 주변에서 넘어진다. 손잡이를 설치하고 사용하라. 만약 오랜 시간 동안 서 있는 것이 불안정하다고 느껴지면 샤워 의자를 사용하는 것도 좋다. 한밤중에 화장실 가는 경우를 대비해 침대 옆에 늘 슬리퍼를 준비해 두라. 그리고 남성분들이여, 소변을 볼 때 앉는 것을 고려해 보라. 특히 밤에는 말이다. '배뇨실신'이라는 질환으로 인해 나이 든 남성이 소변을 볼 때(특히 잠에서 깨어난 직후에) 혈압이 급격히 떨어지는 경우가 있는데, 자칫하면 기절하고 넘어질 수 있다. 하지만 앉아 있다면 그럴 가능성은 줄어든다.

술을 너무 많이 마시지 마라

취하지 않도록 술 마시는 속도를 조절하라. 그리고 술을 마실 때 복용하면 위험한 약물을 복용하고 있지는 않은지 확인해 두어야 한다.

집에서 위험 요소를 없애라

전깃줄이 낡았다면 버리고, 집 안에 양탄자를 깔아두어라. 미끄러운 바닥이나 빙판길 걷는 것을 피하라. 방 안과 복도에 불이 잘 켜지는지도 확인해야 한다. 작은 등을 밤새 켜두는 것도 좋다.

비타민 D를 섭취하라

비타민 D 보충제를 복용하면 근력과 균형감각이 개선되고 넘어질 가능성이 줄어드는 것을 증명하는 여러 연구가 있다. 이는 위도상 높은 북부에 거주하는 사람들에게 특히 중요할 수 있다. 겨울 중 짧은 낮시간으로 햇빛이 부족해 신체가 뼈의 강도를 유지하는 능력이 약화되어, 골다공증을 앓을 수 있기 때문이다.

튼튼한 근육은
우리를 지켜준다

뼈에 문제가 생겨 골다공증을 앓을 때에도 근력을 키우시는 것을 게을리하지 않은 어머니를 보며, 나는 근력을 키우는 것의 중요성을 배웠다. 튼튼한 근육이 없다면 신체를 안전하고 건강하게 유지하기 위해 필요한 일들을 할 수 없다. 이 개념은 건강상 목표를 이루거나 병폐를 예방하는 데, 모두 적용된다.

우리 몸은 나이 들면서 많은 변화를 거치고, 근육의 크기와 내구력 또한 시간이 지나면서 자연스레 하락세를 걷는다. 근육을 사용하지 않는다면 더더욱 그렇다. 그래서 많은 사람들은 몇몇 기본적인 기능 조차 하기 힘들 정도로 근육이 약화된 상태로 80대에 접어들기도 하며, 이런 약한 모습은 미래의 일을 예지하는 적신호로 보이기도 한다. 예를 들어, 의자에 앉은 상태에서 의자를 팔로 밀어붙이지 않고 선 일어나는 것이 불가능한 이들이 있다. 만약에 당신도 그중 하나라면 넘어지거나 다른 부상을 당할 가능성이 높아지며, 독립적인 삶을 이어나가는 데 필요한 능력에 장애가 생기거나 불편함이 생길 수 있다. 우주비행사가 무중력 상태에서 근 기능을 빠르게 잃듯이, 침대에 드러눕거나 안락의자에서 하루의 대부분을 보내는 고령층은 자신의 신체 기능이 급격히 하락하는 걸 느끼게 된다.

행동하고자 하는 의지만 있다면, 근 손실은 얼마든지 피할 수 있다. 실제로 한 연구에 따르면, 물리적으로 활동할 수만 있다면 나이와 관계없이 근육을 발달시킬 수 있다고 한다.

1990년 터프츠 대학교의 연구팀이 〈미국 의학협회 학술지〉에 발표한 연구는 한 가지 가능성을 제시했다. 보스턴의 장기 요양시설에 거주하는 86세부터 96세까지의 사람들 10명을 대상으로 진행한 연구였는데, 모두 걷는 것이 가능하지만 8명은 과거에 넘어진 적이 있었고, 7명은 균형을 잡기 위해 보행기나 지팡이를 이용했다.

　연구팀은 이 상황을 개선하기 위해 한 가지 처방을 내렸다. 참가자들과 매주 3번씩 만나며, 내구력 훈련을 여러 번 거쳐 다리 윗부분 뒷편과 앞편에 위치한 대근육인 사두근과 오금줄의 근력을 늘리도록 했다. 8주에 거쳐 나온 결과는 상당히 놀라운 것이었다. 참가자들의 근력은 극적으로 늘었다. 참가자들 중 2명은 더 이상 지팡이를 필요로 하지 않았으며, 주로 앉은 상태에서 시간을 보내던 1명은 서는 것을 더 이상 어려워하지 않았다. 이것은 CT 스캔으로도 확인되었다. 참가자들의 근육량이 놀라울 정도로 개선되어 있었다. 연구원들이 말하기를, "보통 성인기를 거치면서 근력은 30%에서 40%가 감소하기 때문에, 연구에 참여한 사람들은 지난 몇 년간 낼 수 있었던 힘보다 훨씬 많은 힘을 낼 수 있었다"고 하였다.[88]

　그런데 프로그램이 끝난 후에는 무슨 일이 일어났을까? 훈련 없이 4주를 보낸 후, 고령층 참가자들의 근력은 32%가 감소했다. 매일 앉아 있는 생활을 하며 원점으로 돌아온 것이다. 이 연구뿐만 아니라 뒤따른 연구에서도 노인들이 훈련을 통해 근육을 발달시키는 일은 90대에도 가능하다는 사실을 밝혔다. 하지만 근력을 유지하기 위해서는 훈련을 멈춰선 안 된다. 만약에 멈춘다면, 그때까지 쌓아올린 것을 곧바로 잃을 것이다.

경각심을
일깨우다

  몇 년 후, 나는 내 환자 가운데 같은 경험을 한 사람을 만났다. 70대 중반에 의사직에서 퇴직한 로라는 좋은 음식을 먹고 여행하는 일에는 열정을 보였지만, 운동에는 그러지 못했다. 내가 정기적으로 신체 활동을 하라고 권할 때마다 무관심으로 답했다. 그녀는 '정신을 수행하며' 인생을 살았고 운동에 시간을 투자하지 않았다.

  로라가 나를 방문하는 일은 드물었다. 장기 외국여행을 준비할 때만 나를 찾아왔다. 로라가 여행을 떠날 때면 종종 딸이 동행했고, 이번 여행도 딸과 함께한다고 했다. 이 두 사람은 로라의 나이가 걱정이 되었는지, 여행을 가는 것이 나쁜 생각은 아닐지 나에게 물었다. 그런데 그 두 사람이 병동의 복도를 걷는 모습을 보고, 나는 로라의 느린 걸음에 놀라지 않을 수 없었다. 로라가 마지막으로 병동을 방문한 지 1년이 넘은 시간이 흘렀고, 그녀의 건강이 악화되고 있는 것이 분명했다. 진료실에서 로라와 딸은 계획중인 여정에 대해 흥미롭게 이야기했다. 나는 신체검사를 진행했고, 로라의 바이탈 사인과 테스트 결과를 검토했다. 심각한 문제가 있는 것 같진 않았다. 그럼에도 나는 딸에게 걱정을 표했다.

  로라는 내 자리 옆 의자에 앉아 있었다. 나는 그녀에게 의자 팔걸이에 의지하지 않고 일어설 수 있는지 물었다. 로라는 잠시 머뭇거렸지만 몸을 앞으로 기울이며 일어서 보려고 했다. "이걸 하지 못하다니, 믿을 수 없네요." 그녀는 짜증 섞인 목소리로 말했다. 그리고 다시 시도해 보았지만, 팔을 짚지 않고 의자에서 일어나는 일은 힘들어 보였다. 로라는 오직 손과 팔을 이용해 강하게 의자를 밀어야만 일어날 수 있었다.

나는 그때 로라가 여행을 떠나는 것은 안전하지 않다고 판단했다. 어려웠지만, 정말 솔직히 말했다. 방금 그 간단한 동작을 수행하지 못하는 것은 그녀가 얼마나 약해졌는지 보여주는 지표라고 나는 설명했다. 그리고 이 문제를 해결하지 못하면 넘어지거나 심각한 부상을 당할 위험이 있으며, 집 근처도 아닌 외국에서 그런 일이 일어나는 것은 위험하다고 말했다.

나는 여행은 나중에 얼마든지 가능하다는 말도 덧붙였다. 하지만 우선 건강을 회복해야 한다고 말했다. 그러기 위해 로라가 노력을 하지 않는 이상, 여행은커녕 어떠한 일도 혼자서 해내기 힘들 것이라고 말했다. 나는 중요한 근육들을 발달시키는 근력 훈련을 받으라고 권했다. 우선 몸을 지탱할 힘을 얻고 더 안정적으로 걷는 것이 목표가 되어야 했다. 그녀가 꾸준히 근력 훈련을 받는다면, 터프츠 대학교 연구의 참가자들처럼 근력이 발달될 것임을 나는 알고 있었다.

다행스럽게도 로라는 내 의견을 수용했다. 그녀는 딸과 함께 여행을 떠나는 것을 미루고, 만성질환을 가진 노인들을 위해 재활 훈련과 근력 운동을 전문으로 하는 스파 형식 센터에 연락했다. 처음엔 코치를 받으며 훈련했지만 점차 스스로 운동을 할 수 있게 되었다. 가장 중요한 점은 시애틀로 이사 간 후에도 의욕을 잃지 않았다는 것이다.

6개월 후에 만났을 때, 로라는 훨씬 빠른 보폭으로 병동 복도를 걸어왔다. 진료실에 들어와서는 자랑스러운 표정으로 팔걸이를 짚지 않고 의자에서 일어나는 모습까지 보여 주었다. 그리고 딸과 함께 떠날 여행에 대해 말해 주었다.

나는 로라가 지난번 진료 이후 '경각심'을 일으켜 의자에 앉아 있는 시간을 줄이며 마침내 운동을 시작했다는 사실에 매우 기뻤다. 그와 동시에 그녀가 더 일찍 운동을 시작하도록 이끌 방법은 없었는지 되돌아보기도 했다. '현명한 노화'를 위해서는 규칙적인 생활을 토대로 시간이 흘러도 신체 능력을 유지할 수 있어야 한다.

관절도
보호하자

우리 세대 중 많은 이들이 그랬듯이, 나 또한 달리는 것을 좋아했다. 고등학교 때에는 육상선수였고 40대에도 조깅을 즐겼다. 하지만 50대에 들어서면서 내 몸이 예전 같지 않다는 것을 느꼈다. 뼈 끝의 연골은 시간이 지나면서 닳는데, 이러한 증상을 퇴행성 관절염 혹은 골관절염이라고 부른다. 스키를 타거나 산을 오를 때에도 내 무릎은 손상되었으며, 더 이상 달리는 것은 무리처럼 느껴졌다. 나는 체력을 관리하기 위해서는 새로운 방법을 찾아야 한다고 생각했다.

나에게만 일어난 일이 아니다. 특히 베이비붐 세대가 중년기에 들어서면서 과거 신체활동의 여파를 느끼기 시작한다. 주로 무릎, 어깨, 등, 손목, 손가락 등 오랜 시간 동안 압력을 견뎌야 했던 부위들이 이 영향을 많이 받는다. 관절이 일으키는 문제를 어떻게 해결하느냐에 따라서 노후의 삶의 질이 크게 달라질 수 있다. 다행스럽게도 과학이 발전한 덕분에 노인들은 심각한 관절 문제를 겪어도 신체 기능을 유지할 수 있다. 나이 든 관절을 보존하거나 안전하게 움직이는 방법에 대해 배우고, 더 나은 약물을 처방받거나 인공 관절 수술을 받을 수 있기 때문이다. 관절을 건강한 상태로 유지하기 위해서는 무엇보다 먼저 다음 두 가지를 염두에 두어야 한다.

관절 주변 근육을 발달시키기 위해 정기적으로 운동하는 체제를 갖추어라

이틀마다 근력운동을 하라는 뜻이다. 관절에 통증을 느끼지 않을 정도로 압박을 가하는 운동이어야 한다. 어떤 사람들은 아령, 운동용 밴드, 역기를 사용하기도 한다. 안전하게 운동기 위해 헬스장 같은 곳에 등록해 트레이너나 물리치료사에게 배우는 것도 좋다. 사이클링, 수중 에어로빅, 요가, 필라테스 같은 활동을 통해 몸통의 '코어 근육'과 더불어 관절 주변 근육을 발달시킬 수 있다.

통증이 느껴지기 시작하면 관절을 무리해서 사용하면 안 된다

계속 운동을 하는 것이 좋지만, 통증이 느껴지는 부위의 스트레스를 완화하는 방식으로 해야 한다. 이 면에서는 수영이 적합하다. 나 또한 그렇지만, 많은 사람들은 달리기와 같이 관절에 부담을 주는 운동을 피해야 한다. 대신 산책을 하거나 자전거를 타거나, 수영을 해보길 권한다.

진통제 사용에 주의하라:
NSAIDs와 아세트아미노펜

진통제에 관한 우리의 지식은 계속해서 쌓여 간다. 골관절염을 앓으면 관절이 붓고 열나고 아픈 듯한 느낌이 난다. 이러한 염증을 관리하기 위해 아스피린을 흔하게 복용했지만, 아스피린에는 흔하게 나타나는 속 쓰림과 위장병 이외에도 많은 부작용이 있다. 오늘날에는 의사들이 일반적으로 환자들에게 이부프로펜상표명: 애드빌, 모트린과 나프록센상표명: 알리브과 같은 비스테로이드 항염증제(NSAIDs)를 신중히 사용하기를 권한다. 이 대체품들은 아스피린만큼 위에 부담을 주지 않지만, NSAIDs도 지시사항에 따라 주의하여 복용해야 한다. 남용하게 된다면 위와 결장에서 출혈과 궤양이 생기고, 식도에서 쓰림 현상, 염증, 출혈 그리고 신장질환이나 혈압 상승으로 이어질 수 있는 문제를 일으킬 수 있기 때문이다. NSAIDS의 위험한 부작용은 많은 양을 장기간 동안 복용하는 노인들에게 더 흔하게 나타난다.

한 가지 놀라운 사실은, 아세토노펜 진통제상표명: 타이레놀는 많은 사람들에게 좋은 선택이 될 수 있다는 점이다. 항염증제 계열은 아니지만, 진통제 역할을 톡톡히 해주며 다른 약물보다 훨씬 안전하기 때문이다.

골관절염을 위해 마약성 진통제(아편류의)를 복용하는 것은 피해야 한다. 이는 하이드로코돈 계열_{상표명: 롤셋, 바이코딘}과 옥시코돈 계열_{상표명: 옥시코틴, 펠코셋} 약물을 포함한다. 이 종류의 약물은 장기적인 사용에 효과적이지 않으며, 부작용을 초래할 수 있고 중독성이 강하다. 또한 이 종류의 약물은 사용하는 노인에게 균형감각과 사고 능력에 문제가 생기는 일을 흔하게 볼 수 있다. 비종양 통증에 장기적으로 사용할 경우 우발적인 남용으로 병원에 입원하거나 사망을 하게 될 가능성이 높아진다는 연구결과가 있다.

진통제 계열 약물을 복용하는 대신 마사지, 정기적인 물리치료, 침술, 명상으로 대체한다면 관절 통증에 도움이 될 뿐만 아니라 처방되는 약물의 부작용에 시달릴 필요도 없다. 나는 관절 문제를 겪고 있는 환자들에게 주로 활동적으로 생활할 것을 권장한다. 기본적인 유산소 운동과 근력 운동, 스트레칭, 그리고 관절의 운동범위를 유지시키는 운동을 병행한다면, 나이 든 관절이 삶의 질을 떨어뜨리는 것을 최소화할 수 있다. 약물이 도움이 될 수 있지만 신체활동이 더 큰 도움을 줄 것이다.

요통에 관해 연구하며
배운 점

　지난 수십 년간 요통을 관리하는 방식이 진화한 과정을 생각해 보면, 만성질환을 관리하기 위해 운동하는 것이 얼마나 강한 힘을 가지는지 명확해진다. 2장에서 엑스레이 검사를 남용하는 것에 대해 언급했는데 거기에 덧붙이자면, 의사들은 과거에 요통을 치료할 때 굉장히 다른 방식으로 접근했다. 우선 환자들이 특수 검사 혹은 수술까지 필요한지에 대해 생각했기 때문이다. 환자가 극심한 요통을 겪고 있다면, 장기 요양을 권하거나 마약성 약물을 처방하기도 했다.

　그러나 이제 정반대의 방식이 더 낫다는 사실을 안다. 지금까지의 연구에 의하면, 요통을 치료하기 위해 수술을 받는 것은 현명하지 못하며, 극심한 요통도 보통 며칠 혹은 몇 주 안에 나아지므로, 장기요양을 하는 것은 상황을 악화시킬 뿐이다. 대개의 경우, 복합성 요통을 겪고 있는 것이 아니라면 (암이나 골절 같은 특정 원인으로 인해 요통을 겪고 있는 것이 아니라면) 활동적인 생활을 하는 것이 매우 좋다. 물리치료 프로그램은 관절의 운동범위와 코어 근육을 발달시키고, 대다수 환자들의 극심한 요통을 완화시키는 데 특화되어 있다. 요통을 만성적으로 앓고 있다면, 아시아의 고대 요가(아마 흔하게 보이는 물리적인 문제에 맞추어 점진적으로 각색된 방식일 것이다)가 놀라운 효과를 보일 것이다. 집단건강 연구기관의 동료 다니엘 처킨 박사와 카렌 서먼 박사는 요통 치료를 위한 요가,[89] 마사지,[90] 침술,[91]

지압요법, 정신 기반 스트레스 완화법[92]에 대해 연구했으며, 이 모든 비약물성 치료가 좋은 효과를 보인다는 사실을 발견했다.

일반적인 요통은 상당히 널리 퍼져 있으며, 가변성이 강한 질환이다. 하지만 나는 과거의 서양의학이 이 질환을 질병처럼 취급해 장기 요양, 약물, 수술 등으로 '치료'하려 했던 것은 실수라 생각한다. 요통을 오히려 인간의 기본적인 상태로, 인생의 일부로 바라볼 수 있다. 이를 이해한다면 재활 운동을 하거나 요가 같은 다른 방식으로 대체하는 것이 종종 더 나은 선택일 수도 있다.

인공관절 수술의 적절한 시기

근래 수십 년간 과학 기술이 발전하면서 얻은 이점이 하나 있다면 인공관절 수술일 것이다. 골관절염으로 인해 닳은 관절을 교체할 수 있는 수술이 발달된 것은 매우 좋은 현상이다. 이 수술은 수백만 명의 노인들이 나이가 들어서도 극심한 장애나 고통을 피할 수 있도록 도움을 준다. 실제로 존 찬레이John Charnley 박사는 인공고관절 치환술을 발명한 선구자이며, 수백만 명의 삶의 질을 개선시킨 공으로, 1974년 알버트 래스커 상(미국의 노벨상으로도 불리는)을 수상하였다. 고관절과 무릎관절 치환술은 지난 몇 년간 더 안전하고 효과적으로 발전했으며, 이제 노인들이 일반적으로 받을 수 있는 수술이 되었다.

인공관절 수술을 고려하는 환자로서 능동적인 태도를 취하고 싶다면, 다음 두 가지 중요사항을 자각하고 있어야 한다.

1. 시기

고관절이나 무릎을 교체해야 하는 시기는 의사와 상의해야 하는 중요한 문제이다. 인공관절의 이점은 영원히 지속되지 않는다. 그래서 당신이 상당히 젊다면, 나중에 두 번째 교체가 필요하지 않도록 시기를 늦출 수도 있다. 연구 결과에 따르면, 두 번째 수술을 받는 환자는 합병증과 부작용이 더 많은 것으로 나타났다. 다른 한편으로는 우리 관절을 둘러싼 근육이 시간이 지남에 따라 점점 약해지기에 너무 오래 지체하는 것은 바람직하지 않다. 이는 재활기간을 길게 만든다. 또한 교체시기를 늦출수록 교체에 따른 수술의 혜택을 누릴 기간이 줄어드는 점도 있다.

2. 수술 '후'뿐만 아니라 수술 '전'도 중요하다

여러 보건 단체가 인공관절 수술을 받은 환자들의 회복을 위해 폭넓은 재활 프로그램을 개발했으며, 이는 중요한 사항이다. 하지만 수술 전 환자가 보유한 근력과 건강 역시 수술이 얼마나 성공적으로 이루어지는지에 크게 영향을 끼친다. 때때로 어떤 사람들은 너무 약하고 노쇠한 상태로 수술을 받은 탓에 수술이 성공적이지 않은 경우도 있다. 인공관절 수술의 덕을 보고 싶다면 사전에 최대한 건강한 신체를 유지하도록 노력해야 한다. 사이클링이나 수영 같은 비체중 부하 유산소 운동을 통해 일반적인 신체를 단련하는 방식으로 수술을 준비하는 것이 좋다. 의사가 등척운동 등 근육강화에 집중하는 운동을 권할 수도 있다.

심혈관 건강의
개선

심장과 혈관은 신체의 모든 중요한 장기와 조직에 산소와 다른 영양소를 공급하는 기관이다. 심장 혈관계의 건강이 활동적인 즐거운 일상과 삶의 질 및 생존에 커다란 영향을 미친다는 것은 놀라운 일이 아니다. 지난 50년간 의학계에서는 심혈관 치료의 위험성에 대한 엄청난 양의 발견이 이루어졌다. 결과적으로, 미국에서 심장마비와 뇌졸중으로 인한 사망률이 눈에 띄게 감소하였다.

그러나 한편 심혈관 관련 만성질환 확산에 비만이 한몫했다. 이는 더 많은 사람들이 아테롬성 동맥경화증(동맥이 굳는 병), 고혈압, 당뇨 외 수많은 병을 보유한 채 노년에 들어선다는 것을 뜻한다. 피로감을 느끼고 호흡이 짧아지며, 이동성이 제한되고, 우울증, 치매, 흉통 등등의 질환으로 인한 불편함과 장애를 안고 살아가기도 한다.

하지만 심혈관 건강과 건강한 노화방식의 연결고리를 연구한 바에 의하면, 좋은 소식도 있다. 병으로 고통받는 일은 당연한 것이 아니다! 물론 유전이란 요소를 무시할 수는 없고, 부모에게서 심장병의 가능성을 물려받은 것은 어찌할 수 없다. 하지만 심혈관 질환의 발병률은 생활방식과도 연관이 있다. 당신이 나이 들면서 심장과 혈관에 문제가 생기는 일을 예방할 수 있는 기회에 주목해야 한다는 뜻이다.

다음 5가지 습관을 지키면 많은 사람들이 심혈관 질환과 뒤따르는 부작용의 가능성을 낮출 수 있다.

1. 담배를 피우지 마라.
2. 규칙적으로 운동을 하라.
3. 건강한 식습관을 가지라.
4. 적정 체중을 유지하라.
5. 스트레스를 관리하라.

만약에 건강한 습관을 지키는 것만으로는 부족하다면 심혈관 질환을 치료하는 데 효과적인 약물을 사용해 보는 것도 좋다.

그렇다. 어떤 사람들은 지킬 건 다 지키면서 살지만, 유전으로 인해 혹은 순수하게 운이 나빠서 심장병을 앓기도 한다. 유감스러운 일이기는 하지만, 그것이 건강한 삶을 살고자 하는 노력을 포기할 이유는 절대 되지 않는다. 건강한 습관을 지키는 것은 심혈관 질환(그리고 다른 건강 문제)의 악영향을 최소화하고 건강을 개선하는 치료의 효과를 최대화하기 때문에, 절대적으로 가치가 있다는 사실을 뒷받침할 증거는 많다.

아테롬성 동맥경화증과
고혈압

 심혈관에서 가장 흔하게 보이는 문제 중 하나는 아테롬성 동맥경화증인데, 이는 관상동맥 질환 혹은 '동맥이 단단해지는 병'이라고도 불린다. 고혈압과도 관련이 있는데, 고혈압은 아테롬성 동맥경화증의 원인과 결과가 될 수 있다.

 아테롬성 동맥경화증를 보유한 환자의 몸에선 플라크라 불리는 밀랍과 같은 물질이 심장과 다른 부위의 동맥에 쌓이며, 뇌를 포함한 다른 신체 부위와 심장으로 혈관이 산소 함유량이 높은 혈액을 운반하기 어려워진다. 플라크는 트리글리세라이드라 불리는 지방뿐만 아니라 콜레스테롤, 칼슘 그리고 엉긴 피의 작은 조각 같은 물질들로 구성되어 있다.

 플라크가 심장으로 향하는 혈류를 막는다면 심장마비나 부정맥이나 울혈성 심부전증 등, 여러 문제를 일으킬 수 있다. 플라크는 또한 탈장을 유발하고 신체에 손상을 입힐 수 있다. 플라크가 뇌로 향하는 혈류를 막는다면 뇌졸중이나 '경미한 뇌졸중'이라 불리는 일과성 뇌허혈 등으로 뇌에 문제를 일으킬 수 있다. 일과성 뇌허혈은 인지능력에 문제를 일으키고, 5장에서 언급한 '혈관성 치매'의 원인이 될 수 있다. 아테롬성 동맥경화증은 신장 이상, 시력 문제, 심지어 발기부전뿐만 아니라 많은 문제를 일으킬 수 있다.

 아테롬성 동맥경화증은 동맥을 손상시키는 여러 요소들이 원인이다. 흡연을 하거나, 염증이 생기거나, 당뇨로 인해 혈액 내 당 수치가 높거나, LDL (나쁜) 콜레스테롤 수치가 높아지는 것이 요소로 작용한다. 고혈압이 원인이 되기도 하는데, 이는 평소보다 높은 혈압으로 혈액이 동맥으로 흐르는 병이다.

아테롬성 동맥경화증은 유전되는 병이다. 부친이나 형제가 55세 전에, 혹은 모친이나 여자형제가 65세 전에 이 병을 진단받는다면 당신도 이 병을 갖고 있을 것이라 판단된다. 고혈압 또한 유전된다. 이 두 병의 위험성은 나이와 비례해서 급격히 높아진다. 하지만 건강한 생활방식을 유지한다면 병을 앓을 확률을 최소화할 수 있다. 복용하는 약물에 유념하고 필요하다면 피해야 한다. 예를 들어, 천식이나 호르몬 치료를 위해 처방되는 특정 약물은 혈압을 오르게 할 수 있다. 당신이 고혈압인 상태에서 이러한 약물을 복용해야 한다면 약물의 위험성에 대해 의사와 상의해야 한다.

당신이 고혈압을 진단받았다면, 의사는 정기적으로 혈압을 체크하고 기록을 남길 것을 권할 수 있다. 생활요소와 약물이 당신의 혈압에 어떠한 영향을 끼치고 건강한 혈압을 유지하기 위해 어떻게 해야 할지 알 수 있다는 점에서 기록을 남기는 일은 도움이 된다.

혈압 수치가 건강한가를 판가름하는 지표는 이따금 바뀐다. 전문가들은 최근 몇 년간 혈압을 적극적으로 낮추려는 노력이 필요하다고 했다. 예를 들어, 어떤 전문가들은 50세 이상의 사람들은 과거 기준점이었던 130이 아닌 120mmHg 이하의 심장수축기 혈압(최고혈압)을 기준으로 삼을 것을 권했다. 〈뉴잉글랜드 의학저널〉에 게재된

SPRINT[93]라 불리는 기념비적인 연구는 120을 주장했지만, 몇몇 권위자들은 그건 특정 노인들이 가지기엔 너무 낮은 수치이며 기절하거나 신장 이상이 생길 수 있다고 반박했다.

나는 환자들이 의사로부터 개개인에게 이상적인 혈압 수치에 관해 개별적으로 조언을 구하는 것이 필요하다고 생각한다. 혈압이 높아지면 위험하기 때문에 적당히 낮은 수치를 유지하는 것을 인지하고 있는 것이 가장 중요하다. 혈압이 내려감으로써 피로감이나 현기증을 느끼거나 지능적으로 더뎌지는 것은 치매와 혼동될 수 있다.

고혈압과 여러 심혈관 문제
치료법

생활방식을 바꾸는 것만으로 혈압이 내려가지 않거나 심혈관 건강이 개선되지 않을 때, 의사가 약물치료를 받으라고 권유할 수 있다. 이때 의사가 권하는 약물은 혈압을 내리고(플라크의 생성을 느리게 하고 멈추고 되돌리며, 혈전의 위험 요인을 최소화하고), 질환을 치료하고, 다른 위험 요소를 없애는 효과를 가지고 있을 것이다.

거의 모든 종류의 심장 약이 부작용을 수반하며, 이는 관리가 필요하다. 하지만 심장 약은 수백만 명의 목숨을 구했으며, 최근 몇 년간 안전하고 간편한 방식으로 발전했다. 예를 들어, 스타틴 약물은 콜레스테롤 수치가 높은 사람들이 심장병과 뇌졸중을 앓을 가능성을 낮추는 데 굉장한 효과를 보인다.

약물치료까지 받았음에도 심장병으로 인한 사망 가능성이 낮아지지 않는다면, 의사는 시술이나 수술을 권할 것이다. 그 중 하나는 혈관성형술로서, 이는 비외과성 방식으로 작은 풍선을 동맥에 주입해, 풍선을 팽창시켜 플라크를 수축시킨 뒤 혈액이 원활히 흐르도록 만들어 막히거나 협소해진 동맥을 여는 방법이다. 혈관성형술 중 관상동맥이 닫히지 않도록 스텐트를 주입하기도 한다. 관상동맥이 협소하거나 막힌 부위를 바이패스(우회)해야 할 때 다른 신체 부위의 동맥이나 정맥으로 바이패스 수술하는 것이 대안책이 될 수 있다.

약물과 더불어 이러한 시술이 발전하면서 심혈관 문제 치료법에 대해 생각하는 방식에도 대변혁이 일어났다. 성공적인 치료법이 생겨나면서 30, 40년 전에 비해 심장병에서 살아남는 사람이 수백만 명 증가했다. 베이비붐 세대 중 많은 이들은 부모님이 심장병에 걸린 친인척에 대해 이야기할 때 굉장히 어두운 목소리였다는 것을 기억할 것이다. 아버지가 50대 혹은 60대에 갑작스럽게 심장마비로 인해 돌아가셨을 수도 있다. 하지만 오늘날에는 심장병을 예방하고 치료하는 데 있어서 엄청난 발전이 이루어졌다. 그러나 그런 치료법은 바이패스 수술만큼이나 침습적이란 사실을 인지해야 한다. 비용이 굉장히 비싸며, 환자들이 수술을 받고 회복기를 보낼 때 합병증이나 부작용이 일어날 가능성이 있다.

그러기에 가능하다면 건강한 생활방식을 준수함으로써 사전에 이러한 일들을 피하는 것이 가장 좋다. 그리고 심혈관 질환이 생겼을 때 약물이나 수술, 다른 여러 치료법의 도움을 받으며 인생에서 건강함을 지키려는 노력이 얼마나 중요한지도 이해할 필요가 있다. 당연히 약물을 처방함으로써 심각한 심혈관 문제를 가진 사람들의 목숨을 구할 수 있다. 하지만 약물을 처방받은 후에 금연, 규칙적 운동, 건강한 식습관, 스트레스 관리 등의 건강한 습관이 더 나은 인생을 살게 해주는 열쇠가 된다.

심장마비 또는 바이패스 수술과 같이 심장에 이상이 생긴 후에 많은 환자가 극도로 건강한 생활방식을 지키고, 치료계획을 세워, 길고 활력이 넘치며 만족스러운 인생을 사는 모습을 보는 일은 의학에 종사하면서 느낄 수 있는 큰 즐거움 중 하나이다.

무엇보다도
담배를 끊어라

당신이 흡연자라면 담배를 끊는 것이 건강을 개선시키고 신체능력을 비축하기 위해 할 수 있는 가장 효과적인 행동일 것이다. 담배는 여러모로 몸에 해롭다. 우선 여러 종류의 암과 만성질환의 발병률을 상당히 높인다. 혈관 또한 손상시켜 혈압과 콜레스테롤 수치를 높이며, 심장마비 · 뇌졸중 · 치매의 발병률을 높인다.

나이에 상관없이 담배를 끊는 일은 건강에 도움이 된다. 담배를 끊고 며칠이 지나면, 담배로 인해 훼손된 신체가 회복되기 시작한다. 1년 후엔 관상동맥 병으로 사망할 확률이 절반으로 줄어든다. 10년 후엔 폐암으로 사망할 확률이 절반으로 줄어든다.[94]

유감스럽게도, 이미 담배의 중독성에 물든 사람들은 대부분 금연을 매우 어려워한다. 지금까지 연구된 모든 중독성 물질 중 니코틴이 가장 포악하다. 놀랍게도, 두뇌 연구에 따르면 니코틴은 헤로인, 코카인, 알코올보다 중독성이 강하다. 물론 담배를 끊는 일이 불가능하지는 않다. 질병관리본부(CDC)는 절반 이상의 성인 흡연자가 금연에 성공했다는 통계를 제시했다.[95] 한때 담배에 중독되었던 수백만 명의 사람들이 현재 담배를 끊었으며, 금연이 가능하다는 것을 몸소 증명했다.

가장 효과적인 금연 방법은 무엇일까? 연구에 따르면 니코틴 패치, 부프로피온, 바레니클린 등의 약물을 복용하며 행동 상담을 병행하는 것이 가장 효과적이다.[96] 병원, 직장, 지역사회 단체에서 상담을 받는 것이 가능하다. 인터넷과 전화를 통해 훈련된 상담사들에게 상담을 받는 프로그램은 접근성이 좋아 특히 효과적이다. '전화 금연 상담'은 집단 건강연구소가 처음 개발했으며, 현재 거의 모든 보험이 적용된다. 금연을 시도하는 사람들은 핸드폰 앱과 디지털 도구를 이용해 도움을 받을 수도 있다.

금연을 시작하면 체중이 증가할 수 있기에 체중을 관리하는 것이 좋다. 하지만 금연을 하면서 살이 얼마간 찐다고 해도 혈압을 관리하기 수월해지며, 심장마비·뇌졸중·폐암 등 여러 질병 발병률이 낮아지기 때문에 무시해도 되는 수준이다.

운동은 심장에도
최고의 약이다

1980년도의 의학저널에서 매우 중요하다 생각되어 간직한 사설을 최근 우연히 발견하게 되었다. 30년이 흐른 지금, 나는 그 사설을 보며 웃었다. 저자는 베타 차단제와 운동 중 무엇이 심장 건강에 더 이로운지 물었다. 나는 우선 저자의 잘못된 이분법이 재미있게 느껴졌다. 약과 운동 중 선택을 해야 하는 사람은 없기 때문이다.

추론 과정 또한 이상하게 느껴졌다. 저자는 처음에 신체활동이 더 안전하고 유익하다는 점에서 우월하다 찬양했다. 하지만 그는 결국 약물의 편에 섰다. 왜일까? 그는 환자들이 알약 하나 먹는 간단한 방법 대신 신체활동을 하는 노력을 기울일 거라고는 생각하지 않았던 것이다.

그 후 30년간 어떤 변화가 있었는지에 대해 생각했다. 심장마비 · 뇌졸중 · 당뇨병 · 치매 등등 온갖 종류의 질병을 피하는 데 운동이 도움이 된다는 사실은 반박의 여지가 없다. 다양한 연구가 운동은 혈압을 낮추고 혈액 내 해로운 콜레스테롤 수치를 내린다는 것을 밝혔다. 뼈와 근육 또한 더 견고해진다. 그리고 스트레스를 낮추고 기분을 좋아지게 만든다. 따라서 환자들은 '기쁜 마음으로' 운동하는 것을 선택할 것이다. 서구 사회에서 압도적으로 많은 사람들이 탄탄한 몸을 자랑하고 건강한 이유는 그 때문일 것이다. 그렇지 않은가?

하지만 이는 사실이 아니다. 나는 2016년에 〈란셋The Lancet〉지에 발표된 수백만 명을 대상으로 진행한 기념비적인 연구에서, 하루 중 1시간 이상 신체활동을 하는 사람은 1/4도 안 된다는 사실을 본 기억이 났다.[97] 그리고 그 오래된 사설은 더 이상 재미있게 느껴지지 않았다. 지금까지 운동의 유익함을 증명하는 과학 연구가 무수히 많이 발표되었지만, 세상은 그리 쉽게 바뀌지 않는다. 우리는 우리의 무력함을 이겨낼 방법을 찾아야 한다. 집 밖으로 나가 운동할 동기가 있어야 한다.

워싱턴 대학교에서 심장병 환자의 재활치료 분야의 선구자인 로버트 브루스 박사와 함께 일한 경험을 떠올렸다. 브루스 박사는 심장 질환자가 치료받을 때 감독하에서 정기적인 운동을 하는 것은 위험하지 않으며, 오히려 도움이 된다는 사실을 처음으로 증명했다.[98] 하지만 브루스 박사는 사람들이 "just do it(그냥 해버려)"을 외치는 나이키 광고처럼 의욕이 넘치지 않는다는 사실 또한 발견했다. CAPRI 프로그램에서 진행한 연구에 따르면, 프로그램에 등록한 사람들 중 절반이 6개월만 참가했으며, 2년 후에는 70%가 운동을 멈췄다고 한다.[99] 예상과는 달리, 심장마비를 겪었음에도 불구하고 대다수는 심장 재활치료에 전념할 의욕이 없었다고 한다.

이와는 달리, 나는 내 개인 병동과 연구실 그리고 공적·사적인 관계에서 현실적인 장애물이 있었음에도 불구하고 매일 운동하는 것을 우선순위로 두는 데 성공한 많은 사람들을 만나 왔다. 젊은 사람들은 산을 오르거나 마라톤에 참가하는 등, 취미생활을 즐기거나 외모를 가꾸는 데에서 동기를 얻곤 한다. 반면, 중년의 사람들은 진단 결과나 건강에 문제가 생김으로써 동기를 얻는 경우가 많다. 콜레스테롤이나 혈압 수치가 높은 것이 문제가 된다면 운동을 하고 건강한 식습관을 지킴으로써 죽을 때까지 약에 의존하거나 약의 부작용에 시달리지 않을 것이라 판단한다. 실제로 내 환자들 중 많은 이들이 신체활동을 늘리고 더 나은 식습관을 지킴으로써 질환을 위해 복용하는 약물의 숫자를 줄이기도 했다.

어떤 때에는 병에 걸리거나 부상을 당하면서 운동하는 습관을 길러야겠다고 다짐하기도 한다. 2장 후반부에 등장한 웨인 그라이팅을 기억할 것이다. 그는 퇴직한 학교 교사로서 신체활동을 하고 체중을 감량하면서 무릎 수술을 피할 수 (최소한 늦출 수) 있었다.

그런데 60대의 사람들은 대부분 좀 더 일반적인 이유로 운동을 한다. 사람들은 이 세상에 조금 더 머무르고 싶고, 머무르기 위해 에너지와 건강이 필요한 것이다. 나이나 몸의 상태와는 무관하게 운동을 하면 더 장수하고 정신 건강에 도움이 된다고, 내가 담당한 '모든' 환자들에게 말하는 것도 그 때문이다. 그리고 내 마음이 진정으로 전달될 때가 있다.

조지 닐슨은 나의 조언을 가슴 깊이 새긴 사람들 중 한 명이다. 내 병동을 처음 방문했을 때 60대였던 그는 복도를 걸어오면서 한 번 쉬어야 할 만큼 체력이 약한 상태였다. 조지의 심장은 아테롬성 동맥경화증으로 심각하게 손상된 상태였으며, 그의 심장병 전문의는 조지가 심장병 '말기'라고 했다. 조지는 자신의 질환에 필요한 모든 약물을 복용하고 있었지만, 신체활동은 거의 하지 않았다.

체력을 기르기 위해 매일 짧게 산책하라고 내가 권했을 때, 조지는 놀랍다는 표정을 보였다. 많은 심장병 환자들이 그러하듯이, 조지도 몸을 움직이는 일이 심장마비를 야기하지 않을까 두려웠던 것이다. 천천히 산책하는 것으로 시작한다면 조지가 안정적으로 체력을 기르고, 나중엔 걱정 없이 운동할 수 있을 것이라고 나는 단언했다. 그는 일단 한번 해 보겠다고 말했다.

조지는 처음에 집 주변을 짧게 산책하는 데 그쳤지만, 몇 달 후엔 매일 한 시간 가까이 걸을 수 있게 되었다. 가끔씩 숨이 차다고 했지만, 집에 있을 이유가 되지는 않았다. 그럴 때면 잠시 멈추고 숨을 고른 다음, 다시 걷기 시작했다.

조지는 몇 년간 꾸준히 이 일과를 수행했으며, 내가 예상한 이상으로 더 오래 삶을 이어나갔다. 이것이 어떤 차이를 만들었을까? 그는 심장병 말기의 사람들이 일반적으로 경험하는 내리막길을 걷지 않았다. 나는 그가 매일 산책함으로써 골격근이 강화되었고, 심근이 받는 부담을 줄였기 때문이라 생각한다. 조지는 운동을 통해 긍정적인 마음가짐 또한 얻게 되었다. 그는 매일 집 밖으로 나갈 수 있고, 이웃들과 만나고, 야외활동을 즐길 수 있다는 사실에 기뻐했다.

얼마만큼의 운동이
적당한가?

근육은 얼마나 많아야 할까? 그리고 적당한 근육을 위해 얼마나 운동해야 할까? 답은 꽤 단순하다. 심장과 혈관의 건강을 생각했을 때, 매일 최소 30분에서 60분 정도 운동하는 것이 목표가 되어야 한다. 그리고 일반적으로 다다익선이다.

만약 운동하는 것이 처음이고 매일 1시간의 신체활동을 하는 것이 너무 많다 느껴지더라도 기죽지 마라. 천천히 시작하여 운동량을 늘리면 된다. 우리가 진행한 연구에 따르면, 조금이라도 운동을 하는 것이 전혀 하지 않는 것보다 도움이 된다. 예를 들어, 65세 이상의 ACT 노인들을 대상으로 진행한 한 연구에 따르면, 매주 3일 동안 15분 이상의 운동을 한 사람들이 15분 이하의 운동을 한 사람들보다 알츠하이머병이나 치매를 앓을 확률이 30%에서 40% 낮다고 한다.[100] 한 마디로, 소파에서 일어나라는 말이다. 일어나서 아주 조금이라도 운동을 하라. 앉아 있는 것을 편히 여기면 안 된다.

운동을 하며 당신 몸이 산소를 갈구하게 만들어라. 심장이 평소보다 어느 정도 더 빨리, 더 강하게 뛰어야 한다. 어떤 전문가들은 매번 운동을 할 때 최소 10분 이상 유산소 운동을 하는 것을 추천한다. 그리고 다시 말하지만 다다익선이다.

가장 중요한 것은 이를 닦거나 개에게 먹이를 주는 일처럼 운동을 '습관'으로 만드는 것이다. 매일 하는 일이 있다면 그걸 '하지 않는 것'

이 상상이 되지 않을 것이다. 운동도 하다 보면 그런 일이 된다. 어떤 사람들은 매일 같은 시간에 (아침이나 저녁 식사 직후 등) 신체활동을 하는 것이 도움이 된다고 한다. 이는 당신의 결의를 확고하게 해 주며, 언제 운동을 할 건지에 대한 고민을 없애 준다.

또 하나의 포인트는 좋아하는 운동을 찾는 것이다. 운동이 힘들고 단조롭다고 느껴지면 결국 실패할 수밖에 없다. 자연 속에서 걷든, 수영장에서 수영을 하든, 헬스장이나 운동 교실에 등록을 하든, 집에서 러닝머신을 활용하든, 운동은 즐거워야 한다.

빠른 속도로 보행하는 것이 가장 쉬울 것이다. 장소에 구애받지 않고 특별한 기술이나 장비 없이 할 수 있다. 필요한 물품은 오직 편안한 신발 한 켤레뿐이다. 비가 온다면 우비를 입고, 춥다면 두꺼운 운동복을 입으면 된다. 날씨가 너무 덥거나 춥거나, 비가 오거나, 밖이 너무 어둡거나 할 때에는 동네 쇼핑몰에서 걸으면 된다. 쇼핑몰은 깔끔하고 안전한 곳이기도 하고, 이른 시간에 영업을 시작하기 때문에 취미로 걷기 적합한 공간이다.

운동할 시간을 정하기 어렵다면, 늘 하는 일과 함께 하는 것도 고려할 수 있다. 운동 기구의 페달을 밟으면서 신문을 읽을 수도 있으며, 러닝머신을 뛰면서 오디오북을 청취할 수도 있고, 텔레비전을 시청하면서 아령을 들거나 스쿼트를 할 수 있다. 또한 직장에 자전거를 타고 출근할 수도 있고, 친한 친구와 산책하면서 수다를 떨 수도 있으며, 수영장에서 수영을 하면서 마음을 진정시키거나 명상을 할 수도 있다.

일어나라,
일어서라!

앉거나 누워 있는 등, 편안한 자세에서 벗어나는 것만으로 신체활동을 늘릴 수 있다. 보건 과학자들은 편안한 자세를 장시간 동안 취하는 것이 습관이 되면, 심장병과 당뇨병, 여러 암의 발병률이 높아진다고 밝혔다.[101] 더 나아가 보건 과학자들은 사람들이 두 다리로 서 있음으로써 심장의 혈액 순환이 개선되고, 뼈와 근육이 강해지며, 칼로리가 소모되기 때문에 체중이 더 수월하게 관리되는 이점에 대해 연구하고 있다.

컴퓨터 앞에 8시간 앉아 있는 사람에게 두 다리로 서 있는 습관을 기르라고 하면 어려워할 수 있다. 책상을 신장에 맞춰 높이고 서 있는 상태에서 타이핑하는 것이 한 가지 방법이 될 수 있다. 이는 집단 건강연구소에서 내 동료들이 실천하는 방식인데, 최근 이런 식으로 업무를 보는 사람들이 눈에 띄게 많아졌다. (피로해지면 앉을 수 있도록 높은 의자를 하나 구비하는 것이 좋다.) 또한 텔레비전이나 동영상을 볼 때 주기적으로 서서 보거나 스트레칭을 하는 것도 좋다.

대중교통을 이용한다면, 제럴드 알렉산더의 일화를 참고할 수 있다. 제럴드는 82세에 내 동료인 도리 로젠버그 박사가 노인들이 앉아 있는 시간을 줄일 목적으로 진행한 조사 연구에 참여했다. 그는 동네 고등학교 앞 버스 정류장에서 마을버스에 타곤 했다. 버스를 탈 때, 그는 앉아 있기보단 손잡이를 잡고 서서 목적지까지 갔다.

"어린 친구들이 저 같은 노인이 서 있는 것을 보면, 자리를 양보해야 할 것 같은 의무감에 휩싸이는 것 같아요. 그리고 가끔씩은 고집스럽게 계속 자리를 양보하는 친구들도 있죠." 그는 웃으며 말했다. "오히려 제가 설득을 해야 되죠. '정말로 저는 서 있는 게 좋아요'라고 말하면서요."[102]

로젠버그 박사의 연구팀의 감독하에 연구 참가자들은 앉아 있는 시간을 8시간에서 7시간 30분으로 줄였다. 그러자 노인들은 점차 빠르게 걷기 시작했으며, 우울함이 덜 하고, 하루 일과를 더 훌륭히 수행할 수 있다는 느낌이 든다고 말했다.[103]

만약에 앉아 있는 시간을 줄이는 방법이 정말로 없다면? (예를 들어, 당신이 버스 기사라면?) 내가 앞에 언급한 2016년에 〈란셋The Lancet〉지에 실린 연구가 긍정적인 결과를 보고했다.[104] 빠르게 보행하거나 사이클링을 하는 등의 신체활동을 1시간만 해도, 과도하게 앉아 있는 시간으로 인한 조기 사망률을 12%에서 최대 59%까지 낮출 수 있다는 것이다. 참가자들이 더 많이 운동할수록 몸을 보호하는 능력 또한 커져 갔다. 1시간은 너무 많은가? 나는 사람들에게 (특히 정기적으로 운동을 해본 적이 없는 사람들에게) 보통 60분보다는 30분 동안 매일 운동을 하라고 권한다.

〈란셋〉지에 실린 연구의 저자 울프 에크룬드Ulf Ekelund 박사도 똑같은 질문을 받았다. 영국의 성인 인구가 매일 텔레비전을 시청하는 평균 시간은 3시간이다. 그는 질문에 질문으로 답했다. "신체활동을 하는 데 조금 투자하는 게 그렇게 아까운가요?"[105]

미국의 성인 인구가 매일 텔레비전을 시청하는 평균 시간은 '4시간'이다. 그렇기에 에크룬드 박사가 한 말은 전 세계 어디에서나 적용될 것이다.

신체활동량을 늘리는 데 전념하기 시작한다면, 하루 일과 곳곳에 기회가 숨어 있다는 사실을 알아챌 것이다. 엘리베이터를 타는 대신 계단을 오를 수 있다. 버스를 탈 때 두 정거장 전에 내려 나머지 거리를 걸을 수 있다. 현관문 앞이 아니라 조금 뒤쪽에 주차해서 조금이라도 더 걸을 수 있다. 손주들의 학예회를 보고 잠시 공원에 들러 놀 수도 있다.

행동 양식에 변화를 줄 때 진척도를 기록하는 것이 성공으로의 지름길이 될 수 있다. 눕거나 앉고, 운동하는 등의 다양한 범주의 활동에 몇 분을 소비했는지 간단히 적어놓기만 해도 된다. 움직임을 기록하는 장치를 사용해도 된다. 만보기로 걸음 수를 셀 수도 있다. 아니면 스마트시계와 같은 디지털 기록 장치를 손목, 허리, 주머니에 장착해 다양한 '개인 활동'의 기록을 남길 수 있다. 기록 장치와 동일한 기능이 있는 스마트폰 앱으로 소비된 칼로리, 걸은 계단 수, 활동 시간과 강도를 기록할 수도 있다.

만약 통계와 과학 기술에 관심 있는 사람이라면, 이러한 간단한 장치를 사용하는 것이 즐겁고 동기부여가 될 수 있다. 하지만 신체를 단련하는 데 사실 어떤 장치도 필요하지 않다는 사실을 기억해야 한다. 조금씩 운동량과 운동 시간을 늘리려는 노력이 필요할 뿐이다.

하루를 보내면서 매 순간 당신이 하는 선택에 유의하는 것 또한 의미가 있다. 예를 들면, 똑같은 자리에서 몇 시간 동안 움직이지 않아 몸이 근질근질거리는 것을 느낄 때, 일어나서 10분 동안 스트레칭을 하고 산책하는 것을 선택하는 것이다.

신체활동부터 시작해서, 먹는 음식, 스트레스를 받았을 때 대처하는 방식 등 건강한 삶에 기여하는 데 필요한 모든 양상에, 심리학자들이 사용하는 '마음챙김mindfulness'이라는 개념을 적용할 수 있다. 비행기를 '자동 조종 모드'로 운전하는 대신 새로운 가능성에 주목하는 것과 같다. 이 개념에 유념하며 하루를 보내다 보면, 다음과 같은 말을 하는 자신의 모습에 놀랄 것이다.

"대형 마트까지 운전해서 가는 대신 동네 시장까지 걸어가야지."

"아이스크림을 먹는 대신 무지방 요거트를 먹어야지."

"앞차가 운전하는 방식에 화가 나지만, 혈압을 생각해서 무시해야지." 등등.

심장과 전신 건강에
건강한 식습관은 중요하다

늘 염두에 두고 가장 많은 에너지를 쏟아부어야 할 곳은 아마 식탁일 것이다. 심혈관 질환을 관리하고 신체능력을 비축하는 데 식습관은 아주 중요하다. 정기적인 운동과 더불어 건강한 음식을 먹는 것은 혈압과 콜레스테롤 수치를 정상 상태로 유지하고 체중을 관리하는 데 도움을 준다. 이는 모두 심장과 혈관뿐만 아니라 모든 신체 부위를 보호하는 데 큰 역할을 한다.

어떠한 요소가 건강한 식습관을 만들까? 이것을 굳이 어렵게 설명할 필요는 없다고 생각한다.

- 과일과 채소를 더 많이 섭취한다.
- 무지방 혹은 저지방의 음식을 먹는다.
- 포화지방산, 콜레스테롤, 트랜스 지방이 많이 함유된 식품을 줄인다.
- 곡류, 어류, 가금류, 견과류를 더 많이 섭취한다.
- 나트륨, 당, 고당분 음료, 붉은 육류의 섭취량을 제한한다.

이는 DASH 식이요법을 참고했으며, DASH는 '고혈압을 치료하기 위한 식이요법Dietary Approaches to Stop Hypertension'의 줄임말이다. (만약 이 말이 달갑게 들리지 않는다면, '지중해식 식사'라고 불러도 된다. 이 둘은 비슷한 요법이다.)

DASH는 NHLBI(국립 심장·폐·혈액 연구소)가 혈압과 콜레스테롤 수치가 높은 사람들을 위해 개발한 식이요법이며, 거의 모든 사람들에게 도움이 될 수 있는 식이요법이다. NHLBI 웹 사이트https://www.nhlbi.nih.gov에 접속해 어떤 방식으로 작용하는지에 대해 더 많은 정보를 얻을 수 있다.[106]

심장 건강을 개선하기 위한 식이요법을 지키기 시작한다면, 음식에 다량의 소금, 설탕, 포화지방을 첨가하는 인기 있는 패스트푸드 음식점을 피하게 될 것이다. (혈당 지수를 높이는 음식도 피하게 될 텐데, 이는 혈당과 함께 식욕을 증폭시켜 기업의 이윤에는 도움이 되지만 소비자의 건강에는 좋지 않다.) 외식을 피하라는 말은 아니다. 하지만 가공·포장 식품을 사용하는 대신 신선한 과일과 채소를 사용하는 음식점을 찾는 것이 좋다.

그러나 일반적으로 집에서 식사하는 것이 이점이 많다. 예를 들어, 당신이 섭취하는 소금과 나트륨 양을 더 수월하게 조절할 수 있다. 허브와 향신료로 공백을 메운다면 소량의 소금만 첨가해도 충분히 자극적일 수 있다. 고혈압이 있다면 의사나 영양사와 식사에 나트륨 양을 어느 정도 제한해야 하는지에 대해 이야기하는 것이 좋다.

나의 아내 테레사는 고혈압을 앓는 어머니와 함께 살면서 건강한 식사를 차리는 방법을 배웠고, 나에게 전수해 주었다. 아내의 가족은 패스트푸드를 입에 대지 않았으며 짠맛 또한 즐기지 않았다. 우리는 항상 과일과 채소, 적당한 양의 동물성 단백질과 탄수화물로 구성된 식사를 마련했다. 또 올리브 오일, 허브, 톡 쏘는 향의 레몬과 식초로 만든 맛있는 드레싱을 곁들인 신선한 샐러드를 식탁에 올리고, 요리를 먹은 후 혹은 한 접시를 더 뜨기 전에 먹었다. 크림이 함유된 드레싱은 사용하지 않았다. 나는 결혼하기 전에는 볶은 녹색 채소에 버터를 발라 먹었지만, 아내는 레몬으로 간을 할 뿐이었다.

지방과 기름에 대한 안목을 기르는 것도 필요하다. 포화지방산은 주로 상온에서 고체 상태를 유지하는 것들이다. 예컨대, 버터, 돼지

기름, 육류 지방, 고체 기름, 야자유, 코코넛 오일 등이 있다. 마가린과 쿠키, 케이크와 파이, 과자, 크림, 커피 크림 등 경화유나 경화유지가 함유된 식품의 섭취량 또한 제한해야 한다.

모든 지방이 해로운 것은 아니다. 단일 불포화지방산과 고도 불포화지방산은 오히려 혈액 내 콜레스테롤 수치를 낮추는 데 도움이 된다. 아보카도와 올리브, 옥수수, 카놀라, 대두를 짜 만든 기름과 견과류와 씨앗, 연어와 송어, 두부가 이 두 지방산을 함유한다. 하지만 모두 칼로리가 높은 식품이기에 제한 없이 먹어도 된다는 이야기는 아니다.

마지막으로, 알코올 섭취량을 제한해야 한다. 알코올을 과하게 섭취하면 혈압과 트리글리세리드(혈액 내 검출되는 지방의 한 종류) 수치가 증가한다. 칼로리까지 있어 체중 증가의 원인이 되기도 한다. 성인 남성의 알코올 권장량은 하루에 두 잔 이하이며, 여성의 경우 한 잔 이하이다. 여기서 한 잔이란 약 340g의 맥주, 140g의 와인, 40g의 위스키를 뜻한다. 물론 이 권장량은 다소 제한적으로 느껴질 수 있다. 특히 특별한 날에 사교적인 목적으로 술을 즐기는 애주가들에게는 더더욱 그럴 것이다. 하지만 알코올은 낙상의 확률을 높인다는 사실을 부디 기억하길 바란다. 유감스럽게도, 나는 많은 노인들이 친목 모임이나 행사에서 '술 몇 잔'을 마신 후에 넘어져 (특히 계단에서) 심각한 뇌진탕이나 골절을 당하는 경우를 여러 번 보았다. 만약에 술을 마신다면, 적당히 마실 것을 조언하고 싶다.

건강한 체중에
매일 유념하라

과체중인 경우, 건강한 식습관을 지키고 운동하는 것은 단순히 체중을 감량하는 것을 넘어 건강을 개선시키고 노년을 위해 주도적으로 신체능력을 비축할 수 있다는 점에서 의미를 가진다. 체중을 감량하는 일은 혈압 또는 콜레스테롤이 높아지거나, 당뇨, 관절의 통증, 암 등의 여러 문제에 대한 위험을 낮춘다. 비만 관련 만성질환을 진단받은 경우라면, 체중을 감량하는 일이 많은 문제를 완화시키는 데 도움을 줄 수 있다. 또 해로운 약물을 복용하거나 침습적인 시술, 수술을 받는 것을 면하게 할 수도 있다.

그러나 이러한 이점에도 불구하고, 많은 이들에게 체중을 관리하는 일은 어렵다. 실제로 베이비붐 세대가 건강을 지키기 위해 헤쳐 나가야 할 시련 중에서 널리 퍼진 비만이 가장 벅찰 수 있다. 공중 보건소 당국은 현재 미국 성인 인구의 2/3 정도가 과체중이거나 비만이라는 통계를 발표했다. 대다수의 전문가들은 과체중을 BMI 지수(신체 비만지수) 25 이상으로, 비만을 30 이상으로 분류한다. 과거의 인식과는 달리 노인의 BMI 지수가 25와 30 사이일 때 위험 수치가 아니라는 연구 결과가 나오고 있지만, 만약에 BMI 지수가 30 이상이라면 건강 문제를 겪을 가능성은 틀림없이 높아진다. 그리고 이 범위에 속하는 미국 인구의 비율은 그 어느 때보다 높다.

어쩌다 우리 세대에 이런 문제가 일어났을까? 이 문제는 지난 수십 년간 광범위하게 이루어진 사회 변화와 연관 있다. 서구 문화권의 사람들이 전체적으로 텔레비전을 시청하거나 일을 하거나 컴퓨터 게임을 하면서 앉아서 보내는 시간이 극적으로 증가했다. 또한 맞벌이 가정의 가족 구성원들은 집에서 식사를 하기보다는 고칼로리의 포장음식이나 가공음식에 더 의존하게 되었다. 이와 동시에, 고열량의 간편조리 식품의 접근성 또한 눈에 띄게 증가했다. 회사 건물, 학교, 병원, 쇼핑몰, 전자상가를 포함한 모든 곳에서 판매하는 군것질거리를 무시하기는 힘들다. 한 연구에 따르면, 일반적으로 식료품을 판매하는 가게의 종류(슈퍼마켓, 편의점, 술집, 음식점)를 제외하고도, 41%의 상업시설이 이익을 내기 위해 식료품을 전시하고 판매한다고 한다. 처음부터 이러지는 않았다. 간식과 패스트푸드 업계의 마케팅 부서는 사람들이 설탕과 지방에 주의를 기울이도록 노력했다. 그뿐만 아니라 사람들이 (특히 저소득층이) 신선한 과일과 채소 등의 건강식품을 경제적으로 구매하기 힘들어졌기 때문에 대체적으로 값싼 즉석식품을 찾는 모습을 보였다. 하지만 지금은 더 많은 사람들이 설탕과 지방에 대해 생각하지 않고 즉석 식품을 찾는다.

비만이 어떠한 사회적인 원인으로 인해 유행하는지에 대해 파악하는 것은 여러 면에서 유용하다. 이를 통해 지역사회가 공중보건 차원에서 해결책을 내놓는 데 도움을 주기 때문이다. 개인이 '의지력' 부족으로 체중 문제를 겪는다고 비난하는 것을 멈출 수도 있다. 이는 장기간에 걸쳐 과체중 인구가 식생활과 신체활동량에 변화를 주는 데 필요한 지원을 제공할 것이다.

오해해서는 안 된다. 식습관을 바꾸는 것을 쉽지 않다. 과학자들은 고지방, 고당분의 음식이 뇌의 쾌락 중추에서 도파민이라는 화학성분을 분비해, 사람의 기분이 좋아지게 만들어 그 음식에 끌리게 만들고, 더 갈구하게 만든다는 사실을 발견했다.[107] 이 특성은 수천 년 전 인간이 굶주림으로부터 생존할 수 있었던 이유 중 하나이다. 하지만 고칼로리 음식으로 고칼로리 음식이 성행하는 지금, 이 신체 구조는 실제로 우리를 죽이고 있다.

과체중의 사람들이 어떻게 하면 이런 유혹을 떨쳐낼 힘을 키울 수 있을까? 어려운 질문이지만, 건강을 개선하는 데 필수적이기도 하다. 개인이 매 순간 선택지 앞에 설 때마다 장기적으로 도움이 되는 결정을 내려 삶을 개선하는 능력과도 연관이 있다. 유감스럽게도, 상당한 정도의 체중을 감량한 과체중 인구 대다수는 결국 노력하는 것을 멈추고 본래 체중으로 돌아간다는 연구 결과가 있다.

방법이 없을까? 다시 말하지만, 나는 이럴 때 베이비붐 세대에 희망을 걸게 된다. 만약에 우리 세대가 가진 자기실현과 행동주의에 대한 열망을 식습관과 운동에 적용시킨다면? 우리는 최근 몇 년간 과학을 통해, 친구와 가족을 통해, 생활양식에 변화를 주면 나이를 먹으면서도 건강을 개선시킬 수 있다는 사실을 뼈저리게 배웠다. 또한 사람들 대다수가 90세 이상 살고, 그 오랜 시간을 충분히 즐기면서 살아가고 싶다는 사실 또한 배웠다. 체중을 관리하는 일은 힘들지만, 우리가 가진 지식으로 이례적인 동기를 부여해 건강한 노화를 불러일으킬 수는 없을까? '현명한 노화'에 대한 생각을 공유하면서 더 많은 이들이 건강한 체중을 유지해, 행복하고 건강한 노년을 만들기 위한 노력을 하도록 고무되기를 희망한다.

체중 감량에 대한
몇 가지 기본 상식

나는 목표를 설정해 진척 정도를 정기적으로 기록할 것을 권한다. 매달 1, 2kg을 지속적으로 감량한다면, 1년에 12kg에서 24kg을 감량할 수 있다. 이는 고혈압 환자가 혈압을 낮추는 데 탁월한 효과를 낼 수 있다. 콜레스테롤 수치를 낮추고, 당뇨병 발병률을 낮추고, 무릎이나 고관절의 통증을 완화시키는 등, 여러 문제를 해결할 수 있다.

체중 감량 프로그램은 큰 도움이 될 수 있다. 나는 훌륭한 교육과정을 제공하고 회원들과 교류할 수 있는 체중 조절 프로그램을 통해 체중 감량에 성공하는 사람들을 보았다. 이런 프로그램에 비용을 지불하는 대신, DASH 식이요법 같은 지침서를 직접 설계해, 온라인 도구나 스마트 폰의 칼로리 계산 앱을 보조 삼아 체중 감량을 시도하는 사람들 또한 보았다. 물론 식사, 수업, 개인행동 상담을 제공하는 고가의 프로그램에 등록하는 사람들도 있다.

무엇을 선택하든 몇 달간 꾸준히, 능동적으로 참여한다면, 몇 달간 서서히 체중을 감량하는 데 성공할 가능성이 높다. 조금씩 오랜 기간 동안 체중을 감량하는 것이 건강 관리면에서 가장 좋은 방식이다. 소위 말하는 '속성 다이어트'는 좋지 않다. 이는 건강과 체중관리에 특히 좋지 않은 형태로 요요현상을 야기한다.

그러기에 '현명한 행동가enlightened activist'가 되어야 한다. 이성적으로 납득이 되는 계획을 세우고 그 계획을 따라야 한다. 당신이 기울이는 노력을 몇 달간 시도하다 그만둘 '다이어트'나 캠페인이라고 생각하면 안 된다. 그런 태도를 가지면 원점으로 돌아갈 뿐이다. 대신 길고 건강한 인생을 살기 위해 매일 매일 만드는 변화에 집중해야 한다.

잘 먹고 잘 운동하는데 체중은 그대로이면 어떻게 해야 할까? 의사나 다이어트 전문가나 체중감량 상담사를 찾아가 조언을 구하는 것도 좋다. 하지만 의욕을 잃어선 안 된다. BMI 지수 기준에 따라 과체중으로 분류되는 사람이라도 정기적인 운동 계획을 따르면, 혈압을 낮추고 심장병과 뇌졸중의 발병률을 추가적으로 낮출 수 있다. 연구에 따르면, 정상체중이지만 체격이 엉망인 것보다 "적당히 뚱뚱한" 것이 더 낫다고 한다. 계속 움직이는 것이 건강에 도움이 된다는 사실을 기억하자.

심장 건강과 그 이상을 위해
스트레스를 멀리 보내라

사람들이 스트레스를 완화시킴으로써 혈압을 관리하고, 심혈관 질환이나 여러 질병의 발병률을 낮출 수 있다는 것을 밝힌 연구도 많다.

이것이 다가 아니다. 긴장을 풀고 불안감을 없애는 방법을 찾는 것은 전반적인 삶의 질을 높인다.

스트레스로 인한 고혈압에 시달리는 환자들이 정기적인 신체검사를 받으러올 때마다 나는 이완 운동에 대해 설명한다. 기준점을 정하기 위해 환자들의 혈압을 한두 번 측정하는데, 이때 환자들이 눈을 감고 오므린 입술로 천천히 그리고 깊이 들숨과 날숨을 여러 번 쉬어 천천히 호흡하도록 유도한다. 그리고 들숨과 날숨을 약 10번 쉬었을 때, 환자의 혈압을 다시 측정한다. 그러면 대부분은 혈압이 10~30mmHg가 감소한다. 이들은 몸을 이완하기 위해 몇 분 동안 천천히, 의식적으로 숨을 쉬었을 뿐이다. 이 간단한 방법은 자신의 혈압에 스스로 큰 영향을 끼칠 수 있다는 것을 바로 증명하는 것이다.

하버드의 심장학자 허버트 벤슨Herbert Benson 박사의 연구로 인해 서양 의학계가 건강 목적의 스트레스 완화법에 흥미를 가지게 되었다고 해도 과언이 아니다. 벤슨 박사는 1975년에 ≪이완반응에 대하여≫를 출판하고 심신의학기관을 설립했다.[108] 그의 저서는 명상을 하는 행위가 어떻게 신체의 에피네프린epinephrine과 노르에피네프린norepinephrine, 아드레날린 분비량을 낮출 수 있는지에 대해 설명했다. 이 두 호르몬은 사람이 고도로 스트레스를 받을 때 혈압이 치솟는 원인이 된다. 이는 선사시대의 조상이 위험에 직면했을 때 '맞서 싸울지 도망 칠지' 결정을 되풀이하면서 진화한 생리적인 반응이다. 예를 들어, 호랑이를 피해 도망갈 때 어떤 반응이 도움이 될지 생각하면, 혈압이 올라가고 심장박동과 호흡이 가빠지며, 동공이 확장되는 반응을 떠올릴 수 있다. 하지만 오늘날 스트레스를 유발하는 사건들을 생각하면 양상이 완전히 다르다. 예컨대, 가족과 직장에서의 문제와 지옥 같은 출근길 같은 것이 우리에게 스트레스를 주지만, 일반적으로 우리는 이를 피해서 도망가지 않는다. 그럼에도 우리 몸은 여전히 '맞서 싸울지 도망 칠지'와 같은 메커니즘의 생리적 스트레스를 경험하고, 이는 고혈압, 흉통, 긴장, 두통, 요통 등등 만성 건강 질환으로 이어질 수 있다.

벤슨 박사를 비롯한 많은 전문가들은, 사람들이 더 안정적으로 스트레스를 대하는 방법에 대해 배운다면 혈압과 심장박동수 그리고 근육의 긴장도가 낮아지는 사례를 제시했다. 이는 우리가 명상법, 요가, 기도법, 생체 자기제어법, 호흡법과 근육이완법과 같은 다양한 형태로 '이완반응'을 배울 수 있다는 것이다.

벤슨 박사는 의과대학 초기 시절 나의 멘토였으며, 그의 연구는 나에게 큰 인상을 남겼다. 혈압이 오르는 일은 나이가 들면서 점점 빈번해지기 때문에 노인들이 반드시 주의를 기울여야 할 사항이다. 90세 즈음에는 거의 모든 사람들이 고혈압 진단을 받는다. 나는 환자들이 심혈관과 연관된 문제에 시달리지 않았으면 하는 마음에서, 개개인에게 거의 항상 몸과 정신상태를 이완시킬 방법을 찾고 그 방법을 이용하라 권한다. 스트레스를 받을 때 명상을 하거나 조용히 기도를 하거나 찬송가를 부르거나, 깊은 숨을 내쉬며 진정하는 등, 자기에게 맞는 방법을 찾아야 한다. 이런 것을 전에는 시도해본 적 없었다면 배워야 하고, 평생 해온 일이라면 조금 더 꾸준히 하는 것이 필요하다.

기도를 하거나 명상을 하는 등의 이완법은 정서불안이나 '맞서 싸우지 도망 칠지'의 반응을 유발하는 생각을 관리하는 데 도움을 준다. 고혈압, 불안감, 만성질환을 포함해 다양한 스트레스 관련 문제를 다루는 데 명상이 도움이 된다는 것은 이미 증명되었다. 미국에서 점층적으로 인기를 끄는 '마음 챙김 기반 스트레스 관리'(MBSR) mindfulness-based stress reduction라는 명상법을 소개하고 싶다.[109] MBSR은 그 순간의 생각과 감정을 관찰하고, 인지하고, 받아들이는 요법이다. 호흡이나 근육의 긴장 등의 몸의 움직임을 즉각적으로 인지할 수 있도록 몇몇 요가 자세가 더해지기도 한다.

'현명한 노화'를 염두에 두고 있는 오늘날의 노년층이 전 세대보다 스트레스를 조절하는 데 있어 이처럼 간단하고 상식적인 접근방식에 더 개방적인지는 알 수 없다. 하지만 요가와 명상법을 비롯한 스트레스를 완화하기 위한 요법이 점점 더 인기가 높아지는 것은 좋은 경향이다. 국립 상호보완적·통합적 건강연구소National Institute of Complementary and Integrative Health가 2012년 조사한 바에 따르면, 미국의 성인 인구 10%가 그해에 요가를 했으며, 이는 2010년에 비해 5%가 높은 것이다.[110] 짐작컨대 이 수치는 해가 갈수록 노인 커뮤니티와 여러 곳에서 인기를 끄는 '부드러운 요가'와 '노인 요가'를 하는 인구를 포함한 수치일 것이다.

사람들이 나이가 들면서 만성적인 일상 스트레스를 덜 받는다는 연구결과는 희망적이다. 노인들은 병에 걸리거나, 사랑하는 이를 잃거나, 이사를 하거나, 독립적으로 생활할 능력을 잃으면서 심신이 약해지는 경험을 한다. 하지만 내가 1장에서 설명했듯이, 노인들은 인생을 살아오면서 해온 수많은 경험을 통해 일반적인 변화에 대해서는 지혜와 평정심을 얻게 된다는 연구결과가 있다.

나는 사람들이 나이 들면서 기도를 하고 예배를 드리며 얼마나 큰 위안을 얻는지에 대해 연구한 적이 있다. 나의 베이비붐 세대 친구들은 주류 교파의 예배에 정기적으로 참석하는 사람들 대다수가 굉장히 나이가 많다는 사실을 두고 이야기를 나눈 적이 있다. 나는 이 현상은 충분히 설명 가능하다 생각한다. 다른 어떤 이들보다 노인들은 신앙을 가치 있게 여긴다.

유독 기억에 남는 한 환자가 있다. 그녀는 은퇴한 의사였으며, 살 날이 얼마 남지 않았고 신체가 하락세를 겪는 것에 상당한 불안감을 느꼈다. 하지만 시간이 흐를수록 나는 무언가가 바뀌고 있다는 사실을 눈치챘다. 그녀의 눈빛은 날이 갈수록 평화로워졌는데, 나는 그 이유를 알 수가 없었다. 그녀가 사망하기 얼마 전에야, 나는 그녀가 매일 미사에 참석한다는 이야기를 들었다. 그녀는 예전부터 독실한 로마 가톨릭교 신자였지만, 말년에 참석했던 만큼 미사에 자주 참석하지 않았다. 말년에 매일 능동적으로 신앙심을 쌓으며 더 큰 평화를 느낀 것이다.

또 많은 사람들은 신체활동(특히 유산소 운동)을 통해 스트레스와 불안감을 조절하는 데 도움을 받는다. 5장에서 상세히 설명했듯이, 운동이 두뇌의 전반적인 건강에 기여하는 것과 같은 이유일 것이다. 운동은 두뇌가 제 기능을 수행하는 데 필요한 산소와 영양소를 비롯한 여러 물질을 다량 전달하며, 두뇌에 더 많은 양의 혈액을 공급한다. 또 운동선수들이 격렬한 운동 후에 '희열'을 느끼게 하는 호르몬인 엔도르핀을 전달하는 과정도 포함한다. 하지만 운동 후에 개선된 기분을 느끼기 위해 마라톤 선수가 되어야 할 필요는 없다. 조금 움직이기만 해도 자연스럽게 감정적으로 좋은 기분을 느낀다. 인간은 그렇게 느끼도록 설계되어 있으며, 당신 또한 스트레스를 느낄 때 시험해보기를 바란다.

상담을 받는 것도 스트레스 관리에 도움이 될 수 있다. 특히 직장 내 압박이나 대인관계의 문제, 또는 생활 환경에서 지속적으로 제기되는 다른 문제에 대한 새로운 방법을 찾고 있다면, 상담을 받아보길 권한다.

곤경에 처했을 때 그에 대한 생각, 믿음, 태도를 '재구성'하는 인지행동치료(CBT)가 효과적이기도 하다. 생각하는 방식은 느끼는 방식을 바꾼다. 다른 형태의 심리치료(특히 정신분석)와는 달리 인지행동치료는 시간에 제한을 두고, 스트레스를 받는 상황을 견디기 위한 방법을 저마다의 방식으로 배워 나간다. 상담사는 가족 구성원, 친구, 직장 동료와의 갈등을 풀기 위한 방법을 제시할 수도 있다. 이상적인 것은 스트레스를 덜 받는 것이며, 이는 전반적인 건강과 행복에 이롭다.

회복력을 위해
청력을 보존하라

대다수의 사람들이 나이를 먹으면서 어쩔 수 없이 청력이 손실되지만, 능동적인 태도를 가진 노인들은 '어쩔 수 없이' 늙는다는 수동적인 개념에 대항한다. 이들은 더 이상 청력을 잃지 않을 방법을 찾고, 현재의 청력을 유지하며 본인이 느끼는 한계를 겸허히 수용한다.

미국의 65~74세 사람들의 1/3이 청력이 손실되면서 이에 영향을 받는다.[111] 75세 이상의 절반은 소리를 듣는 것에 어려움을 느낀다. 이러한 현상은 흔하다는 이유만으로는 받아들이기 쉽지 않다. 정도에 따라 차이가 있지만, 의사소통에 지장이 생겨 인간관계에 스트레스를 겪는 사람들도 있다. 안내 방송, 경보 장치, 공지사항을 듣는 데 어려움을 느낀다면 안전이 위협받을 수 있다. 대화에 참여하고, 텔레비전 소리를 듣고, 중요한 행사에서 연설자의 말을 듣는 데 문제가 생긴다면 사회적으로 고립되는 느낌을 받을 수도 있다.

청력에 문제가 생기는 이유는 다양하다. 고혈압이나 당뇨병 등 건강에 이상이 생겨 문제가 생길 수도 있다. 너무 시끄럽거나 너무 오래 지속되는 소음 또한 청력 손실을 일으킬 수 있다. (이스터 섬에서 고요함을 즐기면서 평생을 살아온 노인들이, 산업화 지역에서 살아온 노인들보다 탁월한 청력을 가지고 있다는 것을 밝힌 연구도 있다.) 시끄러운 기계, 경보기, 커다란 음악 소리 등의 주변에서 일을 했다면 청력이 손실될 위험이 있다.[112]

귀가 손상을 입는 것을 최소화하려면 불필요하게 '달그락거리는 소리'를 피해야 한다. 예를 들어, 큰 소음을 피하기 위해 헤드셋이나 이어폰을 끼지 마라. 굳이 필요하다면, 귀마개를 사용하는 것이 좋다.

청력 역시 시간이 흐르면서 악화된다. 그리고 경험하지 말았으면 하는 경험들로 인해 계속해서 스트레스를 받거나 성가신 일들이 생길 때까지 자신의 청력이 얼마나 손상되었는지 눈치채지 못한다. 회의나 가족행사에서 다른 사람이 이야기를 너무 작은 목소리로 한다고 생각하거나 잡음 때문에 듣지 못했다고 생각하면서 소외되는 느낌을 받기도 한다. 그러다가 어느 순간 다른 것이 아니라 자신의 청력이 문제라는 걸 느끼게 된다.

청력에 이상을 느끼면 의사와 상의해 보라. 의사는 아마 청력학자를 소개해 줄 테고, 이 청력학자는 당신의 청력을 검사하고 보청기를 권할 것이다. 눈치채지 못했을 수도 있지만, 요즘 나오는 보청기는 보통 수십 년 전에 출시된 보청기만큼 흉측하지도 않고 훨씬 작다. 과학 기술이 발전해 사용하기도 매우 쉬워졌다.

보청기를 마련하고 사용하는 데 익숙해졌다면, 이 도구를 나를 위해 어떻게 이용할지 끊임없이 생각해 보라. 내가 아는 사람들 중 대다수는 보청기에 익숙해지는 데 시간이 걸렸지만, 다시 소리를 잘 듣게 되어 삶의 질이 높아졌다는 데 만족한다. 더 일찍 보청기를 사용할수록, 더 많은 것을 얻을 수 있다. 문제를 느꼈다면 미룰 이유가 없다.

보조청취기기(ALDs)assisted listening devices를 사용하는 것도 좋다. 교실이나 극장, 교회 같은 대형 시설은 청력이 손실이 된 사람들을 위해 구비해 놓기도 한다. 몇몇 단체는 작은 단위로 일대일 대화를 나눌 때에도 이 도구를 제공한다. ALDs는 잡음을 제외한 소리를 증폭시켜 당신이 듣고 싶어 하는 소리를 듣게 해준다. 보청기와 함께 사용할 수도 있고, 단독으로 사용할 수도 있다.

한 가지를 덧붙이자면, 많은 사람들은 보는 것과 듣는 것을 결합시켜 청취능력을 향상시키기도 한다. 다른 말로 표현하자면, '입술을 읽는 방법'을 배운다는 뜻인데, 이는 연습하면 상상보다 쉽다. 내 환자들 가운데 많은 이들이 놀라울 정도로 성공적으로 배운다. 그들을 보면서 배운 게 두 가지이다. ① 항상 이야기하는 사람의 입술을 볼 수 있는 곳에 자리 잡아라. ② 친구나 친인척에게 이를 공개하고 협조를 구하라.

무엇보다 청력 때문에 내빼고 싶은 욕구를 떨치는 것이 중요하다. 나이가 들면서 쇠퇴하는 것은 사회적인 상호작용을 무서워할수록 가속화된다. 그러니 사람들과 이야기하는 것을 멈추지 말아야 한다!

시력 또한
보호해야 한다

여러 상황에 대응하며 시력을 유지하기 위해서도 능동적인 태도가 필요하다. 다음은 눈의 건강을 지키기 위해 필요한 두 가지 주요 요소이다.

1. 규칙적이고 포괄적이며 확장된 시력 검사

이러한 검사는 눈 상태에 맞는 안경을 처방하게 한다. 더 중요한 것은 치료하지 않으면 심각한 문제를 일으킬 수 있는 특정 안 질환을 발견하는 유일한 방법이라는 것이다. 여기에는 녹내장, 당뇨병성 망막증, 노화 관련 황반변성 등이 있다.

2. 건강한 라이프 스타일

당뇨병은 당뇨병성 망막증, 녹내장 및 백내장의 위험 요소이다. 그러므로 체중 관리와 당뇨병의 발생을 예방하기 위해 정기적으로 운동해야 한다. 흡연은 근육의 퇴화 및 백내장 위험을 높이기에 끊어야 한다. 또한 과일과 채소(특히 짙은 잎사귀의 채소)가 풍부한 음식을 먹고, 연어, 참치, 넙치와 같은 오메가 3 지방산이 풍부한 생선을 섭취하라. 이러한 식품은 안 질환의 위험을 낮춘다.

노화에 의한 황반변성은 60세 이상의 인구가 겪는 심각한 시각장애의 주된 원인이다. 눈 뒤쪽에 위치한 망막 중심부의 작은 부위인 황반이 약화되면서 일어난다. 황반변성이 생기면 시야를 완전히 잃지는 않지만, 시야 중심의 이미지가 흐릿해지고, 책을 읽거나 운전을 하거나 얼굴을 알아보는 등, '분명한 시야가 필요한' 활동에 방해를 받는다. 눈에 약물을 주입하거나 레이저 시술 등의 치료를 받으면 병의 진척을 늦출 수는 있다.

당뇨병성 망막증은 당뇨병으로 인해 가장 흔하게 유발되는 눈병이며, 1형 당뇨병과 2형 당뇨병 환자 모두 걸릴 수 있다. 이 병을 앓을 가능성은 당뇨병을 앓은 기간과 비례한다. 망막증은 눈 뒤편에 위치한 망막 내 혈관에 영향을 주어, 출혈이나 유체가 새는 것의 원인이 되고 시야가 일그러진다. 당뇨병 환자들은 처방된 약물을 복용하고, 신체활동을 하고, 건강한 식습관을 지킴으로써, 당뇨병성 망막증을 예방할 수 있다. 당뇨병성 망막증에 걸릴 경우 점안액을 주입하거나 눈 주사를 맞는 등의 치료를 받으며 더 이상 시력이 손상되지 않도록 조심스럽게 혈관을 보호해야 한다.

녹내장은 주변(측면) 시야에 영향을 주는 것을 시작으로, 시신경을 손상시키는 병의 집합이다. 시간이 흐르면서 녹내장은 시야를 흐릿하게 하며, 방치할 경우 시야가 차단될 수 있다. 약물이나 수술을 비롯한 여러 시술로 치료가 가능하다. 치료를 받음으로써 잔존하는 시력을 보존할 수는 있지만, 이미 잃어버린 시력을 복구하는 것은 불가능하다. 때문에 초기에 병을 발견하는 것이 매우 중요하다. 누구나 녹내장에 걸릴 수 있지만, 유전의 영향도 크다. 40세 이상의 아프리카계 미국인(흑인)과 60세 이상의 전체 인구(특히 멕시코계 미국인)가 이 병에 걸릴 가능성이 높다.

백내장은 눈의 수정체가 혼탁해져 망막으로 향하는 빛을 차단하며 시야가 흐릿해지는 병이다. 당뇨병과 같은 특정 질환을 앓으면 백내장에 걸릴 가능성이 높아진다. 흡연, 음주, 햇빛에 장기간 노출되는 것 또한 원인이 되기도 한다. 이 병은 일반적으로 외래수술을 받아 치료한다. 다행히도 점점 더 많은 사람들이 이 치료방식을 택한다. 성공적으로 백내장 수술을 받으면, 보청기가 그러하듯이 능동적으로 인생을 사는 능력이 극적으로 향상된다.

하지만 예방책을 세우고 치료를 받았음에도 불구하고 시력장애를 교정할 수 없다면 어떻게 해야 할까? 고령층 중 많은 이들은 시력에 이상이 생기는 것을 예방하여 하루 일과에 지장이 생기는 것을 피하기 위해 꾸준히 노력한다. 나는 여기에서 1장에서 소개한 에반젤린 슐러를 떠올린다. 에반젤린은 좋아하던 자서전을 더 이상 읽을 수 없게 되자 오디오 북을 듣는 것으로 대체했다. 1장에서 언급한 ACT 연구 참가자 중 한 명인 93세의 레나 펠드맨도 있다. 레나는 시력에 이상이 생겨 신문을 읽기 힘들어지자, 컴퓨터로 〈뉴욕 타임스〉를 읽기 시작했다. 컴퓨터로는 필요한 만큼 글자 크기를 늘릴 수 있기 때문이었다. 더 이상 운전할 수 없는 상태가 되었을 때에는, 컴퓨터를 이용해 식료품을 주문하고 병원으로 가는 버스를 예약했다.

시력 장애를 겪는 사람들의 인생에 도움이 되는 도구가 계속 개발되고 있다. 다음은 그 중 몇 가지 예시이다. 만약에 일상생활에 지장이 갈 정도로 시력에 이상이 생긴다면, 시력 장애를 겪는 사람들을 지원하는 단체가 주변 지역에 없는지 의사를 통해 알아볼 수 있다. 많은 대학과 지역 단체는 보조기기를 사용하는 방법을 알려주는 수업을 개설하거나, 가전제품에 변화를 주는 데(예를 들어, 형광등 밝기를 조절하는 등) 도움을 주기도 하며, 집 안팎을 넘나드는 데 유용한 방법을 가르쳐 주기도 한다.

기억해 둘 것은, 나이가 들면서 삶에 변화가 찾아올 것이고, 여러 능력을 쌓고 유지하는 데 노력이 필요할 것이라는 점이다. 시력과 청력에 문제가 생기는 것을 인지하고, 문제가 생겼을 때 상황에 적응하는 것을 의미한다. 이를 성공적으로 해낼 수 있다면, 물리적으로나 사회적으로 활발한 인생을 사는 데 도움이 될 것이다.

다음 장에서는 사회적 기반을 구축하는 방법에 대해 이야기해 볼 것이다. 이는 시간이 흐르면서 건강한 정신력과 회복력을 유지하는 데 중요한 또 하나의 요소이다.

CHAPTER 7

Building Your Social Reserves

7장

사회적 기반의 구축

노년에 회복력을 가지기 위해 정신능력과 신체능력을 쌓는 것이 중요한 것과 마찬가지로 사회적 기반을 구축하는 것도 중요하다. 여기서 사회적 기반이란 우리가 안전하고 편안하고 안정적인 장소에서 노년을 마주할 수 있도록 필요한 사람들과 자원으로 이루어진 네트워크를 뜻한다. 간단히 말해, 건강·안전·행복을 생각해 주는 친구들과 친인척들을 곁에 두고 나이 드는 것이 훨씬 낫다는 소리다.

나이 들면서 걷는 것이 힘들어지고 사랑하는 이를 떠나보내며 인생에 변화가 찾아올 때, 곁에 누가 있는 것만으로 도움이 된다. 친구들과 가족은 아프거나 슬프거나, 신체의 장애에 시달릴 때, 우리에게 따뜻한 손길은 건네준다. 소속감이 강한 공동체에 살며 상호작용을 하면서 얻을 수 있는 이점은 이뿐만이 아니다. 예를 들어, 우리는 사회적으로 고립되지 않음으로써 더욱 강한 회복력을 얻을 수 있고, 이 회복력은 병에 걸렸을 때 다시 재기할 수 있는 힘이 된다.

사회적 기반을 어떻게 구축하는가는 문화, 가족 상황, 재정 문제 등 여러 요건들에 의해서 결정된다. 어디서 살 것인지, 얼마나 오랫동안 일을 할 것인지, 여가시간을 어떻게 보낼 것인지, 얼마만큼의 돈을 모아야 하는지, 도움이 필요할 때 누구에게 전화를 할 것인지 등, 여러 질문을 던져 보아야 한다.

이는 굉장히 사적인 질문으로 당신과 당신의 가족만이 답할 수 있다. 중요한 것은 당신에게 필요한 자원을 필요한 시기에 사용할 수 있도록 주도적으로 행동하고 일찍 계획을 세워야 한다는 점이다.

미래에 무엇을 원하고 무엇이 필요할지 예측하는 것은 어렵지만, 노인의 기호에 대해 진행한 연구는 일반적인 염려 사항에 대한 단서를 제공한다. 예를 들어, 나와 동료들이 ACT 연구 참가자들에게 '성공적인 노화'라는 개념을 어떻게 인식하는지에 대해 물었을 때, 대부분의 참가자들이 나이 들수록 자율성을 중요시한다는 것을 발견했다. 그들은 동시에 다른 이들과 교류하고 싶어 했다. 고립감이나 외로움을 느끼고 싶어 하지 않았다. 배우는 것을 멈추고 싶어 하지도 않았다. 그리고 남에게 짐이 되고 싶지 않다는 의지를 확실히 표명했다. 이 모든 쟁점은 어디서 사는지, 누가 곁에 있는지, 의지할 수 있는 사람이 누구인지에 따라 좌우될 수 있다.

물론 사회적으로 강한 네트워크를 하룻밤 사이에 만들 수는 없다. 또 나이 들었을 때 가족과 친구 가운데 어떤 이들이 곁에 남아 있을지 아는 것은 불가능하다. 우리가 언제, 어떤 도움이 필요할지도 알 수도 없다. 누구라도 남에게 의존하고 싶어 하지 않지만, 그런 상황이 올 수도 있다. 어느 정도 오래 산다면, 친구, 친인척, 전문 간병인 등으로부터 도움을 받아야 하는 상황이 올 가능성이 높다.

초창기엔 집안일을 하거나 정원을 가꾸거나, 집을 수리할 때 몇 번 손을 빌리는 것 말고는 도움받을 일이 없을 수 있다. 하지만 시간이 흐르면 운전을 하거나, 고지서를 처리하거나, 음식을 준비할 때 등등 도움을 청하는 횟수가 늘어날 것이다. 그리고 마지막엔 기억을 하거나 걸을 때와 같이 일상생활을 할 때에도 도움이 필요할 것이다.

남에게 기대지 않고는 살 수 없는 미래를 상상할 때 불쾌감을 느끼는 사람은 당신뿐만이 아니다. 나는 가능한 오래 독립적으로 살고자 하는 욕구는 인간의 본성이라고 생각한다. 내가 4장에서 사용한 '질병의 압축'이라는 개념을 이용해 막바지까지 장애를 늦출 수도 있다. 그와 동시에 이 말은 우리가 어느 시기 동안은 도움을 받아야 한다는 것을 뜻한다. 국립 노화현상 연구소는 65세 이상 인구의 70%가 일생 동안 한 번 이상의 장기관리가 필요할 것이고, 40% 이상은 한 번 이상은 양로원에서 관리를 받는 것이 필요할 것이라고 밝혔다.[113] 우리가 나이 들면서 이런 추가적인 도움을 받을 것이란 사실을 부정하는 것은 머리가 빠지고 주름이 생기는 일을 부정하는 것과 같다. 가발과 화장품으로 가릴 수는 있겠지만, 어차피 일어날 일이다.

따라서 최선은, ① 나이가 들면서 생기는 변화를 받아들이고, ② 사회적 기반과 경제적인 능력을 갖추고 향상시키는 단계를 밟아 나가는 것이다. 이를 통해, 노년을 위한 최적의 상태를 만들어 나갈 수 있다.

오늘날의
노인 의료제도

수 세대 전에는 딸이나 며느리 등 젊은 친인척(주로 여성)이 가족 내 노인들을 돌보는 것이 보편적으로 통용되었다. 하지만 지난 수십 년 동안 사회적인 변화를 거치면서 전에는 통용되었던 사고방식이 미국인 사이에서 잊혀져 갔다. 여성들이 직장에서 보내는 시간이 늘어났으며, 노인을 돌보면서 집에서 보내는 시간은 줄어들었다. 또 소가족의 비율이 높아지고 아예 출산하지 않는 사람들도 있다. 자연스럽게 나이 든 가족을 돌보는 구성원의 수는 줄어들었다.

기대 수명이 늘어나면서 간병인이 직장을 지키는 기간 또한 늘어났다. 가족 구성원 가운데 노인이 있을 경우, 특히 고령의 가족이 장수할 경우엔 경제적인 부담이 커질 수 있다. 어떤 가족은 두 세대의 노인을 부양하는 의무를 지기도 한다. (예를 들어, 70대의 할머니와 90대의 중조할머니를 부양하는 경우이다.) 이혼율과 재혼율이 늘어나며 짊어져야 할 의무가 더 커지기도 한다. (예를 들어, 할머니와 중조할머니를 부양하는 데 그치지 않고, 할아버지의 두 번째 아내나 할머니와 사실혼 관계의 할아버지를 부양할 경우이다.) 자녀가 없어 조카에게 도움을 청하는 이모나 삼촌까지 고려한다면 끝이 없다.

우리 사회의 일시적인 특징은 이 문제를 가중시킨다. 수 세대에 걸쳐 가족은 하나의 공동체로서 결속력을 지녀 왔다. 하지만 현재는 가족 구성원이 지리적으로 먼 곳에 거주하며, 부모님을 돌보는 의무를 짊어질 구성원의 수는 계속 줄어들고 있다. 도움을 줄 수 있는 사람이 근처에 없을 경우, 성인이 된 자녀는 먼 곳에서 노년의 부모님을 돌보는 것을 버거워한다.

나이 든 퇴직자들이 여행을 다니는 것도 자녀들에게 부담이 될 수 있다. 내 부모님은 80대에도 애리조나 주의 외딴 지역에서 겨울을 보냈는데, 그럴 때면 나와 내 동생은 전전긍긍했다. 부모님은 퇴직 후에 그곳에 트레일러를 샀고, 그 후로 아버지는 사막을 정처 없이 돌아다녔고, 몇 안 되는 이웃들과 이야기를 나누며 야외 활동하는 것을 즐겼다. 어머니도 오리건 주의 춥고 습한 겨울과는 대조적인 그곳의 선인장과 일몰 그리고 따뜻한 날씨를 사랑했다. 하지만 세월이 지나면서 거동이 점차 불편해지자, 나와 내 동생은 걱정되기 시작했다. 전화로 잘 지내시는지 물어볼 수도 없는 곳이었으니 당연한 일이었다. 부모님은 결국 트레일러를 떠나 친척집 근처의 콘도로 이사했다. 그럼에도 우리는 부모님과의 거리 때문에 걱정을 멈출 수 없었다. 그때를 회상할 때면 나는 부모님이 더 이상 노쇠하기 전에 독립적으로 인생을 행복하게 보냈다는 사실이 기쁘다. 나중에 태평양 연안의 북서부로 다시 거처를 옮긴 것도 다행한 일이었다고 생각한다.

나는 가족들이 나이 든 구성원들을 안전하게 보살피는 것은 매우 바람직한 일이라고 생각한다. 타인보다 가족을 돌보는 일이 더 쉽기도 하다. 딸과 함께 살던 집에서 99세의 나이로 생을 마감한 나의 환자 롤란도 페레즈의 이야기를 소개하고 싶다. 롤란도는 놀라울 정도로 활력 넘치는 노년을 보냈다. 롤란도의 딸들은 아버지가 가족과 친인척으로 구성된, 강하고 굳게 단결된 사회적 네트워크를 만들었다고 말한다.

무엇을 주었든
다시 받을 것이다

롤란도가 90대 후반에 생일잔치를 열면 5명의 자녀, 9명의 손주, 15명의 증손자, 2명의 고조손자가 찾아왔다. 그는 그들을 모두 알아보았다. 물론 그 모든 사람의 이름을 기억했다는 말은 아니다. "어서 오너라!" 짓궂은 미소를 띠며 한 명 한 명에게 인사를 하지만, "나는 너를 알라. 너는……, 네 어머니 자식이로구나!" 하면서 껄껄 웃었고, 어린아이들과 함께 도미노 게임을 했다. 롤란도는 이렇게 익살스럽고 기품 있게 세월과 함께 찾아오는 시련들을 겪어냈다. 기억, 시각, 청각에 문제가 생겨도 기죽는 일은 거의 없었다. 그의 딸 바버라 페레즈가 말했다. "아버지는 참 행복한 분이셨어요."[114]

롤란도는 1968년 필리핀에서 아내 마리아와 5명의 딸 중 2명과 함께 미국으로 이주했다. 그의 아들이 시애틀에 있는 보잉사에 채용된 다음해였다. 애석하게도, 마리아는 미국으로 이주한 지 1년이 채 지나지 않았을 때 폐암으로 사망했다. 롤란도는 딸들을 기르고 딸들과 다른 친척들이 대학에 갈 수 있도록 충분히 돈을 버는 데 집중했다. 롤란도는 필리핀에서 교직 훈련을 받았으며, 법학 학위도 가지고 있었다. 그는 미국에서 기술 교범을 번역하는 직장을 찾았다.

퇴직 후에도 시애틀의 필리핀계 미국인 사회에서 진취적인 자세로 활동을 계속했다. 공증인 자격 취득 후 고객들이 유언, 세금, 이민이나 이혼 문제를 해결하는 데 도움을 주었다. 친구나 가족이 학교 과제, 입사 지원서, 자기소개서를 작성하는 일도 도와주었고, 결혼식 같은 행사에서 비디오 촬영하는 일도 했다. 때로는 취미삼아 나이트클럽이나 카지노를 방문해, 라인 댄스를 추거나 색소폰이나 클라리넷을 연주하거나, 아이들 앞에서 마술을 선보이기도 했다.

롤란도는 90대까지 신체적으로 그리고 사회적으로 충분히 활동했다. 매일 어느 정도 거리를 꾸준히 걸었고, 편의점에 들러 복권을 사기도 하고 일요일에는 미사에 참석했다.

연구 관리자였던 딸 바버라는 출장을 갈 때면, 전문 간병인을 고용해 하루 동안 롤란도를 돌보게 했다. 그가 복용해야 할 약을 복용하고, 먹어야 할 음식을 먹도록 하기 위해서였다. 때로는 친구나 친인척이 집으로 와 그를 보살폈는데, 바버라는 그럴 때면 안심이 되었다고 했다. 롤란도의 딸이자 소아과 의사인 레베카 페레즈는 이렇게 말했다. "아버지는 전혀 외로워하지 않으셨던 것 같아요. 가족의 방문이 끊이지 않았죠."[115]

바비리는 말했다. "아버지의 생신에는 가족이 모두 모였어요." 해가 지날수록 사람들은 생일파티에 더 공을 들였다. 한번은 멕시코로 크루즈 여행을 다녀왔다. 또 한번은 라스베가스로 여행을 떠났다. 어느 해에는 워싱턴 주의 올림픽 반도에 있는 큰 저택을 대여했다. 바버라는 이렇게 말했다. "아버지는 항상 가족이 모이는 것을 좋아하셨고, 관심받는 것을 즐기셨죠!"

롤란도는 가족이 끈끈하게 뭉치는 모습을 보고 행복했을까, 아니면 행복한 모습의 롤란도 주변에 가족이 끈끈히 뭉친 것일까? 나는 둘 다 일리가 있다고 생각한다. 또 가족 관계에 큰 의미를 부여하는 필리핀 문화권에서 온 롤란도의 가족은 그와 서로 의존하는 것을 지지했을지도 모른다. 레베카는 말했다. "어떤 이유에서인지, 미국 가족은 부모님과 멀리 떨어져 살수록 더 낫다고 생각하는 것 같아요." 하지만 레베카와 레베카의 동생은 이에 반대한다. "부모님이 나이 드실수록 가족이나 친척 중 누군가가 돌보는 게 좋은 것 같아요." 바버라는 아버지가 다른 친척들을 위해 희생했던 지난날을 회상하며 이렇게 말했다. "당신이 가족을 돌본다면, 언젠가 가족들이 당신을 돌봐줄 거예요." 레베카가 덧붙였다. "무엇을 주었든 다시 받을 거예요."

대가족과 끈끈한 관계를 가진 롤란도는 성공적으로 상부상조하며 살았지만, 다음 세대는 어떨까? 바버라나 레베카는 자녀가 없다. 이를 생각하며, 바버라는 다소 불편한 듯 웃으며 말했다. "우리는 누가 돌봐 줄까요?" 그러고는 한숨을 쉬었다.

페레즈 자매 세대는 가족이 자신을 돌봐 줄 것이라는 전통적인 관념에서 벗어나 새로운 해결책을 탐구할 필요가 있다. 그들은 이미 그러고 있지만, 나는 더 주도적으로 자신에게 무엇이 가장 필요할지 심사숙고하라고 조언한다.

비용에 따른
다양한 선택

퇴직 후 주택과 간병에 대해 다양한 선택지가 있다는 것을 깨달을 것이다. 퇴직자 전용 아파트에서부터 본인의 집에 계속 살면서 필요할 때마다 도움을 받는 방식까지 다양한 형태의 선택지가 있다. 각 선택지에 따르는 비용과 이점도 다양하다. 이것을 이해하면, 얼마나 오래 직장에 다닐지, 현재 거주하는 지역사회와 얼마나 밀접하게 지낼지 등의 중요한 결정을 내리는 데 영향을 받게 된다.

대부분의 사람들이 퇴직 후에도 자택에서 거주하는 것을 선호하는데, 사회적인 고립을 피하는 역시 중요하다. 노년기에 집에서 너무 많은 시간을 보낸다면, 지적 능력에 문제가 생길 수 있다. 자택에서 친구나 친인척과 교류하거나, 퇴직자 전용 아파트와 같은 공동 거주지에서 다른 주민들과 교류하는 등 다른 사람들과 소통하는 것은 매우 중요하다.

다른 친인척이 이 문제를 가지고 중대한 결정을 내릴 때 도움을 준

경험이 있다면, 몇 가지 교훈을 배울 기회가 있었을 것이다. 벤 스티븐슨의 딸인 78세의 린디 테이버를 예로 들 수 있다. 4장에서 언급했지만, 벤은 말을 다루다 사고를 당한 후, 1년 남짓 독립적으로 생활했다. 그 후 집을 떠나 누이가 사는 도시로 이사해 몇 년을 함께 살았으며, 양로원 두 곳에서 생활했다.

이제 린다는 벤이 누이와 함께 생활하면서 고립된 삶을 살았으며, 그로 인해 여러 면에서 퇴행을 겪었을 수도 있음을 이해한다. 계속해서 이사 다니는 일도 정신적으로나 육체적으로나 힘들었을 것이다. 이것은 다른 환자들을 관찰하면서 발견한 바인데, 초고령의 사람들은 일반적으로 한곳에 계속 지내면서 안전하고 편안한 환경에서 시간을 보낼 때 더 나은 생활을 한다.

그래서 린다는 본인과 남편이 '단계적이고 점진적인' 서비스를 제공하는 퇴직자 전용 지구에 거주하는 것이 최선이라고 생각한다. 이곳은 거주민들이 본인 자택에서 독립적으로 살 때부터 필요한 서비를 제공하며, 시간이 흐름에 따라 단계적으로 서비스의 종류를 점차 늘려간다. 린다 부부는 결국 퇴직자 전용 지구에 있는 요양시설에 들어가 전문 관리를 받을지도 모른다. (이는 나의 부모님이 말년에 택한 선택지이다. 많은 노인들이 그러하듯이, 부모님도 처음엔 집을 떠나는 것을 거부했다. 하지만 '종신 의료'를 받는 것에 익숙해지면서 결국 모든 것이 잘 풀렸다.)

그러나 린다는 남편과 함께 본인의 집에서 몇 년 더 머무르길 희망한다. 더 오래 독립적으로 살기 위해 이 부부는 최대한 활동을 많이

하면서 건강하게 생활하려고 노력한다. 넘어지는 것을 방지하기 위해 화장실에 난간을 설치하기도 했다. 이는 노인이 사는 집을 안전하게 만드는 첫 단계이기도 하다. (이 이야기를 들으며 나는 1장에서 소개한 ACT 연구 참가자 조 펠드맨을 떠올렸다. 101세였던 그는 93세인 아내 레나와 함께 독립적으로 살며, 낙상을 피하기 위해 신중을 기했다. 노쇠한 고령층에게 낙상 예방은 그들의 사회적 기반을 지탱하는 일이기도 하다. 조가 말한 것처럼, "한 번 잘못 넘어지면 장사 접는 수가 있다."[116] 그 나이가 되어 배우자에게 무슨 일이 생기면, 다른 배우자도 영향을 받는다.)

요양과 같은 장기 관리를 생각하면, 경제적인 비용을 책정하는 일은 더욱 복잡할 수 있다. 고령의 친척이나 친구를 위해 서비스를 신청해본 경험이 없다면, 여러 서비스를 찾아보거나 간병인에게 지불하는 비용을 알아볼 때 가격에 다소 충격을 받을 수 있다. 그래서 나는 내 환자들이나 친구들에게 이러한 문제를 미리 염두에 두라고 조언한다.

본인이 어떤 서비스를 받아야 할지 혹은 사랑하는 사람이 아플 때 무엇이 필요할지를 미리 생각하는 것은 심적으로 힘들 수 있지만, 재정 상황을 고려하면서 다양한 선택지에 대해 알아보고 어떤 선택지가 최선인지 미리 생각해볼 필요가 있다.

미국에서는 AARP미국은퇴자협회, 국립 노화현상 연구소, 여러 금융 서비스 기관 등등을 통해 정보를 얻을 수 있다. 이곳의 웹 사이트는 다양한 종류의 서비스에 대한 막대한 양의 정보와 도구를 제공한다.

예를 들어, 2016년에 진행된 전국 조사에 따르면 노인 원호시설의 평균 연비용은 4만 3,539달러라고 한다. 양로원의 개인실을 1년 동안 이용하는 서비스는 9만 2,378달러가 든다고 한다.[117] 이러한 정보는 유용하지만, 자택에서 가족이나 친구들이 돌보면 '비용' 자체가 들지는 않기 때문에, 두 선택지의 비용 차이를 비교하는 것은 무리한 일일 수 있다.

노인들이 자택에서 최대한 오랫동안 지내도록 보조하는 정부 후원 단체나 개인 단체에 알아보는 것도 유용하다. 보통 노인복지관이나 인근 지역 노인 서비스 단체가 노인이 자택에서 개인 서비스, 식사, 재정 관리, 방문 건강 관리, 교통편을 제공받도록 요구조건에 맞는 서비스를 공급한다. 몇몇 서비스를 위해 노인들이 개인적으로 비용을 지불하기도 하지만, 어떤 서비스는 무료이다. 노인 의료보험 제도나 다른 보험 제도에 의해 처리되는 경우가 있고, 아닌 경우도 있다.

사람들이 이러한 서비스를 신청하는 모습을 지켜보며 느낀 바로는, 가끔 예기치 못하게 최선의 해결책이 찾을 수도 있다. 나는 노인들이 친인척이나 타인이 자신을 돌보고 대가로 방을 내주는 경우를 본 적 있다. 형제나 친구가 같은 집에 살며 간병인을 고용하는 비용을 분담하는 경우도 있다. 이처럼 '주머니 공동체'를 형성해 함께 살거나 인근에 집을 사거나 대여해, 서로 돌봐 주고 함께 식사하며 집안일을 나눌 수 있다. 이 경우 취약한 노인을 상대로 이익을 취하려는 사람이 없도록 확실히 살펴야 한다. 하지만 나는 아직 따뜻하고 윤리적인 사람들이 충분히 있어 협동을 통해 이를 이뤄낼 기회가 있다고 믿는다. 베이비붐 세대가 또 한 번 획기적으로, 나이 들어 서로를 돌보는 방식을 바꿀 수 있다고, 나는 믿는다.

최적의 상황을 계획하는 것이 합리적이지만, 새로운 상황이나 관계를 받아들일 준비를 하는 것도 필요하다. 이 말에 꼭 맞는 사람들이 떠오른다. 그 노인은 ACT 연구 참가자였는데, 노르웨이 혈통으로 아내가 병에 걸렸을 때 자신과 아내를 돌보도록 소말리 족 여인을 고용했다. 이때 고용된 간병인은 노인과 긴밀한 관계를 유지했으며, 아내가 삶을 마감할 때까지 그들을 돌봤다. 그 후 노인은 간병인의 가족을 집으로 이사 오게 하였으며, 그들의 전통 생활양식 또한 거부하지 않았다.

내가 그 집을 방문했을 때, 나는 문화 차이에도 불구하고 두 사람이 얼마나 가깝게 그리고 사랑하며 지내는지를 보고 깊은 인상을 받았다. 소말리 족 여인이 요리하는 방식 역시 놀라웠다. 나는 그 모습을 보고 거의 혼이 나갈 뻔했는데, 그녀는 앞뜰에서 불을 지피고 점토 그릇 하나로 식사를 준비했다. 아프리카를 주제로 촬영한 〈내셔널 지오그래픽〉을 시청하는 느낌이었다. 머서 섬의 강남으로 보이는 그 지역에서 흔하게 볼 수 있는 장면은 아니었다.

나는 노인과 간병인과 간병인의 가족 구성원들이 얼마나 평화로워 보였는지에 대해서도 기록했다. 그들은 이렇게 인생이 흘러갈 줄 알았을까? 그 누구도 이 장면을 상상하지 못했겠지만, 모두 만족스럽고 행복해 보였다.

의도적으로
공동체 만들기

　노년을 보내는 곳은 선택에 따라 바뀔 수 있지만, 능동적인 태도를 가진 베이비붐 세대라면 탐낼 만한 모델 하나가 수면 위로 떠오르고 있다. 바로 시니어 코하우징senior cohousing, 공동거주이다. 거주자들이 서로의 사생활을 지키는 동시에 사회적으로 교류할 수 있다는 장점이 있다. 한 매니아가 말했듯이, 시니어 코하우징은 노년을 위한 공동체이면서 동시에 주거지이다.

　코하우징의 구성원들은 서로의 가치관을 공유하고 함께 활동하며, 주거단지에 대한 계획을 짜고 개발하고 관리하는 데 있어 능동적으로 협력한다. 이 모델은 덴마크에서 유래된 것으로 건축가 찰스 듀렛Charles Durrett과 캐서린 맥카맨트Kathryn McCamant가 1994년에 출간한 ≪코하우징: 자신을 수용하는 현대적인 접근법Cohousing: A Contemporary Approach to Housing Ourselves≫을 통해 대중화되었다. 이 두 저자는 2005년에 ≪시니어 코하우징: 독립적인 삶으로 다가가는 공동체 Senior Cohousing: A Community Approach to Independent Living≫을 통해 은퇴 계획에 대한 생각을 더했다.

　코하우징은 보통 콘도미니엄과 같은 형태를 띠고 있어, 각 가정은 각자의 거주지를 소유하고 있으나 건물과 땅은 공동 소유한다. 주거단지 내 주택은 거주민들의 교류에 초점을 맞추어 설계된다. 예를 들어, 정문과 현관은 공동 지역을 마주보도록, 복도는 사람들이 자연스럽게 서로를 지나치도록 짓는다.

대부분의 주거단지는 여러 세대의 사람들이 이용할 수 있도록 짓지만, 50세부터 55세까지의 사람들만 이용하도록 지은 곳도 있다. 이런 경우에는 고령층을 위한 것이므로, 보통 단지 내에 입주 간병인을 위한 집과 공간이 마련되어 있다. 또한, 이들은 자신들의 접근 방법을 '공동체 내에서' 나이 드는 것이라 간단명료하게 정의한다. 예를 들어, 거주민들은 장을 보고, 식사를 준비하고, 집안일을 하는 등의 업무는 분담하지만, 목욕을 하거나 개인 간호 서비스 등의 사적인 용무는 그러하지 않는다.

그러나 AARP미국은퇴자협회의 정책 보고서에 따르면, 공동체의 나이 제한 여부와는 무관하게 자택에서 거주하는 것에 비해 공동거주를 하는 경우, 요양원과 같은 시설의 보호를 받는 것은 더 오래 면할 수 있다.[118] 고령의 거주민들은 공동체 내의 사회활동과 친근한 이웃와 함께 지내며 물리적인 안전을 보장받게 된다.

여러 세대가 공동거주를 하는 공동체에도 두드러지는 장점이 있다. 67세의 셰일라 호프먼과 64세의 스펜서 비어드 부부는 이것을 깨닫고 있다. 이 부부는 CHUC미국 의회 주관 도심 코하우징를 설립하는 데 참여했다. CHUC는 2016년에 시내 동쪽, 인구밀집도가 높은 시애틀 인근에서 오픈했는데, 아홉 가정으로 이루어진 공동체 내 스펜서와 셰일라는 유일하게 퇴직연령이었다. 그들은 이를 장점으로 받아들였다.

그래픽 디자이너인 셰일라가 말했다. "계속 쇠락하는 사람들 속에 있고 싶지는 않았어요." 그녀는 동부 해안에서 자랐으며 많은 부모 세대들이 플로리다 서부의 전통적인 은퇴 공동체로 이사하는 것을 보았다. "사람들은 그곳을 '하느님의 대기실'이라고 불렀어요. 난 그곳이 스펜서와 내가 갈 곳은 아니라고 생각했죠."[119] 대신 부부는 '의도적으로' 모든 연령대의 사람들이 거주하도록 건설된 공동체를 선택했다. "의도가 핵심 단어입니다." 셰일라가 말했다. "우리 공동체는 우리가 함께 개발한 비전과 가치를 공유해요. 사람들은 더 다양한 관계를 갖기를 원하기 때문에 여기에 있죠. "

대부분의 공동주거 공동체와 마찬가지로 CHUC 주민들도 주택 금융 정책에서부터 안마당 가구 구매에 이르기까지 많은 결정을 함께 내린다. 그러나 젊은 사람들은 사물을 다르게 본다고 셰일라가 말했다. "같은 나이 대의 사람들만 모여 사는 은퇴자 사회에서 지내는 것보다 더 다양한 관점을 가질 수 있어요. 여기에 사는 것은 스펜서와 나에게 도전이기도 하지만, 우리의 두뇌를 더 유연하게 할 거예요. 그리고 그것이 우리를 더 젊고 살아 있게 해줄 거예요."

초등학교 체육교사였다가 은퇴한 스펜서는 지역 사회에서 아이들과 시간을 보내고 있다. 지금까지 두 명의 아이가 그에게 자전거 타는 법을 배웠다. 그와 셰일라에게는 자녀가 없다. "하지만 저는 아이가 7명인 가정에서 자랐죠. 그래서 저는 아이 같은 활동력을 여전히 가지고 있어요."[120] 지난해에 이 부부는 2학년 학생 한 명을 매주 방과 후 발레 수업에 데려다 주기도 했다.

그들은 다른 사람들을 돌보기도 한다. 이 부부는 이러한 호의를 베풀며 '사회적 자본' 혹은 '조부모와 같은' 자격을 얻을 수 있을 것이라고 믿는다. "마치 대가족 같아요." 셰일라가 말했다. "스펜서와 저는 계속 나이를 먹고, 갈수록 스스로 무언가를 하기 힘들어질 거예요. 그렇기에 누군가가 옆에 있으면 좋겠다는 생각을 하죠. '혹시 가게에서 필요한 것 있으면 사다 드릴까요?' 아니면 '다음 주에 병원까지 태워다 드릴까요?' 이런 호의를 베풀면서요."

공동체의 사람들이 누군가 발 벗고 나서서 모든 일을 해결해 줄 것이라고 기대하지는 않는다. 그것은 오히려 부담이 될 것이다. 하지만 응급의료 상황과 같은 급박한 대처가 필요할 경우를 대비해 적절한 지침을 만들어 이웃과 공유할 계획이다. 이웃이 도와준다는 "계약서도 없고 확약도 없다"고 스펜서는 덧붙였다. 하지만 이들은 생물학적 가족 간에도 간혹 충분히 지원해 주지 못하는 경우가 있다는 점을 언급했다. 어떤 공동체든, 강한 의지를 가지고 도움을 주고자 하면서 남도 같은 마음일 것이라고 기대하는 수밖에 없다. 공동거주를 함으로써 사람들은 이런 마음을 가질 기회가 더 많아진다.

세대 간의
연결고리

셰일라와 스펜서의 경험에서 보듯, 사회적 기반을 구축하기 위해 세대를 가로지르는 것은 당사자들뿐만 아니라, 공동체 전체에게 만족감을 주고 가치 있다. 의과 대학생 시절 저명한 문화 인류학자 마거 릿 미드Margaret Mead가 다세대 공동체의 중요성에 대해 연설하는 것을 들을 기회가 있었다. 다양한 문화권에서 아이들과 조부모가 상호 적으로 유익한 관계를 맺고 있다는 설명을 들으며 공감했다. 아이들은 조부모에게 필요한 사회적 자극을, 조부모는 어린 아이들에게 필요한 안정감과 신뢰 가능한 관심을 제공한다. 그러는 동안 '샌드위치 세대'(아이와 조부모에게 물질적인 지원이 가능한 노동 세대)는 안도감을 얻는다. 이는 결과적으로 효율적인 '경제'를 낳는다.

나는 최근 내 가족 소유의 소 방목장을 방문할 때 이러한 관계를 목격하기도 했다. 이곳은 나의 어머니가 자란 곳이기도 하다. 몬태나주 고지대 시골 지역에서는 양질의 보육 시스템이 구비되어 있지 않다. 그래서 베이비붐 세대이자 나의 사촌인 릭과 그의 아내 게일이 손주들을 돌보는 동안 릭과 게일의 딸과 사위는 방목장에서 일을 한다. 어린 아이들은 릭과 게일의 무한한 관심을 받으며 자란다. 그리고 나는 이 두 사람이 방목장을 관리할 다음 세대를 돌보기 위해 끊임없이 주어지는 도전에 응하며 건강 면에서도 혜택을 받고 있다 추측한다.

아이들과 시간을 보내는 것이 우리의 지적 능력이 퇴행하는 것을 막을 수 있을까? 이 질문에 답하기는 어렵다. 하지만 2016년, 북미 폐경기협회의 저널에 기재된 한 연구가 도움을 줄 수 있을 것이다.[121] 연구자들은 호주에서 아이를 부양하는 조부모 120명의 기록을 남겼고, 매주 하루 아이를 돌보는 여성이 인지 검사에서 더 높은 점수를 받는다는 사실을 발견했다. 하지만 어느 정도 제한할 필요는 있다.

매주 5일 이상 아이를 돌보는 이들은 상대적으로 인지능력에 문제가 생기는 경우가 많았다.

노화와 교육, 복지 사업 분야의 전문가들은 다세대의 관계를 강화함으로써 노인과 아이들의 삶을 개선시킬 수 있다는 개념에 관심을 보였다. 실제로 미국의 많은 학교, 교회, 노인 복지 시설, 그리고 여러 기관이 이 개념을 실험하고 있다.

오하이오 주 클리블랜드 시의 행정 헌장상을 수여했으며 '세대 간 학교'라고 불리는 초등학교는 놀라운 사례를 선보이기도 했다. 이 학교는 2000년 피터 J. 화이트하우스 박사와 그의 아내 캐럴 화이트하우스에 의해 설립되었다. 피터는 나의 오랜 친구이자 동료이고, 케이스 웨스턴 리서브 대학교의 노인신경학자이다. 캐럴은 교육자이며 아동 심리학자이다. 이 학교는 각기 다른 능력을 가진 여러 세대의 사람들이 함께 생산적으로 배우는 것이 가능하다는 이념하에 설립되었다. 그래서 다른 능력을 가진 노인들이 (치매 환자를 포함해) 교실 수업, 구연동화, 환경보호, 미술, 정원 가꾸기, 비디오 게임, 소셜미디어 등의 수업을 진행하는 데 도움을 준다. 노인들은 '멘토'라 불린다. 이 설정은 아이들이 고령의 성인들로부터 특별한 관심과 돌봄을 받게 하고, 노인들은 아이들과 유의미한 활동을 하며 사회적인 자극과 만족감을 얻게 한다. 2016년에는 이 학교의 학생 수는 500명이 넘었으며, 대부분 빈곤층의 유색인종 아동이었다. 수백 명의 노인 멘토가 도움을 주었으며, 지역의 양로원에서 온 경우도 많았다. 그리고 학생들의 학업성취도는 미국 전체에서 최상위권에 속했으므로, 모두 자부심을 가지고 있다.

요컨대, 공동체 전체와 가족 구성원 모두가 필요로 한다는 것이다. 동시에 나이 든 사람은 자신의 삶이 여전히 의미 있다는 것을 깨닫고 목적을 부여할 수 있어 도움이 될 것이다. 노년에 행복을 찾는 가장 좋은 방법은 유의미하다 느끼는 활동을 통해 미래에 기여하는 것이다. 아이, 아이의 부모, 아이의 학교, 공동체의 어떤 양상과 관계를 맺었든지 다른 이들을 돕는 것은 회복력을 유지하는 최적의 방법이다.

언제까지
일할 것인가?

노년의 행복에 작용하는 또 하나의 중요한 요인은 언제 은퇴할지 결정하는 것이다. 이는 중대한 문제로, 재정상황을 돌아보게 만든다. 그리고 이것은 현명한 행동이다. 노년까지 편안하게 살기 위해서 충분한 돈이 필요하다. 하지만 재정상황은 퍼즐의 한 조각일 뿐이다. 일을 하는 것이 우리의 전체적인 건강과 행복에 어떤 영향을 미치는지 우리는 더 잘 알 필요가 있다.

대부분의 사람들에게 직장이란 자아와 자존감의 큰 조각이다. 직장은 인생에 의미, 구조, 소속감을 부여한다. 반면에, 직장은 엄청난 스트레스의 근원지일 수도 있다. (특히 직장에서 물리적으로, 지적으로 요구하는 바가 많다고 느껴진다면.) 운동, 취미생활, 사랑하는 사람들과 보내는 시간 등 나이 들면서 삶의 질을 높이는 활동을 하기에 시간이 너무 부족하면 불만족을 느낄 수 있다. 이런 경우에는 은퇴가 굉장히 매력적으로 느껴진다.

베이비붐 세대 다수는 균형점을 찾기 위해 이전 세대와는 다른 시각으로 직장과 은퇴를 고려한다. 60대 중반을 직장을 그만두어야 하는 막다른 길로 보기보다는, 급여를 지급하는 회사와의 관계를 재평가하고 기어를 바꿀 기회로 생각한다. 현재 직장에서의 업무와 근무 시간을 줄이는 것부터 좀더 유연한 직장을 찾는 (더 재미있는 직장에 취업하거나) 등 폭넓은 범위의 새로운 접근방식을 찾아낸다.

미국 노동자의 은퇴 역사를 고려하면 새로운 접근방식은 타당해 보인다. 버지니아 대학교의 사회학자 제프 골드스미스Jeff Goldsmith 박사는 저서 ≪긴 베이비붐The Long Baby Boom≫에서 제2차 세계대전 후, 노동자 복지를 향상하고 연금을 지급한 노동조합이 호황을 이루면서 65세 은퇴가 대중화되었다고 설명한다. 그 당시 65세까지 산 미국인들에게 은퇴 후 삶은 인생의 17%를 차지했다. 지금은 이 비율이 22%에 도달하였으며 계속 상승하고 있다. 또 노동 인구의 약 20%는 중년 이후에는 계속할 수 없는, 육체적으로 힘든 일에 종사했다. 오늘날에는 8%만이 강도 높은 육체노동을 한다. 요즘에는 점차 많은 사람들이 지식 노동자로 일한다. 컴퓨터를 통해 하루 종일 쓰고, 디자인하고, 분석하고, 프로그래밍을 하는 등등의 업무를 본다는 뜻이다. 이처럼 지적으로 자극을 주는 업무는 나이 들어서도 뇌 기능을 유지할 수 있도록 도움을 줄 수 있다. 그렇기에 지식 노동자들이 제

시간에 일어나는 것을 기억하고 규칙적으로 운동할 수 있다면, 몇 시간을 추가적으로 일하는 것은 공장 일이 우리 조상의 행복에 해를 입힌 방식으로 우리 건강에 해를 입힐 가능성은 높지 않다. 골드스미스 박사는 이렇게 적었다.

육체노동을 하며 등골이 휘거나 공장에서 너무나도 지루한 작업을 하는 대신 지식 노동을 함으로써, 노동자들이 더 오랜 기간 직업에 종사할 가능성이 높아졌다. 이 점이 노동자들이 회사 내에서 혹은 본인이 속한 직종에서 가지는 사회적 유동성과 결합한다면, 우리는 유연하고 적응력 있는 노동시장을 만들 수 있을 뿐만 아니라, 사람들이 성취감을 느끼는 직업을 생성하고, 경력을 계속 쌓을 수 있는 시장을 만들 가능성을 가지게 된다.[122]

여러 연구에 따르면, 베이비붐 세대 대다수가 어떠한 방식으로든 종래의 정년을 넘어 일할 계획이 있다고 한다. 예를 들어, 보스턴 대학교에서 노화와 직장에 대해 연구하는 슬론 센터the Sloan Center가 2010년 발표한 조사결과에 따르면, 50세 이상의 노동 인구 75%는 종사해온 직종에서 은퇴한 후, 다른 유급 직장을 가질 것을 기대하고 있다고 한다.[123]

우리 사회가 고령화 인구의 사회보장제도에 더 투자해야 한다는 점을 고려하면 좋은 현상이다. 또 많은 베이비붐 세대가 65세 이후에 개인 욕구에 맞는 생활에 자금을 대기 위해서는 추가적인 수입이 필요할 수 있다. 투자산업 연구기관이 2016년에 발표한 조사결과에 따르면, 퇴직 후에 필요한 자금을 저축해 놓았다고 자신있게 말한 비율은 24%에 불과하다고 한다. 퇴직 자금이 준비해 둔 55% 가운데 42%는 10만 달러 미만을 가지고 있었고, 이들은 매년 7,000달러 미만의 퇴직 소득을 갖게 된다.[124] 하지만 AARP 설문조사에 따르면 베이비붐 세대 대다수는 60대 중반 이후에도 재정적으로 일할 필요가 없다 해도 일을 계속하고 싶어 한다고 한다. 이유는 간단했다. 일하는 것이 즐겁고 인생을 지루해하고 싶지 않은 것이다.[125] 골드스미스 박사가 2008년에 출판한 책에 따르면, 베이비붐 세대의 부모와 조부모는 한 주에 43시간 동안 텔레비전을 시청했다고 한다. 베이비붐 세대의 많은 이들이 부모나 조부모의 발자취를 따르고 싶어하지 않는다.

골드스미스 박사는 50대에 은퇴한 이들 중 1/3 이상이 실제로 지루함과 만족감의 부족을 주원인으로 꼽으며 몇 년 안에 직장을 다시 잡았다고 보고했다.[126]

골드스미스 박사의 책은 노인 직장에 대한 유연성을 제공하는 정책에 관해 통찰력을 가지고 파고든다. 2016년 현재 경제, 법, 노동 관련 많은 정책과 관습이 65세 이상의 사람들이 근무 시간 자유 선택제, 직무 분담, 단계적인 퇴직, 고문 자격, 안식기간 등등을 고려해 취업하는 것을 막는다. 골드스미스 박사의 글처럼, "베이비붐 세대의 은퇴를 고무하기보다는 그들이 생산적인 활동에 참여하는 (그리고 세금을 내는) 시민으로 남도록, 세금과 연금정책뿐만 아니라 사회보장 제도와 노인 의료보험 제도를 개정할 필요가 있다."

은퇴가
건강에 미치는 영향

직장에 남는 것이 은퇴하는 것보다 건강에 이로울까? 당연히 근무 환경에 따라 다르다. 하지만 밀레나 니코로바Milena Nikolova 박사와 캐럴 그레이엄Carol Graham 박사의 말에 따르면, 본인의 직업에 애정을 느끼는 사람들은 종래의 정년보다 더 오래 직장에서 근무하는 것이 이롭다고 한다. 두 사람은 3장에서 언급한 브루킹스 연구소의 학자이다. 이들은 사람들의 행복지수는 나이에 비례해서 증가한다는 것을 밝혔다. 2014년 갤럽의 세계 여론조사 자료에 기반한 이들의 연구는 보통 정년 후에도 직장에서 근무하는 이들은 그러지 못하는 이들보다 행복지수가 더 높다는 것을 밝혔다.[127] 연구자들은 블로그에 글을 올려, "당연히 정년 후에도 직장을 떠나지 않는 이들 대다수는 자신의 일에 애정을 갖고 있기 때문"이라는 사실을 인정했다. 그럼에도 연구결과에 대해 생각할 필요가 있다.[128] 특히 다시 한번 경력을 쌓고 싶다면 더더욱 그럴 필요가 있다.

은퇴 직후 발병하는 건강상의 장애를 다룬 연구가 여럿 있다는 점을 염두에 두어야 한다. 원인은 퇴직자가 기존에 앓고 있던 질병이 아니었다. 오히려 직장을 그만둔 이후 우울증, 체중 증가, 결혼 문제, 과다한 음주, 그리고 다른 스트레스 원인들로 자주 고심한다. 실제로 전반적인 사망률은 퇴직 직후 몇 년 동안 극적으로 늘어난다.[129]

또 직장 동료들보다 일찍 은퇴하는 사람들은 건강상 문제를 겪을 위험이 높은 것으로 나타났다. 칠레의 디에고 포르탈레스 대학교의 사회학자 에스테반 칼보Esteban Calvo 박사는 21개국의 10만 명 이상의 인구를 대상으로 은퇴가 건강에 미치는 영향에 관한 연구를 지휘하고 있다. 칼보 박사의 연구팀은 전반적인 건강, 만성 질환, 일과 수행 능력, 행복지수를 살펴보고 있다. 〈워싱턴 포스트〉에 발표한 예비적 결과에 따르면, 평균 나이보다 일찍 은퇴하는 사람들의 경우 부정적인 영향을 받을 수 있고, 일찍 일을 그만둘수록 악영향은 커진다. 칼보 박사는 말했다. "평생 일을 해야 하는 것은 아닙니다. 하지만 너무 일찍 은퇴하는 사람들은 슬픔, 외로움, 고립을 느낍니다."[130]

여러 선진국에서 진행된 연구에 따르면, 조기 퇴직과 인지능력 저하가 강한 연관성을 띠고 있다고 한다.[131, 132] 예를 들어, 랜드연구소 RAND와 미시건 대학교에서 프랑스와 오스트리아(60대 남성이 직장을 유지하는 경우가 드문 국가) 남성과 미국과 덴마크(상대적으로 많은 남성이 60대 중반 이후에도 직장을 유지하는 경우가 많은 국가) 남성을 비교하는 대규모 연구를 진행했다. 연구자들은 미국과 덴마크 남성이 노년에도 직장을 유지하는 것이 더 나은 인지능력을 보이는 현상의 원인일 수도 있다고 결론지었다.[133] 이탈리아의 파두아 대학교에서 2013년에 발표한 또 다른 연구는 "나이, 육체적 건강, 소득, 교육, 그리고 생활 조건 등을 통제한 후 살펴보았을 때, 인지능력의 저하와 은퇴한 해 사이에 강하고 분명한 연관성"을 발견했다.[134]

지성, 의미, 목적
지키기

은퇴 후 지적 능력이 퇴행하는 현상을 다룬 연구들을 보면 두려움을 느낄 수도 있으나, 부디 체념하지 마라. 나는 이러한 연구를 통해 정년을 앞두고 지적 능력을 유지하고 싶은 이들을 위해 두 가지 중요한 조언을 해주고 싶다.

- 만약 직장에서 계속 근무할 수 있다면 (특히 즐겁고 자극을 주는 직업을 가졌다면) 직장을 그만둘 이유가 없다. 직장생활을 능동적으로 유지하면서 정신적으로나 육체적으로나 혜택을 받을 수 있다. 이는 유급 직업과 자원봉사 등 모든 업무에 적용된다.
- 만약 근무시간을 줄이거나 은퇴하고 싶다면, 그것 나름대로 괜찮다. 하지만 어떤 길을 택하든지, 정신적인 은퇴를 해서는 안 된다. "사용하지 않으면 잃어버린다." 이 글귀에서 진리 하나를 배울 수 있다. 정신 활동을 계속하며 사고능력을 유지하는 것이다. 직장을 그만두어도, 두뇌를 계속 활용할 새로운 방법을 찾아내기를 바란다. 이는 단순히 바둑을 두는 것을 말하는 게 아니다! 당신의 생활체계를 형성하고, 지적으로 도전의식을 불태우며, 사회적으로나 물리적으로 활력 있는 삶을 사는 것이 가능케 하는 활동을 뜻한다. 예컨대 봉사활동, 취미생활, 스포츠, 종교 활동, 아니면 다른 무언가가 될 수 있다. 단지 그 활동을 다채롭게, 소중히 즐기길 바란다.

직장을 그만두지 않을 것이라고 결정했지만 정년을 앞두고 기어를 바꾸고 싶다면, 고려할 만한 대안은 많다. 한 가지는 방법으로, 직장에서의 업무와 근무시간을 서서히 줄이는 것이다. 같은 직종에 머물러도, 가장 선호하는 업무에 집중하는 것이 최선이다. 나는 한 가지 주제에 초점을 맞춰 탐구하는 연구자나 교사를 만나 왔으며, 그들은 이 방법을 통해 나이가 들어서도 새로운 열정을 가지고 일을 할 수 있었다. 이는 그들의 전문성을 활용하는 동시에 요구되는 에너지의 양을 줄이는 방법이다.

또 한 가지 접근 방식은, 현직에서 뛰기보다 다른 이들을 위해 멘토나 고문의 역할을 하는 것이다. 이런 식으로 전환하는 사람들을 지켜보며, 인간은 일반적으로 두 가지 지능이 발달한다는 사실을 알 수 있었다. 하나는 '유연한 지능'으로서, 추상적 사고를 이용해 복잡한 문제를 해결하는 지능이다. 개인 간에 큰 편차가 있지만, 보통 청소년기에 정점을 찍으며 30, 40대에 서서히 하락세를 겪기 마련이다. 예를 들면, 첨단 기술이나 새로운 프로그래밍 기술을 배우는 지능이다. 다른 하나는 '결정적 지능'으로서, 과거의 학습과 경험에서 비롯된 지식을 활용하는 지능이다. 이 지능은 보통 60~70대에 정점을 찍는다. (다시 말하지만, 이는 평균값일 뿐이다. 개인 간에 큰 편차가 있다.) 다른 이들을 위해 선생이나 고문의 역할을 수행할 때, 결정적 지능의 힘이 발휘된다. 은퇴한 전문가들이, 예컨대 비영리 단체의 이사회에 참여함으로써, 이 지능으로 상당한 기여를 하는 경우가 많다.

물론 종사해온 직종을 떠나 새로운 역할을 맡거나, 새로운 사업을 시작하거나, 자신의 발휘해 보지 못한 힘을 이용해 완전히 새로운 길을 걸을 수도 있다. 당신이 새로이 떠나는 여정은 '버킷 리스트' 개념에 새로운 의미를 부여할 수 있다. 죽기 전에 가 보고 싶은 장소가 아니라 당신의 특성 중 개발하고 싶은 것들에 대해 생각해 보라는 뜻이다. 화가? 선생님? 음악가? 수영 선수? 간병인? 발명가? 환경 운동가? 정신적 탐구자? 진정한 친구? 세계 최고의 할아버지 할머니는 어떠한가? 가능성은 무궁무진하다.

의미를
갖게 하라

나이 들면서 일, 봉사활동, 취미생활을 두고 결정을 내리기 전에 스스로에게 던져야 할, 기본적이지만 굉장히 중요한 질문들이 있다.

- 인생에서 가장 의미 있는 활동은 무엇인가?
- 유급 · 무급 여부와는 무관하게, 어떤 일을 할 때 세상에 의미 있는 방식으로 기여한다고 느끼는가?
- 나이가 들면서 이 의미 있는 활동을 어떻게 지속할 것인가?

조사결과에 따르면, 노인들은 성공적인 노화를 위해 목적의식을 중요시 여긴다고 한다. 목적 있는 삶을 살면 아침에 일어나 정신적 ·

육체적·사회적으로 세상과 계속해서 교류하도록 원동력을 부여받는다. 이는 3장에서 소개한 개념, '생식성generativity'의 양분이 될 수 있는데, 여기서 생식성이란 미래 세대를 위해 가치 있는 무언가를 기여하고 있다는 믿음이다. 기여하는 대상이 가족 구성원, 이웃, 지역사회 혹은 전 세계일 수도 있다. 일상에 충분한 사회적 교류활동을 하지 않고 특정 사회 구조에 속해 있지 않을 때 찾아오는 외로움과 무기력함을 물리치는 데 목적의식이 도움이 된다.

나는 65세 가량의 나이로 삶을 목표지향적으로 전환하기로 결심한 많은 이들을 안다. 한 가지 사례로, 3장에 소개한 밥 주팔 박사가 있다. 그는 의사로서 비뇨기과 병원에서 일했지만, 60세를 넘어서 지역 사회의 불우한 이웃을 위한 무료 1차 진료소를 개업했다. 이렇게 삶을 전환하며 그는 상당한 성취감을 느꼈다고 한다. 그에게 어떤 생각으로 하던 일을 그만두고 다른 일을 시작하게 되었는지를 묻자, 그는 스스로에게 이렇게 물었다고 대답했다. "내가 할 수 있고 즐길 수 있는 일 중에서 어떤 일이 가장 의미가 있을까?"

또 한 가지 사례로 웬디 타운센드가 있는데, 그녀는 1999년 57세로 마케팅 부서의 간부로 근무하던 중에 인근 지역의 노인복지관에서 틈새 자리를 찾았다. 그녀는 많은 사람들이 요가의 혜택을 받고 있었지만, 노후한 신체를 위해 설계된 '부드러운 요가' 수업이 개설되어 있지 않다는 것을 알게 되었다.

웬디는 시애틀 지역의 신용조합의 상무직을 떠날 준비가 되어 있지는 않았지만, 은퇴를 앞둔 많은 이들처럼 단계별 계획을 세웠다.

첫 번째 단계는 1년 동안 휴직해 새로 태어난 손주를 돌보며 필수교육을 빈는 것이었다. 그리고 신용조합에 돌아가 4년을 더 근무하며, 고용주와 협상을 거쳐 주중에 인근 노인 주택지구, 노인 복지관, 교회에서 몇몇 수업을 진행했다. 웬디가 마케팅과 홍보 업무에서 40년 동안 경력을 쌓고 퇴직을 할 때쯤에는 새로운 경력을 쌓을 준비를 마친 상태였다. 이제 웬디는 73세로, 매주 6~7개의 요가 수업을 꾸준히 진행한다. 일요일 오후, 지역 명물인 성공회 성당 제단에서 전 연령층을 상대로 수업을 하기도 한다.

웬디는 몇 년간 두 손주들을 위해 교사와 운전기사 역할을 하고 있다. 많은 조부모는 손주와 교류하기를 바라지만 흔히 실패한다. 하지만 웬디와 그녀의 남편은 매일 손주들이 하교할 때 차로 집까지 바래다주며 관계를 유지하는 데 성공했다. 두 손주가 자전거를 타거나 버스를 탈 수 있는 나이가 되어도 멈추지 않았다. 그녀는 말했다. "매일 손주들을 보고 싶지 않을 이유가 있나요? 엄청난 활력소가 되는데요!" [135]

1999년 웬디가 처음 요가 수업을 진행하기 시작할 때, 그녀는 어머니 세대의 노인들을 가르치는 데 집중했다. 본인 또한 어머니 세대에 입성하며, 요가를 자주 하는 것의 이점을 경험하고 있다. 웬디는 고관절의 경미한 관절염을 제외하고는 건강문제를 겪지 않았다. 꾸준히 요가를 하며 근육을 단련한 것이 몇 년 전에 받은 첫 고관절 대치술로부터 신속히 회복할 수 있도록 도움을 주었을 것이다. 그리고 웬디는 곧 받을 또 한 번의 고관절 대치술 후에도 이 효과를 볼 수 있을 것이라고 기대하고 있다.

웬디는 사람들이 매일 그녀가 출근하기를 기다리는 사실에서도 보상을 받는다. 에반젤린 슐러가 속했던 노인 주택지구의 노인들처럼 웬디 또한 비가 오든 눈이 오든 매일 아침 커피 한 잔을 하며 사람들과 담소를 나눈다. 이들은 스스로를 위해, 그리고 서로를 위해 이야기를 나눈다. 웬디는 말했다. "다른 사람들과 함께하고 싶어 하는 욕구 덕에 침대에서 일어날 수 있어요. 저는 누군가를 만나거나 수업을 진행하거나, 손주들을 태우러 가야 한다는 걸 알아요. 그리고 사람들이 저의 도움이 필요하다는 사실에 너무나도 기분이 좋죠."

이는 주도적인 접근방식을 가지고, 노화 과정을 받아들이고, 정신적・물리적 능력을 비축하고 사회 기반을 구축하려는 노력에서 비롯된 사고방식이다.

CHAPTER 8

Welcome to the Age of Enlightenment

8장

어떻게 일생을 마칠 것인가

지금까지 우리는 노년에도 회복력을 잃지 않은 멋진 롤모델들을 만났다. 자신의 건강을 위해 능동적인 태도를 가진 사람들을 보았다. 그들이 어떠한 방식으로 나이와 함께 찾아오는 변화를 수용하고, 행복을 가꾸기 위해 정신적·육체적 자원을 비축하며 사회적 기반을 구축하는지에 대해서도 배웠다. 이 모든 것이 무엇을 위해서인가? 이제 당신이 안전하고 편안하며, 보살핌을 받는 상태에서 나이가 들고 휴식을 취할 수 있는 마음가짐을 얻었기를 바란다.

7장에서 소개한 나의 환자 롤란도 페레즈는 99세에 이 마음가짐을 얻었다. 청력·시력, 단기기억력은 퇴행하고 있었지만, 사실 썩 나쁘지 않은 상태였다. 그는 그때에도 대가족과의 따뜻한 관계를 유지하고 서로를 돌보며 산 덕분에 본인의 집에서 행복하게 살았다. 그리고 다른 사람들 말에 따르면, 롤란도는 자신의 인생을 즐겼다고 한다.

나는 롤란도의 말년에 그의 주치의였지만, 당신이 생각하는 것만큼 그를 자주 만나지 않았다. 오늘날 호스피스 팀이 제공하는 '말년end-of-life' 관리와는 달리, 내가 '만년late-in-life' 관리라 부르는 관리 방식이 필요한 단계에 도달했다고 롤란도가 느낀 것이다.

만년 관리는 기본적으로 건강한 상태이지만 고령에 접어드는(85세 이상이라고 치자) 노인들을 위한 관리 방식이다. 고령의 노인들은 가족, 친구, 의료 서비스 단체로부터 추가적으로 관심을 받아야 한다. 예를 들어, 독감 예방접종을 받으라는 공지가 발표되었다고 가정해 보자. 노인들은 관절염·빈혈증·피부염 등 만성질환의 성가시고 고질적인 증상을 완화시키기 위해 치료를 받음과 동시에 예방접종을 받아야 하는 상황에 놓인다. 요로 감염증 같은 극심한 문제를 가진 경우라면 항생제를 복용하는 것이 합리적인데, 이런 때 독감 예방접종을 받으라는 공지를 들었다면 어떻게 해야 할까?

초고령층에게 절대적으로 필요하지 않은 수많은 의료 서비스가 있다. 오히려 해로울 수 있는 것들도 있다. 과도하게 의료 서비스를 받는 것은 항상성에 문제를 일으킬 수 있기 때문이다. 3장에서 설명했듯이, 항상성이란 체내의 안정성을 유지하는 섬세한 감각이며, 초고령층이 얼마 남지 않은 시간을 활력 있게 보내도록 도움을 준다. 노쇠한 노인들은 암세포를 검사하기 위한 결장내시경 검사, 유방조영상, 자궁경부암 검사, PSA 혈액 검사 같은 진단절차를 받으며 스트레스에 시달릴 필요가 없다. 또한 치료를 받는다고 해도 그리 큰 효과를 보지 못한다.

나는 주로 고령층에게서 보이는 비흑색종 피부암을 수술받으라고 무조건 권하지는 않을 것이다. 이러한 병소를 제거하는 수술은 상처 회복, 무감각, 통증과 관련된 합병증을 유발할 수도 있다. 이러한 병소는 노인의 수명이나 장기적인 삶의 질에 영향을 끼치지 않으므로, 대부분의 병소는 건드릴 필요가 없다.

또한 노쇠한 사람들은 넘어지거나 정신에 문제가 생길 가능성을 높일 위험을 수반하는 약물을 복용할 필요가 없다. 고혈압, 불안 장애, 수면 장애, 요실금을 위한 약물이 여기에 포함된다. 응급실을 불필요하게 방문해, 첨단 기술을 동원한 검사나 처방을 과도하게 받음으로써 회복하기 힘들 정도로 스트레스나 혼란에 빠지는 일은 더욱 없어야 한다.

의사에게 진료를 받거나 병원에 입원하는 데 많은 나날을 할애하는 노인들과 달리, 롤란도는 1, 2년마다 한 번씩 나를 만나러 왔다. 롤란도가 오기 전에 나는 그의 딸과 전화나 이메일을 통해, 롤란도가 당뇨나 여러 만성질환을 치료하기 위해 복용하는 약물을 조절하는 것에 대해 상의했다. 그 결과에 따라 롤란도는 나를 만나는 대신, 본인이 좋아하는 텔레비전 예능 프로그램을 시청하거나 동네 편의점에 들러 복권을 구입하기 위해 가볍게 산책을 하는 등 하고 싶은 활동을 하며 시간을 보낼 때도 있었다. 손주와 함께 카지노에 놀러갈 수 있는데, 왜 굳이 의사에게 진료를 받으며 시간을 소비하겠는가?

하지만 결국에는 롤란도의 면역체계와 방어기제가 약화되었다. 2012년 7월 그는 감기에 걸렸지만 기침을 시원하게 할 수조차 없었다. 항생제를 통해 감염된 폐를 청소했지만, 롤란도의 딸들은 그가 살날이 얼마 남지 않았다는 것을 알아챘다. 롤란도는 생기를 잃고 아침을 먹기 위해 1층으로 내려오는 것도 멈추었다.

9월이 되자, 롤란도는 아무것도 입에 대지 않았다. 레베카 페레즈는 기억을 더듬으며 말했다.[136] "우리는 아버지에게 음식을 먹이려 했지만, 아버지는 음식을 내뱉을 뿐이었죠." 레베카와 바버라는 밤마다 교대로 아버지 방에 머물렀다. "아버지가 일어나셔야 할 때 넘어지시는 일이 없게 하기 위해서였죠." 바버라가 설명했다.[137]

"어느 밤에는 아버지가 일어나 '엄마…, 엄마…'라고 말씀하셨어요. 무언가를 보신 것처럼 말이죠. 마치 누군가 그 자리에 있는 것처럼요." 레베카는 이렇게 회상했다.

10월 8일 월요일 아침, 마침내 그를 "태울 차가 왔다." 롤란도는 자정부터 차분하게 있지 못했다. 새벽 즈음에, 그는 레베카에게 말했다. "가야 한단다." 그러고는 몸을 일으켰지만, 일어나는 것을 버거워했다. 레베카는 롤란도가 침대 옆 의자에 앉는 것을 도와주었다. "아버지가 추울 때마다 쓰시는 양모 캡 모자를 갖다 달라고 하시더군요. 그래서 씌워 드렸죠."

그리고 오전 7시, 많은 사람들에게 사랑을 받은 이 늙은 노인은 숨을 거두었고 생을 마감했다. 롤란도의 딸들은 성 베네딕트 교회의 신부에게 전화를 걸었고, 신부가 찾아와 롤란도를 위해 기도를 해주었다. 앉아 있는 상태로 스키 캡을 쓴 롤란도를 보며 신부는 말했다.

"여행을 떠날 준비를 하신 것처럼 계시네요."

'좋은 죽음'이란
무엇인가?

롤란도의 죽음을 '이상적'이라고 표현한다면, 이상하게 심지어는 냉담하게 들릴 수 있다. 롤란도의 가족은 그의 죽음을 애도하면서 그가 더 이상 채울 수 없는 공백에 슬퍼했다. 그럼에도 불구하고 롤란도의 딸들은 아버지가 길고 좋은 인생을 살았다는 것을 알고, 롤란도가 본인의 집에서 평온히 생을 마감할 때 그의 곁에 있을 수 있었다는 것에 기뻐했다. 다른 이들을 도우며 수년을 살아온 그가 마지막 날을 이렇게 보냈다는 것은 이상하지 않다. 좋은 인생을 산 보상으로 좋은 죽음을 마주할 수 있었을 것이다.

어떻게 마지막을 장식하고 싶은지에 대해 환자들과 이야기를 나눈 나는, 이 죽음은 많은 사람들이 희망하는 죽음임을 안다. 롤란도는 고통스러워하지 않았다. 홀로 있지도 않았다. 분노나 혼란을 느끼지도 않았다. 병원에서 튜브나 전선에 꽂혀 있지도 않았다. 그리고 그의 죽음을 질질 끌지도 않았다.

공공 여론조사와 연구결과에 따르면, 이는 80%의 미국인이 생을 마감하고 싶어 하는 방식이라고 한다. 집중치료를 받거나 병원에 입원한 채가 아니라 집에서 죽음을 맞이하고 싶다고 한다.[138] 유감스럽게도 수명을 연장시키는 최첨단 장비나 약물이 존재하고 가족들이 가까이 살지 않는 현대에는, 롤란도의 마지막처럼 조용하고 인도적인 죽음을 맞이하기 어렵다. 노인 의료보험 제도를 통해 의료비를 지불한 84만 명을 조사한 바에 따르면, 생을 마감하기 한 달 전부터 집중 치료를 받은 인구 비율은 2000년에 24.3%에서 2005~2009년에 29.2%로 증가했다고 한다.[139]

소위 '좋은 죽음'을 경험하는 일이 더 일반적이도록 하려면 무엇을 할 수 있을까? 특히 베이비붐 세대가 나이 들며 부모의 죽음을 경험하고 본인의 죽음을 예측하기 시작하면서, 의사, 성직자, 연구원, 정책 입안자, 그리고 환자가 더 빈번하게 묻는 질문이다.

젊은 시절 뜨거운 논쟁거리가 생기면(베트남전이나 여성 인권운동 등) 그러했듯이, 우리 베이비붐 세대는 이제 인생의 마지막 단계라는 주제로 감수성을 자극한다. 어쨌거나 우리는 성적 자유, 가정 내 또는 대체 분만 방식, 의학계의 의사결정 공유, 무수히 많은 형태의 환자 중심 의료 서비스를 만들어낸 장본인이다. 이제 베이비붐 세대가 임종을 관리하는 방식에 그와 유사한 방식으로 변화를 만든다면, 환자의 개인적인 선호사항과 가치관에 맞는 임종을 맞이할 수 있도록 의료 서비스 단체, 환자, 그리고 환자의 가족이 더 열띤 토론을 펼치게 될 것이다.

물론 이런 토론은 쉽지 않다. 각자가 추구하는 '좋은 죽음'의 형태는 너무나도 다양하기 때문에 더더욱 그렇다. 환자의 시선에서 이러한 문제를 탐구하는 한 그룹이 있다. 이 그룹은 캘리포니아 대학교 샌디에고 캠퍼스 의과대학의 샘-앤-로즈 스타인 노화현상 연구소의 책임자 딜립 제스트Dilip Jeste 박사가 이끈다. 제스트 박사의 연구팀은 2016년 〈미국 노인 정신의학 저널〉에 임종을 앞둔 사람들과 그들의 친척, 그리고 의료 서비스 단체가 생각하는 '좋은 죽음을 만드는 요소'에 대한 학술 기사를 검토해 논문을 발표했다.[140] 제스트 박사의 연구팀은 임종을 앞둔 사람들의 충족되지 않은 욕구를 밝히고, 그들이 더 개별화된 관리를 받을 수 있는 방법을 찾기 위해 이러한 정보를 모으고 있다. 이 연구를 통해 우리는 사람들이 의견을 더 효율적으로 공유하는 방법을 찾지 않는 이상 '좋은 죽음'을 약속할 수 없다는 것을 알 수 있다.

이 주제에 관한 조사연구 보고서가 많다고 생각할 수 있다. 그러나 실제로 연구팀이 거대한 PubMed와 PsychINFO 데이터베이스를 통해 문헌을 검색해 본 결과, 1996년부터 2015년 사이의 문헌 중 주제에 상응하고 일정한 수준의 문헌은 36개밖에 되지 않았다. 이들은 이 문헌을 이용해 '성공적인 죽음'의 정의를 표면화하고, 그 정의를 다음의 테마에 맞춰 분류했다. 괄호 안은 '하위 테마'이다.

- **원하는 임종을 맞이하는 것**
  (죽음이 어떻게 일어나고, 그곳에 있을 사람, 어디서, 언제; 사전 지시사항이나 장례식 등을 준비하는 것)
- **고통 없이 임종을 맞이하는 것**
  (고통을 느끼지 않는 것; 통증이 없고 증상을 관리하는 것)
- **감정적으로 평안할 것**
  (감정적으로 지지를 받는 것; 심리적인 안정; 죽음의 의미에 관해 이야기를 나눌 기회를 갖는 것)

- **가족**

  (가족에게 지지를 받는 것, 가족이 자신의 죽음을 받아들이는 것, 가족이 자신의 죽음에 대비하는 것, 가족에게 짐이 되지 않는 것)

- **존엄성**

  (인간으로서 존중받고 자주성을 유지하는 것)

- **인생의 마침표를 찍는 것**

  (작별인사를 하는 것, 인생을 잘살았다고 느끼는 것, 임박한 죽음을 받아들이는 것)

- **종교 혹은 영적인 평온함**

  (종교적으로나 영적으로 평온함을 얻는 것; 믿음; 성직자와 만나는 것)

- **치료 방식의 선택**

  (생을 연장시키지 않는 것, 모든 치료법은 시도해 보았다고 믿는 것; 치료받는 것에 대해 주도권이 있는 것; 안락사/의학적으로 지원되는 죽음에 대해 알아보는 것)

- **삶의 질**

  (평소처럼 사는 것; 희망, 즐거움, 고마움을 유지하는 것; 삶의 가치를 느끼는 것)

- **의료 서비스 단체와의 관계**

  (의사와 간호사를 신뢰하고 그들로부터 정신적인 지지를 얻는 것; 임종을 맡길 수 있는 의사와 함께하는 것; 영적 믿음과 두려움에 대해 의사와 상의가 가능한 것)

- **기타 등등**

    (본인 문화에 맞는 죽음을 맞이하는 것; 신체접촉을 경험하는 것; 애완동물과 함께 있는 것, 의료 서비스 비용을 고려하는 것)

그리고 제스트 박사의 연구팀은 각 그룹(환자, 가족 구성원, 의료 서비스 단체)이 어떤 빈도수로 이 테마들을 언급하는지 조사했다. 그룹마다 어떤 것을 중요하게 여기는지, 어떤 것을 공통적으로 혹은 다르게 생각하는지 알아보는 일은 흥미로웠다. 예를 들어, 모든 그룹은 환자가 원하는 방식으로, 고통 없이, 감정적으로 평안하게 임종을 맞이하는 것을 상당히 중요하게 여겼다. 하지만 삶의 질을 평가할 때에는 가족 구성원의 70%가, 환자의 35%가, 의료 서비스 직원의 22%가 중요하다 여긴다는 점에서 차이를 보였다. 삶의 마침표를 찍는 것, 존엄성, 가족이 곁에 있는 것은 환자보다 가족 구성원이 더 중요시했다. 그리고 종교적·영적인 면은 가족 구성원보다 환자가 더 높은 평가를 내렸다. "임종을 앞둔 사람은 실존적이고 심리적인 면에 더 집중하는 대신 육체적인 면에는 덜 집중하는 것 같습니다." 논문이 발표된 후 제스트 박사가 기자들에게 말했다.[141] 그리고 의료 서비스 단체가 임종을 앞둔 환자의 육체적인 면을 돌보는 것(가령 통증조절이라든가)과 함께, "임종을 관리할 때 환자와 가족 모두를 위해 심리적·사회적·종교적/영적 테마에 대해 고심할 필요가 있다"고 밝혔다.

우리 사회가 급증하는 노인 인구를, 사회 규범을 뒤엎는 데 화려한

전력을 가진 노인 인구를 관리하는 데 있어 제스트 박사의 조언은 합리적으로 보인다. 우리는 이제 생각해 봐야 한다. 임종을 앞둔 이들을 돌보는 데 무엇이 납득 가능하고, 무엇이 불가능한가? 자주권과 선택의 자유에 상당한 관심을 표하는 베이비붐 세대가 어느 선까지 이 논쟁을 밀어붙일 수 있을까?

빠르게 진화하는 '의학적으로 지원되는 죽음'(이른바 안락사)에 관한 법체계를 명백한 증거로 삼을 수 있다. 2016년에는 '의학적으로 지원되는 죽음'은 오리건, 워싱턴, 몬태나, 캘리포니아 주에서(미국 인구의 16% 정도) 특정 상황하에 법적으로 허용되었다. 캐나다와 전 세계의 여러 국가에서 중병인에게 죽음을 택할 권리를 신장시키는 움직임은 그 당시 현재진행 중이었다.

다음 수십 년간 베이비붐 세대는 더 나이 들고 죽어갈 것이다. 이러한 때에 우리 사회에서 일어나는 이 같은 급변은 어떤 의미를 지닐까? 생을 마감하기 전까지 당신이 어떠한 관리 방식을 원하고 원하지 않는지에 대해 의견을 묻는 일이 점차 늘어날 가능성이 높다. 나는 당신이 기대하고, 두려워하고, 소망하고, 가치를 두는 바에 대해서 심사숙고하기를 바란다. 그리고 당신이 어떤 식으로 정의하든 간에 당신이 '좋은 죽음'을 맞이하길 바란다.

그러나 궁극적으로 당신이 마지막 날을 어떻게 보내고 죽을지 결정하는 사람은 당신이다. 그리고 잘 알겠지만, 친인척이나 아끼는 친구들이 생을 마감하기 전까지 돌본 경험이 우리가 죽음에 대해 생각하고 느끼는 바에 크게 영향을 끼칠 것이다.

부모님과
우리 자신

건축가 폴 리랜드는 56세로, 나이 드신 부모님의 죽음이 자신에게 어떤 영향을 끼쳤는지 나에게 말해 주었다. 그는 아버지와 어머니의 경우가 극명한 다른 데에 충격을 받았다고 한다. 아버지는 며칠 동안의 치료를 받았으나 실패하고 오마하의 병원에서 집중 치료를 받다가 돌아가셨다. 어머니는 작은이모의 집에서 수면 중에 평온히 돌아가셨다. 폴은 말했다. "주변 환경이란 요소가 어떤 작용을 할지 예측할 수 없다는 것을 경험했어요. 그리고 의료팀이 아무리 똑똑해도, 살려는 환자의 의지가 아무리 강해도, 오래된 나이와 노화 앞에선 현대의학도 무릎을 꿇는 순간이 온다는 것을 배웠죠."[142]

이 말은 그의 아버지 톰 리랜드의 상황을 설명하는 말이기도 했다. 4장에서 소개했듯이, 폴 리랜드는 89세로 강인한 정신의 퇴직 경찰이었다. 그는 거의 40년간 심장병과 당뇨병과 싸웠다. 비록 유머 감각이 남아 있고 아내나 가족과 시간을 보내는 것을 즐겼지만, 톰의 인생은 수년간 만성질환, 관절 통증, 우울증으로 제한되었다. 경미한 뇌졸중 때문인지 경도 치매를 앓기도 했다.

그래서인지 아버지가 장폐색을 치료하기 위해 병원을 방문했을 때, 폴은 걱정스러웠지만 놀랄 일은 아니었다. 과거의 수술로 인해 창자에 반흔 조직이 생겨 이러한 일이 반복적으로 일어났기 때문이다. 보통은 시간을 들여 최소한의 치료를 받으면 문제는 사라졌다.

하지만 이번엔 문제가 해결되지 않으면서 가족은 어려운 결정을 해야 했다. 톰은 폐쇄증을 제거하기 위해 수술을 받아야 하지만, 톰의 폐에 악영향을 주지 않으며 수술하는 것은 어려웠다. 만약에 그러지 못한다면, 높은 확률로 폐렴을 유발해 죽음을 초래할 수도 있었다. 그리고 수술을 받지 않는다면 죽음을 맞을 것이 확실했다.

톰은 치매를 앓고 있었기에, 외과의는 폴에게 결정을 맡겼다. 아버지의 대리인이었던 폴은 아버지가 '사전 지시서'를 작성하셨다는 것을 알았다. 사전 지시서란 환자가 의료서비스를 받을 때 희망사항을 사전에 작성하는 법적 문서이다. 톰이 작성한 사전 지시서에는 생존 가능성이 없다면 인위적으로 생명을 연장하길 원치 않는다고 명시되어 있었다. 이 상황에서 톰의 가족은 그걸 어떻게 받아들였을까? 톰이 운명을 거스를 가능성은 얼마나 될까? 수술이 성공적으로 끝나고 폐렴을 앓지 않는다면? 폴은 아버지가 언제나 투쟁하는 것을 두려워하지 않았고 의사들을 상당히 신뢰했다는 것을 알고 있었다. 과거에 이보다 심각한 상황도 거쳐왔고, 그럴 때마다 이러한 마음가짐은 도움이 되었다. 또한 아버지가 종교적으로 강한 믿음을 가지고 있으며 살고자 하는 의지를 쉽게 놓아 버릴 사람이 아니란 것도 알고 있었다. 그렇기에 폴은 아버지가 시련을 피하지 않을 것이라고 믿었다. 그는 아버지의 침대 옆으로 걸어가 위험을 감수하고 수술을 받을 것인지 물었다. 톰은 어리둥절한 표정이었지만, 곧 그렇게 하겠다는 답을 주었다.

톰은 수술을 무사히 마쳤지만, 외과의가 경고한 바와 같이 수술 후

상태가 악화되어 갔다. 톰이 마취상태였을 때 폐렴을 유발하는 박테리아를 포함한 위의 내용물이 폐로 흘러들어갔다. 숨쉬기 위해 톰은 입을 통해 호흡기관에 산소를 공급하는 인공호흡기의 도움을 받아야 했고, 움직일 수도, 말을 할 수도 없는 상태가 되었다. 그는 점차 혼란스럽고 불안한 모습을 보였다. 인공호흡기, 심장 모니터, 소변 카테터, 링거를 계속 뽑아내려고 했다. 톰의 자녀는 번갈아 가며 집중 치료실에서 아버지 곁을 지켰다. 그들은 의학 장비를 잡아당기려는 아버지를 막으며 긴 시간을 보냈다.

더 이상 톰을 말릴 힘이 없자, 직원 중 한 명이 아버지의 팔을 침대에 묶었다. "아버지가 그렇게 고통스러워하시는 모습을 보니 가슴이 찢어졌어요." 폴이 말했다.

폴과 형제는 강하고 생기 넘치는 예전의 아버지 모습을 잊을 수 없었다. 톰은 젊었을 적에 해병대에서 복무했고 리틀리그에서 야구 코치를 했다. 오래된 자동차를 고치고, 가수처럼 노래를 부르고, 네 명의 자녀를 낚시와 캠핑에 데려가는 것 또한 즐겼다. 병과 그로 인한 고통에 시달리는 아버지를 눈앞에서 보면서 수십 년 동안 아버지가 보인 활기 넘치고 강한 모습이 떠올랐다.

이틀이 지나자, 톰의 폐가 회복하기 어려울 것이라는 사실이 명확해졌다. 톰의 가족은 아버지의 호흡기를 떼는 것에 동의했다. 톰의 평안을 위해 간호사는 호흡기 대신 외부 산소 펌프를 두어 콧속으로 공기가 흘러가도록 했다. 24시간 후, 톰은 서서히 의식을 잃었고 폐는 기능을 멈추었다. "돌이켜보면, 아버지는 본인 가치관에 맞는 방식으로 죽음을 맞이하셨어요. 아버지는 투사이자 믿음 강한 사람으로 마지막까지 신념을 잃지 않으셨죠." 폴이 말했다.

그렇지만 폴은 만약에 가족이 수술의 부작용을 완벽히 이해하고 수술 후에 아버지가 감당했을 고통을 미리 알았더라면, 다른 선택을 했을 수도 있음을 안다. 이는 현대 의학에 한계가 있고, 죽음은 피할 수 없다는 사실을 받아들이는 것이 축복일 수도 있음을 보여주는 일화이다.

나는 의사로서, 환자의 목숨이 걸려 있는 상태에서 이러한 현실적인 면을 환자와 환자의 가족과 함께 이야기하는 것이 힘들다는 것을 안다. 하지만 부모님이 중환자실에서 힘들게 생을 마감하거나, 가족이 갈팡질팡하는 동안 호흡기에 의존해 있는 모습을 지켜본 경험이 있다면 무엇을 희생함으로써 무엇을 얻을 수 있는지에 대해 더 냉철히 생각할 수 있을 것이다. 유감스러운 말이지만, 톰의 일화는 드문 일이 아니다. 톰의 자녀는 이제 50대, 60대가 되는데, 그들은 삶의 마지막 치료에 대한 선택을 더욱 깊게 이해하게 되었을 것이라고 생각한다.

아버지가 힘겹게 생을 마감하는 모습을 지켜본 폴의 기억은 3년 후, 어머니가 돌아가시는 모습을 지켜보며 진정되었다. 도로시 또한 치매를 앓았지만, 원인은 확실치 않다. 도로시가 85세 때 넘어져 받은 CT 스캔을 통해 뇌에 암으로 추정되는 병소가 있다는 것을 알아냈다. 하지만 도로시는 이미 노쇠한 상태여서, 폴의 가족과 의사는 더 이상의 진단 작업은 불필요하다는 것에 동의했다. 명확한 이미지 테스트를 받기 위해서는 도로시가 신장을 손상시킬 수 있는 액체를 삼켜야 하는 이유도 있었다. 그리고 뇌종양을 확인해도 도로시는 치료를 감당하기엔 너무 노쇠한 상태였다. 그렇게 도로시는 점차 약해지고 치매가 심해지며, 마지막 5년을 살았다. 그녀를 돌보는 일은 쉽지 않았다. 마지막에는 걸을 수도 없었으며 도움 없이는 생활할 수 없었다. 하지만 도로시는 불필요한 수술이나 의학 치료에 시달리지 않았다. 가족과 간병인과 함께 집에서 시간을 보내고 호스피스 팀의 지원을 받으며, 평화롭게 마지막 나날을 보냈다.

사전 의료 지시서의
한계점

많은 사람들이 '사전 지시서'라는 법적 문서를 작성하는 것이 말년에 결정을 내리는 일을 쉬워지게 만들 것이라 믿는다. 의회가 환자 자기 결정 법안을 1990년에 통과시켜 이 법적 문서를 작성하는 일이 흔해졌는데, 나는 법안이 통과되기 전부터 환자들이 비슷한 양식의 문서를 작성해 친척이나 의료 단체와 공유하도록 했다. 의사, 간호사, 그리고 가족 구성원이 중병의 환자가 원하는 바를 알지 못해 환자가 '나쁜 죽음'을 맞이하는 상황을 너무나 자주 지켜보았다. 그리고 불확실성은 거의 언제나 얻는 것 없이 치료를 질질 끌고 고통스럽게 변질시킨다.

'사망선택 유언'과 치료에 관련한 변호사의 권한을 포함하는 사전 의료 지시서는 환자가 더 이상 결정을 내릴 수 없는 상황이 올 때 제 3자가 치료를 승낙/거부하거나 다른 이에게 권한을 넘길 수 있는 효력이 있다. 2010년에 진행된 국민건강 및 은퇴 연구에 따르면, 60세 이상의 미국 인구 72%는 사전 지시서를 작성했는데, 이는 2000년의 47%라는 수치와 비교된다.[143]

그러나 많은 가족들이 이미 알고 있듯이, 만년 및 말년에 치료를 받을 때 작성된 사전 지시서가 있다고 해서 모든 결정을 내리기 쉬워지는 것은 아니다. 이는 다양하고 많은 문제를 일으킨다. 우선 문서에 쓰인 언어는 너무 모호해서 실제로 적용하기 어려운 경우가 많다. (그리고 어느 시점에서 환자의 상태를 '말기'로 정의 내려야 할까? 또 '지속적 식물인간 상태'를 말하면서 기간을 정하지 않는 경우도 있다.)

또 사전 지시서를 작성하고도 친인척이나 의료팀에게 알리지 않고 보관만 하는 경우도 있다. 혹은 의사에게 건네주었는데, 의사가 관리하는 환자의 서류더미에 파묻혀 소실되기도 한다. 어떤 의료 제도는 사전 지시서를 전자 기록으로 남겨두도록 하고 있는데, 그렇지 않은 것도 있다. 심지어 사전 지시서가 전자기록으로 보관되어 있다는 사실을 알아도, 의사가 필요한 때에 문서를 열람할 권한이 없는 경우도 있다.

보통의 경우 환자들은 응급실에 실려와 사전 지시서의 유무조차 모르는 의사에게 치료를 받는다. 환자가 정상적으로 판단할 수 없는 상황에서 보호자에게 결정권이 넘어가면, 그 사람은 어머니나 아버지가 무엇을 원할지 짐작할 수밖에 없다. 사랑하는 이가 최후를 맞이할 수도 있는 상황에서 얼마나 많은 가족들이 당황하고 혼란스러워하며 우왕좌왕하는지를 보면 놀랍기도 하다. 심지어 예기치 못한 사태가 발생했을 때, 환자의 사전 지시서가 쉽게 무시되는 경우도 있다. 충격에서 헤어 나오지 못하는 배우자나 자녀는 오직 한 가지만 요구한다. "이 사람을 살려 주세요."

2015년에 남편 칼을 위해 119에 전화를 건 낸스 라이히만에게도 같은 일이 일어났다. 칼은 91세의 은퇴한 건설업자로 건강을 잘 유지하고 있었다. 건강 면에서 별다른 문제없이 열정적으로 낚시를 다니고 전 세계를 여행하던 사람이었다. 실제로 칼과 낸스는 다음 몇 달 동안 크루즈 여행을 하기 위해 계획을 세우고 있었다. 하지만 12월 말, 가족 대부분이 플로리다로 여행을 간 어느 밤에, 칼은 아프기 시작했다.

다리 통증에서 시작되었다. 그 다음날 아침, 칼은 침대에서 일어나는 것조차 힘들어했다. 낸스는 패닉 상태로 119에 전화를 걸었다. 병원에 도착하자마자 칼은 중환자실로 후송되었고, 의사는 칼이 폐렴을 앓고 있으며 감염으로 인해 신체 중요기관이 기능을 잃어 중태라고 말했다. 치료를 받기 위해서는 강한 항생제가 필요했고 숨쉬기 위해 호흡기가 있어야 했다.

과연 낸스는 그 순간 칼의 사전 지시서의 내용을 생각했을까? "아마도 아닐 거예요." 이 부부의 손녀인 38세의 다나 메이어스가 말했다.[144] 69년 동안 결혼생활을 함께한 남편이 갑작스럽게, 그리고 불가해하게 죽어 가고 있었다. 낸스는 무슨 수를 써서라도 의사가 칼의 목숨을 살려내기를 바랐을 것이다. 다나는 당시를 회상하며 말했다. "기적적으로 항생제가 통했고, 할아버지는 폐렴을 이기고 회복하셨죠."

칼은 위험에서 벗어났지만, 그 후 3주 동안 호흡기에 연결되어 있었고, 호흡기 없이는 더 이상 숨을 쉬는 것이 불가능해졌다. 게다가 음식을 먹거나 마실 수도 없었다. 위에 튜브를 연결해 필요한 영양분을 받아야 했다. 의사는 편의를 위해, 목을 절개해 튜브를 호흡기관에 직접 연결하는 기관절개술을 권했다. 그 후 칼은 재활 시설에서 생활하며 호흡기를 '떼기' 시작했다. 칼은 두 달 동안 치료를 받았고, 다나는 이 시기를 "한 걸음 전진, 두 걸음 후퇴"의 시간이라고 설명했다.

"정신적으로 문제가 생긴 것은 아니지만, 기관절개술을 받은 탓에 칼은 말을 할 수 없었어요. 그래서 그가 종이에 글을 적거나 우리가 그의 입술을 읽어야 했지요. ⋯⋯그래도 그는 멋진 사람이었어요. 칼은 언제나 존재감을 과시하며 모든 사람을 돕고 싶어 했지요." 낸스는 말했다.

그러나 3월 중순이 지나도 칼은 자가호흡을 할 수 없었다. 그리고 의사는 애석해하며 가족에게 칼이 영원히 스스로 호흡을 할 수 없을 것이라고 말했다. 그 사이에 영양 공급 튜브로 인한 합병증으로 칼은 며칠 동안 영양소를 받는 것이 어려워졌다. 칼의 몸은 점점 더 약해졌고 정신은 흐릿해져 갔다. 그의 가족은 이것이 무엇을 뜻하는지 결국 알게 되었다. 이는 칼이 사전 지시서에 정확히 명시했듯이, 생을 인공적으로 유지하길 원치 않는다는 의미였다. 그리고 더 이상 칼이 결정을 내릴 수 없게 되자, 낸스와 자녀가 대신 결정을 내리게 되었다. 어려운 과정이었지만, 이제 '말기'에 접어들었다는 것을 결국 알게 되었다. 3월 25일 호흡기를 제거할 때 칼이 고통스러워하지 않도록 간호사가 다량의 모르핀을 투여했다. 몇 시간 후 칼은 세상을 떠났다.

다나가 말하기를 "할머니는 할아버지가 시련을 겪는 동안 어려운 순간을 버텨내야 했다"고 한다. 칼이 중태라는 것을 알게 되었을 때, 그리고 힘든 재활치료를 함께할 때, 간호사가 호흡기를 제거하기 전에 작별인사를 건넬 때였다. "하지만 가장 어려운 순간은 이 모든 결정을 내릴 때였다고 할머니는 말씀하셨어요. 만약에 할아버지가 심장마비로 돌아가셨다면, 나름대로 고통스러웠겠지만, 그 모든 힘든 결정을 내리지 않아도 되었을 것이라고 하셨죠."

칼의 일화는 '폐렴은 노인의 오랜 친구와 같다'는 말을 떠올리게 한다. 옛날엔 실제로 그랬다. 그때는 자연이 허용하지 않으면, 약물이나 기술로는 약한 방어기제를 가진 노인의 수명을 연장할 수 없었다. 지금도 그렇지만, 그때는 폐렴이 노인이 맞이할 수 있는, 상대적으로 인간적인 최후로 인식되었다. 오늘날 우리는 인공적으로 생을 연장시킬 때 우리는 질문을 던져야 한다. 그것으로 환자가 얼마나 많은 시간과 어떠한 삶을 얻을 것인가? 사전 지시서를 작성하면서 이 점을 고려해야 한다. 칼의 경우처럼 극심한 질환에 갑작스럽게 그리고 불가사의하게 걸려, 결정을 내리는 데 많은 어려움이 생기는 실제 환경에서는 이런 걸 고려하기 어려울 수 있다. 이때 가족 구성원은 현재 일어나고 있는 일과 전혀 다른 가상의 상황에 대비해 만든 문서보다 환자가 살 수 있다는 희망에 매달리기 마련이다.

사전 지시서는 한계가 있지만, 나는 모두에게 이 조언을 해주고 싶다. "당신이 원하는 바를 분명히 밝힌 문서를 작성하고, 가까운 친구나 가족 구성원 중 한 명을 지정하라. 그리고 당신이 판단하고 결정할 수 없을 때 그 사람이 결정을 내리도록 하라." 이는 나이와 건강상태와 상관없이, 모든 성인이 밟아야 하는 중요한 단계이다. (칼의 가족도 느꼈겠지만, 병이나 부상은 예고하고 찾아오는 게 아니다. 그러므로 준비를 해 두는 게 최선이다.)

삶을 제한하는 질병으로 결정을 내리는 능력에 문제가 생길 때를 대비해 사전 지시서를 꾸준히 업데이트하는 것도 중요하다. 특정 질환이나 부상 없이도 신체 기능에 문제가 생길 때를 대비하는 것이 좋다. 진행성 암, 심부전, 말기의 만성 폐색성 폐질환, 뇌졸중, 알츠하이머병과 같은 질병을 앓고 있다면 특히 더 그렇다.

또 사전 지시서는 계획 가운데 하나일 뿐이라는 것을 기억해야 한다. 단순히 문서를 작성하는 것뿐만 아니라, 의사, 간병인, 친인척, 친구들에게 자신이 내린 결정을 통지하는 것도 필요하다.

사전 지시서를 작성하고 이에 대해 주변 사람들과 대화하는 데 도움을 받을 수 있는 곳을 소개하면, '공감 & 선택'www.compassionand-choices.org과 '존엄한 노화'www.agingwithdignity.org이다. 두 사이트 모두 사람들이 자신의 가치관을 탐구하고 원하는 바를 명시하는, 제대로

된 법적 문서를 작성하는 법을 포괄적으로 설명한다. 그리고 가족과 친구 그리고 의료인들과 삶의 마지막 순간의 치료에 대해 이야기 나눌 수 있는 도구를 제공한다.

의사들은
돕고 싶어 한다

여전히 사전 지시서는 개선될 여지가 있지만, 처음에 비해 발전된 바가 많다. 내가 내과 레지던트였던 1970년도 초기, 의사와 환자가 죽음에 대해 어떻게 대화를 나누었는지를 생각하면 더욱 그렇다. 나와 동료들은 가족들과 다량의 진정제를 주입시킴으로써 '안락사'를 유도하는 것에 대해 사적으로 대화를 나누었지만, 그 당시에는 오늘날처럼 말기 환자들을 위한 정식 절차가 없었다. 양질의 치료와 죽음을 앞둔 이들에게 평안을 주기 위해 설계된 현대 호스피스 프로그램은 그 당시 미국에 존재하지 않았다.

실제로 1970년도에 호스피스 운동이 일어나기 전에는 의사가 말기 환자에게 환자의 상태에 대해 이야기하지 않는 것이 흔했고, 사회적으로도 용인되었다. 심지어 환자의 가족에게도 환자가 곧 사망할 것이라는 사실을 알리지 않는 경우도 많았다. 죽음을 향해 의학계가 가지는 온정주의적인 태도를 반전시키는 것이 말기 환자들을 관리하는 방식을 보다 인도적으로 바꾸었다는 사실에 많은 이들이 동의할 것이라 생각한다. 하지만 아직 다수의 의사들과 환자들은 죽음과 말기에 치료를 받을 때 내릴 결정에 대해 개방적으로 이야기하는 것을 어려워한다.

이를 개선하려는 노력은 진행 중이다. 2016년 의회는 노인 의료보험에서 의사가 외래 환자들의 사전 지시서를 작성하는 데 드는 시간을 보상하도록 하는 법안을 통과시켰다. 이는 옳은 방향으로 향하는 큰 발돋움이지만, 추가적인 방안이 요구된다. 2015년 의학 연구소의 위원회가 〈미국에서 죽는 법: 죽음에 가까워졌을 때 개인이 내리는 결정의 질을 향상하고 존중하는 법〉이라는 보고서를 발표했다.[145] 이 보고서는 미국의 보험제도는 환자와 환자의 가족의 요구에 상응할 수 없도록 형편없이 설계되었다는 결론을 지었다. 위원회는 '임상의와 환자 간의 소통방식의 규범과, 측정 가능하고 실행 가능한 사전 지시서의 기준'을 요구하면서, 의사가 교육받고 훈련받는 방식과 같이 실습 과정, 정책, 진료비 지급방식에 주요한 변화가 있어야 한다고 권했다. 위원회의 공동의장 필립 A. 피조Philip A. Pizzo 박사와 데이비드 M. 워커David M. Walker는 〈뉴잉글랜드 의학저널〉에 글을 썼는데, 이는 사교육과 공교육을 근본적으로 개혁시켜 환자와 임상의가 말년 계획에 대해 유의미한 토의를 할 수 있도록 추진하는 내용이었다.[146]

2016년 하트포드 재단 등은 의사들이 직면하고 있는 고충을 해결하기 위해 736명의 주치의와 전문의(모두 65세 이상의 환자를 진찰하는 의사이다)를 대상으로 전국적인 조사를 실시했다.[147] 이 조사에서 사실상 모든 의사가 말년과 사전 관리 계획에 관해 대화를 나누는 것을 중요하게 여긴다는 사실이 드러났다. 그리고 모두가 환자나 다른 의료 전문가가 아닌, 의사가 이러한 대화를 시작해야 할 의무가 있다고 말했다. 하지만 거의 절반이 구체적으로 어떻게 이야기를 나누어야 하는지 모르겠다고 응답했다.

무엇이 방해가 되는 것일까? 조사에 응한 의사들은 환자의 희망사항이나 목표를 가늠할 정식 절차가 없는 등, 의료 서비스 내의 장벽을 지목했다. 또 환자들의 사전 관리 계획을 전자 기록을 통해 접근하는 방식에도 문제를 제기했다. 그리고 대다수는 의사가 이러한 주제에 대해 환자와 논의할 수 있도록 훈련받아야 한다고 느꼈다. 설문조사에 응한 이들 가운데 환자와 대화를 나누는 방식에 관해 개인 훈련을 받은 의사들은 이러한 대화를 나누는 데에 자신감을 보였으며, 대화를 나누며 '보람'을 느낄 가능성이 더 크다고 하였다.

중요한 점은, 설문조사에 응한 의사들은 압도적인 비율로 사전 관리 계획을, 환자가 원하는 바와 희망사항을 존중하고 말년에 환자가 원치 않는 입원치료를 줄이고 환자와 가족이 제공받는 서비스에 더 큰 만족감을 느끼게 하는 수단으로 바라본다는 것이다. 그럼에도 불구하고 이에 대한 대화를 나누는 것은 쉽지 않다. 대략 절반 가량의 의사들은 환자가 혹여 의사가 자신을 '포기'한다고 생각하지는 않을지, 환자가 '희망을 버릴' 원인을 제공하지는 않을지 걱정했다.

우리는 진정
죽음과 '전쟁' 중인가?

　과연 환자들은 사전 관리 계획을 항복의 의미로 받아들일까? 만약에 하트포드 재단의 설문조사 결과가 정확하다면, 이는 의사가 두려워하는 점이다. 우리 사회는 의학계가 마치 전쟁터인 양 누명을 씌우는 경향이 있다. 만약에 우리가 현재 '암과 전쟁'을 벌이고 있거나 '심장병과 싸움'을 하고 있다면, 우리는 죽음을 패배로 인식할 수밖에 없다. 그렇기에 현대의학계는 환자가 첨단기술을 동원한 치료를 받고 만병통치약을 먹을 수 있는 듯 환상을 만들어내며, 무슨 수를 써서라도 '실패'하지 않으려 한다. 첨단기술을 동원한 치료에 관한 편견은 말기 환자 가족의 귀중한 시간과 마음의 평안을 빼앗으며 해를 입힌다.

　이는 환자에게 의사가 어떤 경우에도 긴급하게 '무언가'를 해줄 것이라는 기대를 갖게 하는데, 사실 그 '무언가'가 실질적으로 도움을 줄 수 있는지 없는지는 모른다. 나는 이러한 경우를 알츠하이머병(비극적이지만 병의 진척을 막을 수 있는 효과적인 치료법이 많지 않은 병) 환자를 관리할 때 종종 목격했다. 그럼에도 환자의 가족은 희망을 버리지 않으려 노력하며, 병이 개선될 가능성이 희박하다는 것을 알아도 어떤 치료법이든 제공받기를 희망한다. 이들은 사랑하는 환자를 위해 모든 방법을 다했다는 걸 확인하고 싶은 것이다.

　마치 인류애로 전염병을 물리치고 전쟁으로 비롯된 외상성 손상을 치유했듯이, 노화 또한 같은 방식으로 정복할 수 있을 것이라 믿는 듯하다. 하지만 말년에 앓는 만성질환은 소아마비, 총상, 골절과는 다르다. 노화는 항생제, 뛰어난 수술기법, 유전자 치료로 '치유'할 수 없다. 노화와의 '전쟁'에서 이길 수 없다는 전제하에, 말년에 받는 의료서비스를 위해 새로운 표현이 필요할지도 모른다. 서로의 무기를 거두고 의사와 환자, 그리고 삶과 죽음의 본질이 같은 편에 서도록 하는 표현 말이다.

이 목적을 이루기 위한 모든 진척은 엘리자베스 퀴블러-로스Elisabeth Kubler-Ross 박사의 지혜에서 비롯되었을 것이다. 퀴블러-로스 박사는 스위스 출신 정신과 의사로, 1969년에 ≪죽음의 과정과 끝에 관하여On Death and Dying≫를 출간했다.[148] 의사는 의과대학의 커리큘럼을 통해 이런 주제에 대해 배우지 않기 때문에, 퀴블러-로스 박사는 연구의 기초를 쌓기 위해 시카고 의과대학병원에서 죽어 가는 환자들을 인터뷰했다. 젊은 의과대학생이었을 때 퀴블러-로스 박사의 책과 세미나가 내게 어떤 영향을 끼쳤는지 생생히 기억한다. 특히 죽음에 임박한 이들이 직면하는 경험을 정립해 널리 찬사받은 '비탄의 단계'에 관한 이론에 영향을 받았다.

퀴블러-로스 박사의 연구는 죽어 가는 사람들의 욕구에 대해 이해도를 높이는 새로운 장을 마련하고 통찰력을 부여해, 우리가 환자들이 그들의 경험을 통해 의미를 찾고 수용할 수 있도록 도움을 주는 것이 가능해졌다. 또한 퀴블러-로스 박사는 환자의 말년은 중요한 분야로서 연구가 필요하다는 점을 입증했다. 하지만 1970년도의 호스피스 운동 후에야 우리 사회는 몇몇 질환(특히 진행성 암)을 치료하고 사람들이 죽음을 준비할 때 도움을 주는 데에 한계가 있다는 점을 진정으로 받아들이기 시작했다.

대다수의 환자들과 가족들은 환자가 죽을병에 걸렸다 해도 말기 환자 간병('임종 돌봄'이라고도 불리는)에 전문화된 호스피스 서비스를 받아 불필요한 치료를 피할 수 있으며, 결과적으로 더 나은 모습을 보인다. 2010년에 폐암 환자들을 대상으로 진행한 한 연구에 따르면 조기에 고통 완화치료를 받음으로써 삶의 질과 기분을 상당히 개선시킬 수 있다고 한다.[149] 연구자들이 통상적으로 치료를 받는 비슷한 그룹과 비교했을 때, 고통 완화치료를 받는 환자들은 말년에 높은 강도의 치료를 덜 받았음에도 불구하고, 상대적으로 장기간 생존한다는 것을 알아냈다.

그러나 고통 완화치료와 호스피스 스비스를 받는 것만으로는 부족하다. 노인들 또한 과잉진단과 과잉치료를 피할 수 있도록, 심각한 질병을 앓거나 치명적인 상태가 되기 전에 비슷한 접근 방식이 요구된다. 여러 일반적인 질환의 치료법은 환자가 나이 들수록 위험성이 가중되고 복잡해지기 때문에, 우리 사회는 더욱 더 '만년' 치료 방식에 표준을 마련해야 한다. 또한 젊은 환자들에 비해 만년 환자들은 치료 혜택을 상대적으로 덜 받는다. 예를 들어, 고령의 환자들은 방사능, 화학요법, 수술의 부작용을 견딜 체력이 부족하기 때문에 암 치료를 받는 것이 더 어려울 수 있다.

또 고령층은 면역 체계가 약해져 있는 상태이기 때문에 감염에 더 쉽게 노출된다. 고령층은 대수술을 받음으로써 수명이 줄어들거나 수술 후 삶의 질이 영향받을 위험이 있다. 예를 들어, 일반적으로 마취나 시술을 받으면, 고령층은 단기적으로는 망상 증세에, 장기적으로는 치매에 시달릴 위험이 있다. 나는 예리한 정신을 가진 80대 초반의 환자 한 명이 관상동맥 우회로 조성술을 받아야 하는 상황에 놓인 것을 기억한다. 나이를 제외하고, 그는 여러모로 시술을 받기에 무리가 없는 상황이었다. 하지만 시술을 받은 후에 그는 망상 증세에 시달렸고, 다시 뇌 기능을 회복하지 못했다. 내 병동에서 목격하고 학술 문헌에서 읽은 이러한 경우들을 보며, 양질의 삶을 오랫동안 누리기 위해서는 의료서비스를 최대한 적게 받는 것이 이롭다는 생각을 했다.

출구는
어느 쪽?

질병이나 노화가 삶의 질을 떨어뜨려 죽음을 준비할 때에 이르면, 우리에게 어떤 일이 일어날까? 대다수의 사람들은 이때가 죽음을 받아들일 좋은 시기임에 동의할 것이다. 만약에 운이 좋다면, 롤란도 페레즈와 유사한 결말을 맞이할 것이다. 99세까지 행복하게 살고, 죽음을 예감하고, 여행을 떠날 채비를 마치고, 자신을 태울 차가 오기를 몇 분 동안 기다리면 된다.

이 모든 것이 107세의 에반젤린 슐러가 본인이 원하는 방식으로 퇴장하는 것에 대해 의사인 손주에게 단도직입적으로 협조를 구할 때 생각하던 바인지도 모른다. 슐러는 8개월 전 골반이 부러져 더 이상 서 있거나 걷지도 못했으며, 좋아하는 탱고를 출 수도 없었다.

슐러의 딸 린은 어머니와 함께 플로리다에 살 때를 회상하며 말했다. "우리는 매일 3번 어머니를 침대에서 일으켜 우리와 함께 식사를 할 수 있게 도와드렸어요.[150] 어머니는 좋아하시는 것 같았어요. 하지만 결국 어머니는 대부분의 일과를 침대에서 보내기로 결정하셨죠." 린은 어머니가 손주와 주고받은 대화를 기억했다. "어머니는 물으셨어요. '네가 불편하지 않은 선에서, 네가 법을 어기지 않고, 내가 죽을 수 있도록 도움이 될 만한 것을 줄 수 있니?' 하지만 돌아온 답은, '아뇨. 할머니, 의사는 그런 훈련을 받지 않아요. 저희는 사람들을 살리도록 선서를 해요.' 그렇게 대화는 끝났죠."

에반젤린은 볼 수 없고, 혼자 식사를 할 수 없고, 본인 의지대로 거의 움직이지 못한 채 몇 주를 인내심을 가지고 보냈다. 결국 2014년에 108세의 나이로 생을 마감했다.

말기 환자와 초고령층을 진찰하는 의사들은 에반젤린이 손주에게 이런 요청을 했다는 것에 크게 놀라지 않을 것이다. 사람에겐 언젠가 더 이상 죽음을 거부하지 않고, 다음 여정을 위해 불가피하게 밟아야 하는 단계임을 알게 되는 시기가 찾아온다는 것을 의사들은 알고 있다. 이들은 또한 나이와는 무관하게, 자신의 운명을 조종하고 싶어 의사에게 죽음을 보조해 달라고 부탁하는 환자들을 만나 왔다.

환자의 죽음을 보조하는 것에 대한 나의 생각은 시간에 따라 바뀌어 왔다. 내가 젊은 의사였을 때에는 환자가 무엇이 필요한지에 대해 환자보다 더 잘 알고 있다고 생각했다. 오늘날에도 누군가가 미래에 대해 부적절한 지식에 근거해 죽음에 관한 선택을 내린다고 생각할 때면, 내가 알고 있는 것을 그들에게 알릴 것이다. 예를 들어, 환자들은 그들의 정신 상태나 질환이 개선될 수 있고, 나중에는 다른 선택을 할 수 있다는 사실을 모를 수도 있다. 하지만 환자가 본인의 상황을 잘 이해하고 있고 질병이나 장애로 인해 유의미한 인생을 사는 것이 불가능하다고 느낀다면, 나는 환자가 자율적으로 생과 죽음 중 선택한 결정을 존중하는 것을 원칙으로 삼고 있다.

최근에는 이러한 자율성을 원하는 사람들의 수가 증가하는 것으로 보인다. 더 많은 수의 베이비붐 세대가 질병과 장애로 인해 목숨을 위협받기에 더욱 그럴 것이다. (인생의 모든 중대한 전환점에 반항적인 태도를 보인 세대에게 기대되는 바가 아니겠는가?) 현재 더 많은 주와 국가가 의학적으로 죽음을 지원하는 법안을 통과시켰고, 더 많은 수의 의료인들이 환자가 죽음에 관해 요구하는 바에 부응할 수 있게 되었다. 내가 의학에 종사하는 워싱턴 주에서는 2008년부터 환자가 합법적으로 의학적으로 죽음을 지원받을 수 있다.

이러한 법안에 반대하는 사람들은 가족이나 기관이 혹여 환자를 돌볼 때의 경제적 부담 때문에 환자가 목숨을 끊도록 압박을 주지는 않을지 걱정을 표한다. 하지만 법안에는 이러한 악용을 예방하기 위한 강한 안전장치가 준비되어 있다. 환자가 죽음을 앞당기는 치사량의 바르비투르 약물을 요청하고 받기까지는 대기 기간이 있다. 또 환자들이 안정적인 정신을 가지고 있고, 정신병을 앓고 있지 않으며, 6개월 이하의 기대 수명을 가지고 있다는 증거도 제출해야 한다. 워싱턴 주와 오리건 주에서는 약물을 제공하는 의사들은 모든 케이스를 보고할 의무가 있으며, 그러하지 않으면 법의 보호를 받을 수 없다.

이런 방식으로 약물을 제공하는 것이 부담스럽게 느껴질 수 있지만, 나는 이러한 방식이 인간의 삶의 근원적인 진리를 명시하기에 중요하다고 생각한다. 죽음은 왕복이 아닌 편도 여행이다. 개인이 여행을 떠나기 위해 사회의 지원을 받은 순간부터 돌아가는 길은 없다. 그러기에 우리는 모든 사람들이 건강한 정신으로, 확고한 결심으로, 다른 사람의 압력 없이, 의학적으로 죽음을 지원받는 것을 택할 수 있도록 절대적으로 최선을 다해야 한다. 사람들이 치료를 받거나 인내심을 가지고 기다리는 것이 더 나은 대안이 될 수 있을 때, 죽음을 지원받는 데 있어서 돌이킬 수 없는 결정을 내려서는 안 된다.

지금까지 상대적으로 적은 수의 사람들이 의학적으로 지원받는 죽음을 선택했다. 예를 들어, 1997년부터 법을 시행한 오리건 주에서는 1998년에 1,000명 중 0.5명이 의학적으로 지원받는 죽음을 선택했고, 2015년에 1,000명 중 3.86명이 선택했다. 하지만 상승세를 보이는 것은 분명하다. 더 많은 사람들이 약물을 요청하고 실제로 복용한다. 한편 2015년 오리건 주에서 치사량의 약물이 218명의 환자에게 처방되었지만, 오직 125명(57.3%)만이 그 약물을 복용했다. 약물을 요청한 사람들을 대상으로 진행한 설문조사에 따르면, 이들은 하나의 선택지가 있음을 아는 것만으로 편안함을 느꼈다고 한다.

일부는 이 법안으로 환자들이 치료를 받는 대신 죽음을 선택하고, 말기환자 간병과 호스피스 서비스의 수요가 줄어들 것이라고 경고했지만, 그런 일은 일어나지 않았다. 최근 몇 년간 오리건 주에서 호스피스 서비스와 말기환자 간병의 효용성이 눈에 띄게 늘었다. 오리건 주의 조사 결과에 따르면, 존엄사 법을 따라 거의 모든 환자가 사망 시기에 호스피스 치료를 받았다고 한다.

선택하고
다시 선택하라

워싱턴 주의 법이 효력을 발휘하고 환자들을 만나면서 배운 점은, 의학적으로 죽음을 지원할 권한이 주어졌다고 해서 결정을 내리는 일이 간단해진 것은 아니라는 것이다. 장차 의학적으로 죽음을 지원받을 것이라고 확신하던 환자도 막상 죽음을 직면하면 마음을 바꾸는 경우를 보게 된다. 그리고 본인뿐만 아니라 어떤 경우에도 의학적으로 지원받는 죽음은 옳지 않다고 생각하던 사람들이 죽을병에 걸리고 완전히 마음을 바꾸는 것도 보았다.

나는 환자, 간병인, 가족, 그리고 모두가 언제나 개방적인 마음가짐을 가지고 있어야 한다는 교훈을 배웠고, 개인이 원하는 바와 가치관에 부합하는 방식으로 죽음을 맞이할 수 있도록 도움을 주어야 한다고 생각한다. 그리고 상황이 바뀌면 의학적으로 지원받는 죽음에 대해 마음을 바꾸는 것에 대해 두려워할 이유는 없다.

친구이자 나의 환자인 샬럿 브룩스 덕분에 내가 얻은 교훈이 가장 놀라운 방식으로 세상에 펼쳐지는 광경을 목격했다. 3장에서 설명했듯이, 샬럿은 임종을 관리하는 방식에 박학다식했다. 샬럿의 남편 로저는 췌장암을 앓으며 살아가다가 생을 마감하는 시간 동안 호스피스 치료를 받았다. 또 샬럿은 간호사였으며 장기치료의 개선을 맹렬히 지지했다. 그래서 2008년 의학적으로 지원되는 죽음을 추진하는 존엄사 운동이 워싱턴 주의 유권자들을 강타하기 전, 지역사회는 샬럿을 오피니언 리더로 보았다. 샬럿은 1991년 비슷한 형태의 투표 법안의 지지자였다. 너무나 많은 환자들이 죽음을 앞두고 고통과 감정적인 스트레스에 질질 끌려다니는 모습을 지켜보았기에 그녀는 상정된 법안을 온정적으로 보았다.

그러나 2008년 세상이 바뀌면서 샬럿의 관점 또한 바뀌었다. 호스피스 운동은 죽어가는 사람들의(특히 암환자들의) 요구조건에 맞는 발전을 훌륭히 일구어내고 있었다. 또 만약에 로저가 진단을 받고 6개월의 시한부 인생을 선고받은 후 의학적으로 죽음을 지원받았다면, 남편이 죽기 전까지의 28개월을 보내지 못했을 것이라는 사실을 알고 있었다. 샬럿은 다른 이들에게 인생은 끝이 오기 전까지 귀중하며, 죽음을 유도하지 않고도 환자의 고통을 완화시키는 것이 가능하다고 말했다.

샬럿은 자신이 다시 한번 마음을 바꿀 것이라고는 예상하지 못했다. 슬프지만 2014년 여름 샬럿은 유방에서 응어리를 발견했고 진행성 유방암을 진단받았다. 의사들은 수술, 방사능 치료, 화학요법으로 치료를 받으면 수명을 몇 달 연장할 수 있을 거라고 했지만, 완치는 불가능했다. 88세의 샬럿은 치료를 받지 않기로 결심했다. 샬럿은 균형감각과 이동을 위해 보행기를 사용하는 상태였고, 인내심은 바닥을 보이기 시작했다. 그녀는 더 이상 의학적으로 치료를 받는 것은 고통만 낳을 뿐이고 의미가 없다고 생각했다. 샬럿에게 가장 중요한 것은 남은 시간을 최대한 활용하는 것이었고, 이를 위해서는 에너지를 축적하고 맑은 정신을 유지하는 것이 필요했다. 그래서 치료를 받는 대신, 샬럿은 로저에게 큰 도움을 준 호스피스 케어를 받기로 결심하고 의사와 상의했다.

샬럿은 본인도 로저와 같은 죽음을 맞이할 것이라고 생각했으며, 평화롭게 죽기 위해 추가적인 지원이 필요 없다고 여겼다. 하지만 여름이 지나갈 즈음, 샬럿은 절친한 친구인 데니스 르페브르와 '존엄사'에 대해 이야기했다. 로저의 죽음 이후로, 데니스와 또 한 명의 동료 카일 토머스는 자녀 없는 샬럿에게 가족과 같은 존재가 되어 주었다. 이 세 사람은 공통적으로 간호학과 교육학에 관심을 두고 있었다. 샬럿은 불안감을 느낄 때면 이 두 사람에게 의지했다.[151]

처음 의학적으로 지원받는 죽음에 대해 대화를 나눌 때에는 세 사람 모두 머뭇거렸다. 카일은 이렇게 말했다 "샬럿은 이 주제에 관해 의견을 바꾸는 것에 대해 불편해했어요. 하지만 샬럿은 자신이 진화하는 중이라 말했어요. 2008년에 '존엄사' 법에 반하는 의견을 냈을 때는 로저가 죽은 지 얼마 지나지 않았을 때였어요."[152]

샬럿은 사람들이 병으로 고통을 받는 상황이라 해도, 생을 너무 빨리 마감한다면 자신과 로저가 가졌던 유의미한 경험을 해보지 못할 것이라 생각했다. 하지만 이제 다른 시기에 다른 환경에서 본인의 죽음을 직면하자, 더 이상 그렇게 생각하지 않았다. 샬럿이 물리적인 한계에 불쾌함을 느낀 것은 아니었다. 개인적인 요구사항을 들어줄 간병인을 고용할 수도 있었다. 하지만 샬럿은 분명한 정신으로 사고하고, 자신을 분명히 표현하고, 사교활동을 하고, 지역사회에 이바지하는 것에 큰 가치를 두었다.

그녀는 진단을 받고 예전에 살았던 거대 퇴직자 주택 지구의 위원회에서 봉사활동을 했다. 은퇴했지만 정기적으로 직장동료들과 대화를 나누기도 했다. 카일이 말하길 샬럿에게 즐길 수 있는 인생이란 '사람들과 교류할 수 있는 것'을 의미했다고 한다. 샬럿이 속한 모든 공동체에서 일어나는 인간관계의 중심은 샬럿이었다. "샬럿은 사람들을 집으로 초대해 저녁식사를 하고 깊은 대화를 나누는 것을 좋아했어요."

그러나 병이 진행될수록, 샬럿은 약해져만 갔다. 그러한 활동을 할 에너지를 내는 일은 점차 힘들어졌다. 데니스가 기억하기를, 얼마 지나지 않아 샬럿은 자신의 죽음에 대해 중얼거리며 질문을 던지기 시작했다고 한다. 만약에 자신이 너무 무력해져 식사를 할 수 없게 되면 어떻게 될까? 몸이 허약해져 폐렴을 앓을 가능성은 있을까? 결국 죽음에 이르는 구체적인 이유는 무엇일까?

어느 날, 샬럿은 데니스에게 마지막으로 몇 시간, 며칠, 몇 주를 "뛰어넘는 것"이 그렇게 잘못된 것인지 물었다. 그리고 데니스가 답을 하기도 전에, 스스로 답했다. "아니, 잘못되지 않았어."

그리고 샬럿은 호스피스 팀의 의사에게 사망을 유도하는 약물을 얻기 위해 필요한 서류를 작성할 준비가 되었다고 말했다. 샬럿은 주치의인 내게 '고문의사' 역할을 해줄 수 있는지 물었다. 고문의사란 환자가 모든 법 조항을 따랐는지 확인하는 역할의 의사이다.

샬럿은 결정을 내린 후, 의사, 간병인, 그리고 카일 같은 친구들에게 같은 질문을 수없이 들어야 했다. 사람들은 반복해서 물었다. "정말로 확실해?" 그리고 샬럿은 반복해서 답했다. "응, 정말로 확실해." 샬롯은 몇몇 친구들이 도덕적이거나 종교적인 이유로 반대할 수도 있다는 것을 알고, 속마음을 털어놓기도 했다. 그리고 그들이 한 대답 가운데 그녀가 가장 좋아하는 것은 "평안한 여행이었으면 좋겠다"였다.

샬럿은 노인이나 죽어가는 사람들을 상대로 일하는 전문가들에게 정기적으로 같은 질문을 되풀이해서 받으며 힘겨워하기도 했다. 그녀가 살았던 퇴직자 주택 지구의 관리자는 기관에서 그런 활동은 '법적으로' 금지되어 있다고 (이는 틀렸다) 말했다. 노인 병리학자는 사망을 유도하는 약물을 복용하기 위해서는 호텔에 가야 한다고 (또 틀렸다) 했다. 호스피스 직원들은 논리적인 질문을 피했다. 카일이 말했다. "샬럿은 몹시 화를 냈죠. '여기는 내 집인데 내가 하려는 일을 못 한다고 말하고 싶은 거예요?'라고 하면서. 샬럿은 다시 싸워야 했지만, 그녀는 이 시련을 즐겼어요." 그리고 물론 샬럿은 승리했다.

2014년 12월 샬럿은 준비를 마치고 날짜를 잡기 위해 가까운 친구들을 불렀다. 그때를 회상하며 카일이 말했다. "정말로 기이한 대화였어요. 누가 저한테 '카일, 내가 수요일에 죽어도 괜찮겠어?' 하는 질문을 할 줄은 몰랐어요. 아무 말도 할 수 없었죠. 할 수 있는 말이라고는, '뭐?'밖에 없었어요." 그럼에도 샬럿은 자신이 아끼는 친구들과 좋은 시간을 보내기로 결심했다. "샬럿이 말했어요. '만약에 수요일에 시간이 안 된다면, 목요일이나 금요일로 미룰 수 있을 거야.' 결국 모두의 일정에 맞춰 금요일에 모이게 되었죠."

그리고 그 전날 샬럿은 퇴직자 주택 지구의 식당에서 6명의 각별한 친구들과 송별회를 가졌다. 식사를 마친 후, 다 같이 샬럿의 작은 아파트로 가 와인 한 병을 땄다. 카일은 말했다. "정말 즐거운 식사자리였어요. 샬럿이 지금까지 사회에 기여하며 살아온 인생에 대해 이야기를 나눴죠." 밤이 저물자, 하객들은 샬럿의 볼에 입맞춤을 하고 작별인사를 했다.

다음날 아침, 카일과 데니스는 샬럿의 아파트에 도착했다. 샬럿은 목욕용 가운을 입은 채로 침대에 있었다. 카일은 당시를 이렇게 기억했다. "우리는 앉아서 샬럿의 인생에 대해 다시 한 번 이야기를 나눴어요. 샬럿은 아이패드를 가지고 노는 것을 즐겼고, 우리는 샬럿의 이름을 구글에 검색해 봤어요." 그러자 샬럿이 경력을 쌓으며 이룬 것들과 간호학이란 분야에 기여한 바를 보여주는 사진과 글들이 인터넷 창에 올라왔다. "우리는 그것에 관해 활기차게 대화를 나누었죠."

샬럿은 준비를 마쳤다. 데니스는 그날을 위해 준비한 배·사과 소스와 신선한 생강, 그리고 쓴맛이 난다고 알려져 있는 그 약물을 섞었다.

그들은 샬럿에게 그릇을 건네주었다. 샬럿은 몇 분도 안 되어 그릇을 비우고 친구들에게 졸립다고 말했다. 카일과 데니스는 샬럿의 손을 잡아 주었다. 5분 동안, 샬럿의 숨소리는 점차 작아져 갔으며 결국에는 들리지 않게 되었다. 카일은 이렇게 말했다. "제가 사랑하고 아끼는 사람이 그렇게 사라져 가니 감정이 북받쳐 올랐어요. 마치 여행을 떠나 집으로 돌아오지 않는 느낌이었고, 이것이 우리가 나눌 마지막 대화란 걸 알았으니까요."

데니스는 샬럿이 스스로 좋은 죽음을 경험했다는 사실을 데니스와 카일이 알아주기를 바랄 것이라고 생각한다. "저는 샬럿이 자신의 인생에서 즐기지 못한 순간은 마지막의 '찝찝한' 죽음일 뿐이라고 말할 것 같아요. 샬럿은 마지막 날을 어떤 분위기로 보낼 것인지, 누구와 함께할 것인지, 어떻게 시간을 보낼 것인지를 모두 조율했어요. 이 마지막 날까지 샬럿은 매 순간 인생을 즐겼지요. 우리는 샬럿이 마지막 며칠 동안 점점 더 힘들어지고 있다는 것을 알 수 있었어요. 그녀는 준비를 마쳤어요."

데니스는 전직 응급실 간호사로서 많은 사람들의 죽음을 목격했지만, 샬럿의 죽음은 달랐다고 생각한다. "샬럿은 너무나 평온했고 차분했어요. 최소한으로 고통받거나 무서워하지 않았죠. 우리가 그날

한 행동은 샬럿을 위한 선물이었어요. 하지만 동시에 신성한 행위였죠. 이는 사랑하는 이들이 진정으로 순수하고 선한 의도를 가지고서만 해야 하는 행위죠."

데니스와 카일은 모두 자신의 경력에 비추어, 삶의 끝과 죽음을 지원하는 문제에 대해 정치적·윤리적 면을 포함한 여러 관점에서 살펴보았다. 하지만 이들은 샬럿의 죽음에 참여하는 것은 전혀 다른 문제로 보였다고 말했다. 샬럿은 이들에게 몹시 유의미한 일을 해 달라고 부탁을 했고, 이들은 이를 영광으로 생각했다. "모든 것이 샬럿이 상상한 대로 이루어졌죠."

죽음이 아닌
장애에 직면한 경우

현재 중년인 사람들이 나이 들면서 마지막에 경험하게 될 죽음에 대해 생각할 때, 샬럿의 경우가 모델이 될 수 있을까? 물론 이 질문에 대한 답은 개인에게 주어진 선택지와 개인이 무엇에 가치를 두는지에 따라 달라질 것이다. 그러나 나는 베이비붐 세대(특히 능동적인 접근방식을 취하는 이들)가, 샬럿이 친구와 간병인 그리고 공동체의 '존엄사' 규칙의 지지를 받아 쟁취한 자주권이나 평안 같은 것들을 추구할 것이라 믿는다.

의학적으로 지원되는 죽음은 복잡한 문제다. 많은 이들이 강한 찬반 의견을 낸다. 우리 삶의 방식을 바꾼 수많은 혁명적 변화에 힘을 실은 베이비붐 세대가 과연 우리가 죽는 방식 또한 혁명적으로 바꿀 것인지 많은 이들이 궁금해한다. 나는 베이비붐 세대가 그러할 것이라 생각한다. 하지만 과연 그들이 샬럿과 동지들이 죽음을 경험하며 얻은 위안을 찾을 수 있을지는 수많은 요소(의학적으로 죽음을 지원하는 것을 지역사회가 법으로 제한하는지 등)에 의해 결정될 것이다.

의학적으로 죽음을 지원받을 수 있는 법률이 없거나 법적으로 허용하지 않는 지역에 거주하는 경우, 스스로 인도적인 방법으로 죽음을 맞이하는 것은 어렵지만 불가능하지는 않다. 그 가운데 하나는 자발적으로 식음을 전폐하는 방식이다. 이는 가장 흔하면서도 많은 의사가 지지하는 합법적 방법이다.

나의 환자이자 가까운 친구인 존 쿠시맨은 샬럿이 사망한 몇 년 후 이 방법을 선택했다. 존은 80대 중반에 다른 도시를 여행하다가 갑작스럽게 극심한 뇌졸중을 경험했다. 나는 그가 환자 수송기에 실려 시애틀로 돌아왔을 때 그를 초기 치료한 사람들 중 한 명은 아니었다. 하지만 나는 얼마 지나지 않아 존이 최신식 재활치료를 받기 직전에 의료센터를 방문했다.

병실을 들어설 때 그가 나를 바라보던 표정을 잊을 수가 없다. 정상적인 톤으로 말하는 것이 불가능하고 부분적으로 마비가 왔지만, 그는 그날 처음으로 (그의 아내 말에 따르면) 미소를 지었다. 나는 존이 거의 40년 동안 자신을 진찰한 의사를 봐서 안도의 미소를 지은 것이라 생각한다. 나는 존이 비극적인 사고를 당하기 전 그를 잘 알아 왔다. 존은 간호사가 잠시 다른 곳을 바라볼 때, 입 모양으로 세 단어를 반복적으로 말했다. "여기서 나가게 해줘. 여기서 나가게 해줘. 여기서 나가게 해줘."

존은 몇 주 동안 실력 있는 의사와 간호사의 관리를 받았다. 나는 그를 맡은 신경학자가 보여준 뇌 스캔 결과를 보고 의견을 나누었고, 재활의학과장과 존의 재활치료 계획과 개선 여지에 대해 상의했다. 이때 나는 존의 지적 능력은 무사하지만, 뇌졸중으로 인해 신체 기능이 회복될 가능성은 적다는 이야기를 들었다. 존은 이때 다층집에 살았는데, 존의 의료팀은 존이 1층에서만 생활한다는 전제하에 퇴원 절차에 들어갔다. 시간이 흐르면 존은 휠체어로 안전하게 이동하는 것이 가능해질지도 모른다. 하지만 걷지는 못할 것이다. 치료용 침대에서 잠을 자야 하고, 다른 사람의 도움 없이는 생활하지 못할 것이다.

나는 이에 대해 존이 어떻게 생각하는지 이미 눈치채고 있었다. 몇 년 전, 존의 남동생이 비슷한 뇌졸중을 경험한 일이 있었다. 존은 동생을 만나고 얼마 지나지 않아 비탄에 빠진 채 나를 찾아왔다. 존은 동생의 인생이 '비참'하고 '비극'적이라고 표현했다. 그리고 자신의 인생이 그렇게 되는 것은 상상조차 할 수 없다고 했다. 그때 존은 만약에 비슷한 일을 당한다면 차라리 죽음을 택할 것이라고 말했다. 그리고 지금 그에게 그런 상황이 벌어진 것이다.

존은 친구를 통해 샬럿의 죽음에 대해 알게 되었다. 존은 나에게 말했다. "샬럿이 한 것을 하고 싶어." 그는 삶을 마감하는 데 내가 도움을 주기 바랐다. 하지만 내가 존이 자살하도록 약물을 구해 주는 것은 불법이었다. 샬럿과는 달리, 존은 신체에 심각한 장애가 생겼을 뿐이지 죽음을 앞둔 상황은 아니었기 때문이다. 그리고 뇌졸중을 경험한 지 얼마 지나지 않았다. 신체 기능을 회복시키는 데 보낸 시간이 매우 짧았다. 전망이 밝지 않았지만, 죽어 가고 있는 것은 아니었다.

그럼에도 불구하고 나는 존이 고통과 괴로움을 끝내고 싶어 하는 갈망을 이해했고 그의 요구가 타당하고 합리적이라고 생각했다. 그리고 의사로서 그의 이야기를 듣고, 최적의 답을 찾아낼 의무가 있다고 느꼈다. 내 환자의 대다수처럼 존은 많은 것을 성취했으며, 신중히 내린 결정을 강하게 주장하는 사람이었다. 그리고 존은 무서울 정도로 독립적이었다. 그는 책임을 질 줄 아는 사람이었다.

존과 나는 마지막에 또 하나의 선택지를 고려했다. 이는 언제나 선택 가능했으며, 태초부터 삶을 영위하는 것이 더 이상 불가능하게 만드는 병에 걸린 사람들이 고르는 선택지였다. 그렇게 존은 식음을 전폐하기로 결심했다. 육신을 편안하게 하는 약물을 제외하고는 아무것도 입에 대지 않았다.

환자가 이 결정을 내리고 탈수가 진행되어 죽음에 이르기까지 며칠이 걸린다. 갈증과 공복이 처음엔 불편하게 느껴질 수 있지만, 보통 하루 이틀이면 더 이상 느껴지지 않고 진정제로 완화시킬 수 있다.

나는 존과 아내에게 이 모든 것을 설명했다. 그리고 성인이 된 자녀와 존, 존의 아내와 나는 서로 의견을 나누었는데, 자녀는 앞으로 일어날 일에 엄청난 충격을 받은 듯했다. 당연히 존의 가족은 사랑하는 남편이자 아버지인 존을 잃고 싶어 하지 않았다. 하지만 결국 존이 이 결정을 내릴 수밖에 없다는 것을 이해하고, 그가 원하는 바를 존중하는 듯했다. 그리고 어느 정도 숙고한 후, 존은 자신의 결정에 후회가 없을 거라는 결론을 내렸다. 그래서 우리는 존의 퇴원 절차를 밟았다. 그 후 집으로 돌아가 음식이나 음료수를 섭취하지 않고 평안을 즐겼다. 그리고 5일 뒤, 존은 가족들 곁에서 평화로운 상태로 생을 마감했다.

내가 가벼운 마음으로 존을 도운 것은 아니다. 내가 아는 의사들 중 그럴 사람은 아무도 없다. 하지만 40년 동안 환자를 진찰하면서, 나는 의료제도가 사람들에게 지속적인 치료 외에 다른 선택지를 제공해 주어야 한다고 확신한다. 특정 치료방식이 환자의 의지에 반할 경우 더더욱 그렇다.

나는 의사로서 사람들의 결정을 존중할 의무가 있다고 생각한다. 존, 샬럿, 롤란도와 같은 노인들은 경험하고 관찰하고 투영하며 지혜를 얻었다. 이를 '노인의 지혜'라고 부르는 사람도 있다. 이 지혜는 우리에게 인생의 의미와 가치에 대해 슬프고 심오한 교훈을 주는 스승이 된다.

샬럿의 경우 남은 가족이 없으므로, 죽음을 선택한 결정을 번복할 수 없다는 것을 알기에 결정을 내리는 것이 어려웠다. 존을 포함한 많은 사람들의 경우, 결정을 내리고 최후통첩을 선고하는 일은 보다 복잡하다. 존의 경우 또한 그랬지만, 대부분은 항상 환자의 가족, 특히 자녀와 배우자가 이렇게 말하면 당연히 반대한다. "나는 먹고 마시는 것을 멈추고, 잠든 채 죽음을 맞이하고 싶어."

존의 가족은 아버지이자 남편인 존을 사랑했고, 존이 없는 인생을 사는 것을 원치 않았다. 하지만 존은 궁극적으로 이 모든 사실을 알고도 의식적으로 결정을 내렸다. 그리고 나는 이 결정이 존중받아야 한다고 생각한다. 이와 동시에 사별을 준비하는 사람들에게 상황을 설명해줄 의무가 있다. "괜찮습니다. 이는 존이 원하는 바이니, 그가 내린 결정을 이해하고 인정해 주길 바랍니다."

나는 환자마다 본인이 원하는 바와 가치관에 기반하여 결정을 내리는 것이 가장 중요하다고 생각한다. 내가 환자를 잘 알고 이해할 만한 동기가 없다면 이러한 지원을 해주지 않을 것이다. 죽음은 신성하고 불가사의하며 되돌릴 수 없다. 그렇기 때문에 나는 환자가 병과 고통에서 벗어나기 위한 의도로 되돌이킬 수 없는 결정을 내리는 일을 받아들이는 실수를 절대 하지 않을 것이다.

그리고
마지막엔......

마지막 순간에
당신이 받을 사랑은
당신이 주실 사랑과 같습니다.

— 폴 매카트니

베이비붐 세대가 노년이 될 무렵이면 과학과 의학은 노화와 죽음에 관해 엄청난 양의 지식을 쌓아올렸을 것이다. 거기에는 우리 부모세대, '가장 위대한 세대'의 경험에서 배운 교훈이 큰 역할을 했다. 뇌졸중, 암, 심장병, 알츠하이머병 등을 앓은 대규모 인구를 대상으로 한 연구는 이상적으로 우리가 말년에 더 나은 형태로, 더 나은 방식으로 치료를 받는 데 도움을 줄 것이다. 다음을 알아 둔다면, 우리가 죽음을 더 편안한 마음으로 받아들이는 데 도움이 될 것이다.

- 희망사항과 가치관에 부합하는 방식으로 살고 죽는 데 필요한 지원이 있다.
- 우리가 받는 치료에 관해 사려 깊고 윤리적으로 결정을 내릴 사람들이 있다.
- 우리는 결정을 내리고, 이에 관해 의사와 간병인, 친인척, 친구들과 상의할 수 있다.
- 우리의 상황이나 가치관이 바뀌어 마음이 변하면, 언제든지 결정을 재검토할 수 있다.

베이비붐 세대가 기억하는 것은 결국 개인의 삶과 죽음이다. 우리는 존 쿠시맨, 샬럿 브룩스, 롤란도 페레즈, 에반젤린 슐러 등의 사람들을 생각하고, 그들의 삶과 죽음이 우리에게 준 훌륭한 교훈을 돌이켜볼 것이다. 우리는 무엇이 그들을 기쁘게 하고, 무엇이 그들을 고통스럽게 하고, 무엇이 그들의 고통을 덜어 주었는지 기억할 것이다.

그리고 우리가 현명하다면, 이 교훈을 가슴에 새겨 자신의 마지막을 준비하는 데 적용할 것이다. 우리는 마지막 날까지 행복하게 살기 위하여 더 회복력 있는 상태로, '현명한 노화'를 추구하며 주도적으로 안위를 챙기고, 시간에 내재하는 시련을 받아들이고, 정신적·육체적·사회적 자원을 비축할 것이다.

몇몇 이야기는 우리 대부분에게 부모님의 죽음보다 더 큰 의미를 지닐 것이다. 5장에서 설명했듯이, 나의 아버지 팔머 라슨은 이 세계에서 96년 동안 살면서 많은 즐거움과 고통을 직면했다. 퇴직 후에는 애리조나 주의 사막에서 겨울을 보내고, 손주가 태어나는 것을 보고, 마지막엔 오리건 주의 포틀랜드 시 근처의 로즈 빌라 노인 주택 지구에 정착했다. 하지만 죽음까지의 여정이 쉬운 건 아니었다. 정신적 문제가 생겨 결국 주택 지구의 의료 센터에 입원하고 더 이상 어머니와 살 수 없었다.

아버지는 지적 능력이 소실되는 것에 진저리를 쳤고, 이 시기를 '저주'라고 표현했다. 행동 문제도 겪었는데, 아마 약물의 부작용 때문인 듯하다. 하지만 이 모든 일을 겪으면서 어떠한 힘, 평정심, 회복력을 보였는데, 이 모습에 내 여동생 그레테 앤과 나는 놀라워했다. 아버지에게 극심한 문제가 생길 때마다, 우리는 호스피스 스비스를 제고하는 의료 팀에게 아버지를 검사할 것을 부탁했다. 하지만 한 번도 아니고 두 번이나 호스피스 병동에 입원하실 때마다 아버지는 몸 상태를 개선시킨 후 병동에서 "졸업"하고 나왔다. 우리는 실제로 이런 말을 했다. "호스피스 팀이 아버지를 보고 실망했겠는데?"

마지막 날이 가까워지자 아버지는 정상적으로 대화하기 힘들었지만 듣는 것은 좋아했다. 아버지는 가끔 내 동생이나 어머니 그리고 나와, 아버지의 인생과 가족에게 중요한 사항을 두고 마음을 터놓고 대화를 나눌 수 있었다. 아버지는 우리의 배우자와 손주들의 이름을 항상 기억했다. 그리고 얼마나 어머니와 "자식들"을 사랑하는지 끊임없이 표현했다. 실제로 아버지는 자신을 "지구에서 최고 부자"라고 불렀다.

기독교인인 아버지는 강하고 지속적인 믿음으로 위안을 얻는 것처럼 보였다. 나에게 "예수님 곁으로 갈 준비가 되었다"라고 말하기도 했다. 놀랍게도, 기도하는 능력은 잃지 않았다. 그 무엇도 기억하지 못할 때조차도 식사 시간에 기도하였으며, 주기도문과 소년시절 노르웨이 어로 외운 기도문을 외울 수 있었다.

2012년 어느 날, 아버지는 별다른 원인 없이 갑자기 몸 전체에 심한 통증을 호소했다. 우리 가족은 아버지가 응급실에서 혼란스러워하고 스트레스를 받길 원하지 않았다. 대신 우리는 아버지를 돌보는 의료 관계자들과 이야기를 나눠 아버지의 고통을 덜고 편안하게 하는 약이 있는지 확인했다. 우리는 아버지의 임종이 가까워졌다는 것을 알았다.

그 후 나흘을 그레테 앤이나 어머니 혹은 내가 아버지의 침대 옆에 앉아 손을 잡고 지냈다. 아버지는 우리가 옆에 있음을 알았지만 많은 대화를 나누지는 않았다. 하지만 침묵 속에 시간이 흐르며 형성되는 긴밀한 유대관계를 느낄 수 있었다.

아버지는 임종 직전에 말을 멈추고 깊은 잠에 빠졌다. 우리는 아버지가 곧 숨을 멈출 거라고 생각했다. 내 여동생은 감정적으로 격해져서 잠깐 방을 나가기도 했다. 동생은 한 시간 후 돌아와, 아버지가 누워 있는 침대 옆에 서서 따뜻하게 미소 지으며 아버지에게 말을 걸었다. "안녕, 아빠! 기분이 어떠세요?"

그러자 몇 시간 동안 눈을 뜨지 않았던 아버지가 우리 세 사람을 쳐다보며 말했다. "괜찮다." 아버지는 분명히, 그리고 평온하게 말하고 다시 눈을 감았다. 그것이 아버지의 마지막 말이었다.

나는 그 순간 아버지가 우리에게 줄 수 있는 가장 큰 선물을 주었음을 알았다. 지금까지 고통스러워했지만, 마지막에 평안함을 찾은 듯했다. 세 음절로 아버지는 우리가 듣고 싶어 하는 말을 해준 것이다.

"다 괜찮다. 우리는 죽음 속에서 휴식을 취할 수 있다. 두려워할 것은 없다."

이는 내가 죽음을 직면하는 환자들을 치료할 때마다 마음속에 새겨넣는 메시지다. 나의 죽음에 대해 심사숙고할 때 떠올리는 메시지이기도 하다. 베이비붐 세대의 내 친구들이나 친인척들처럼 나도 수십 년을 더 살 것이고 그럴 수 있기를 바란다.

인생을 행복하게 살기 위해 내가 할 수 있는 일은 모두 할 예정이다. 그리고 죽음을 마주하는 시간이 다가오면, 나는 삶의 가치를 느끼게 해준 모든 환자, 동료, 친인척 그리고 친구들에게 감사를 표할 것이다.

Reference

역자서문

1. Robinson, L. (2018). "Successful ageing." The Lancet 391(10118): 300.
2. Larson, E. B., et al. (1987). "Adverse drug reactions associated with global cognitive impairment in elderly persons." Annals of internal medicine 107(2): 169-173.
3. Shepherd, G., et al. (2012). "Adverse drug reaction deaths reported in United States vital statistics, 1999-2006." Annals of Pharmacotherapy 46(2): 169-175.

Enlightened Aging: Building Resilience for a Long, Active Life

머리말

1. He, Wan and Mark N. Muenchrath. "90+ in the United States: 2006-2008." *US Census Bureau, American Community Survey Reports* ACS-17 (2011): 2.

1장

2. Larson, Eric B., et al. "Exercise is associated with reduced risk for incident dementia among persons 65 years of age and older." *Annals of Internal Medicine* 144 (2006): 73-81.
3. Chalmers, Lynn. Interview by authors. Phone interview. Seattle, March 18, 2015.
4. He, Wan and Mark N. Muenchrath. "90+ in the United States: 2006-2008." *US Census Bureau, American Community Survey Reports* ACS-17 (2011): 2.

5. Ibid.

6. Ibid, 16.

7. Aquino, Marcus (pseudonym). Interview by authors. Seattle, March 9, 2015.

8. Lacey, Heather P., Dylan M. Smith, and Peter A. Ubel. "Hope I Die before I Get Old: Mispredicting Happiness Across the Adult Lifespan," *Journal of Happiness Studies* 7 (2006): 167.

9. Larson Eric B., et al. "Adverse drug reactions associated with global cognitive impairment in elderly persons." *Annals of Internal Medicine* 107 (1987): 169-73.

10. Teri, Linda, Rebecca G. Logsdon, and Susan M. McCurry. "Exercise interventions for dementia and cognitive impairment: the Seattle protocols." *Journal of Nutrition, Health & Aging* 12, no. 6 (2008): 391–394.

11. Mozaffarian, Dariush, et al. "Executive summary: heart disease and stroke statistics—2016 update: a report from the American Heart Association." *Circulation* 133 (2016): 447-454.

12. Group Health Research Institute. "ACT study: Long-running study of aging examines changes in Group Health patients over time." grouphealthresearch. org. https://www.grouphealthresearch.org/our-research/research-areas/aging-geriatrics/actstudy-long-running-study-aging-examines-changes-group-health-patients-over-time/ (last modified July 1, 2015).

13. Feldman, Joe (pseudonym) and Feldman, Lena (pseudonym). Interview by authors. Seattle, June 16, 2016.

14. Sonnen, Joshua, et al. "Neuropathology in the adult changes in thought study: a review." *Journal of Alzheimer's Disease* 18 (2009): 703-11.

2장

15. Chalmers, Lynn. Interview by authors. Phone interview. Seattle, March 18, 2015.

16. Our Bodies, Ourselves. "History." ourbodiesourselves.org. http://www.ourbodiesourselves.org/history/ (accessed August 30, 2016).

17. Ortman, Jennifer M., Victoria A. Velkoff, and Howard Hogan. "An aging nation: the older population in the United States.." *US Census Bureau, Current*

Population Reports P25-1140 (2014): 1.

18. Babcock, Linda. Interview by authors. Phone interview. Seattle, April 8, 2015.

19. King, Dana E., et al. "The status of baby boomers' health in the United States: the healthiest generation?" *JAMA Internal Medicine* 173, no. 5 (2013): 385-386.

20. Badley, Elizabeth M., et al. "Benefits gained, benefits lost: comparing baby boomers to other generations in a longitudinal cohort study of self-rated health." *The Milbank Quarterly* 93, no. 1 (2015): 40-72. 89

21. National Center for Health Statistics. Health, United States, 2015: *With Special Feature on Racial and Ethnic Health Disparities*. Hyattsville, MD: National Center for Health Statistics, 2016. 210.

22. Gray, Barbara Bronson. "Boomers' health fails to measure up to parents'" HealthDay News. https://consumer.healthday.com/senior-citizen-information-31/age-health-news-7/boomers-health-fails-to-measure-up-to-parents-673170.html (accessed August 30, 2016).

23. Parker-Pope, Tara. "Overtreatment is taking a harmful toll." *The New York Times*. http://well.blogs.nytimes.com/2012/08/27/overtreatment-is-taking-a-harmful-toll/?_r=0 (accessed August 30, 2016).

24. Chedekel, Lisa. "Overdiagnosis: bad for you, good for business. SPH Bicknell lecturer says too much treatment makes people sick." Boston University Today. http://www.bu.edu/today/2011/medical-overdiagnosis-bad-for-you-good-for-business/ (accessed August 30, 2016).

25. Ibid.

26. Welch, H. Gilbert, and Brittney A. Frankel. "Likelihood that a woman with screendetected breast cancer has had her "life saved" by that screening." *Archives of Internal Medicine* 171, no. 22 (2011): 2043-2046.

27. Welch, H. Gilbert. "When screening is bad for a woman's health." *Los Angeles Times*, July 19, 2015.

28. Oeffinger, Kevin C., et al. "Breast cancer screening for women at average risk: 2015 guideline update from the American Cancer Society." *JAMA* 314, no. 15 (2015): 1599-1614.

29. U.S. Preventive Services Task Force "Final update summary: breast cancer: screening." uspreventiveservicestaskforce.org http://www.uspreventive-servicestaskforce.org/Page/Document/UpdateSummaryFinal/breast-cancer-screening1 (accessed August 29, 2016).

30. Jarvik, Jeffrey, et al. "The longitudinal assessment of imaging and disability of the back (LAIDBack) study: baseline data." *Spine* 26 (2001): 1158–1166.

31. National Public Radio. "Is preventive medicine actually overtreatment?" npr.org http://www.npr.org/2011/02/11/133686016/Is-Preventive-Medicine-Actually-Overtreatment (accessed August 27, 2016).

32. Mafi, John N. et al. "Worsening Trends in the Management and Treatment of Back Pain." *JAMA Internal Medicine* 173, no. 17 (2013): 1573–1581.

33. Stack, Steven J. "A call to action: Physicians must turn the tide of the opioid epidemic." AMA Wire. http://www.ama-assn.org/ama/ama-wire/post/call-actionphysicians-must-turn-tide-of-opioid-epidemic (accessed August 29, 2016).

34. Von Korff, Michael, and Gary Franklin. "Responding to America's iatrogenic epidemic of prescription opioid addiction and overdose." *Medical Care* 54, no. 5 (2016): 426-9.

35. Stack, Steven J., ibid.

36. Writing Group for the Women's Health Initiative Investigators. "Risks and benefits of estrogen plus progestin in healthy postmenopausal women: principal results from the Women's Health Initiative randomized controlled trial." *JAMA* 288, no. 3 (2002): 321-333.

37. Chedekel, Lisa, ibid.

38. Evans, Mike. "23 and a half hours: What is the single best thing I can do for my health?" Evans Health Lab. http://www.evanshealthlab.com/23-and-12-hours/ (accessed August 31, 2016).

39. Williamson, Kirk. Interview by authors. Phone interview. Seattle, June 29, 2016.

40. Arterburn, David, Emily O. Westbrook, and Clarissa Hsu. "Case Study: The Shared Decision Making Story at Group Health." Chap. 29 in *Shared Decision*

Making in Health Care: Achieving Evidence-Based Patient Choice, edited by Glyn Elwyn, Adrian Edwards, and Rachel Thompson. 3rd ed. New York City: Oxford University Press, 2016.

41. King, Jaime, and Benjamin Moulton. "Group Health's participation in a shared decision-making demonstration yielded lessons, such as role of culture change." *Health Affairs* 32, no.2 (2013): 294-302.

42. O'Connor, Annette M., et. al. "Decision aids for people facing health treatment or screening decisions." The Cochrane Database of Systematic Reviews (2003): Issue 1.

43. Arterburn, David, et al. "Introducing decision aids at Group Health was linked to sharply lower hip and knee surgery rates and costs." Health Affairs 31, no. 9 (2012): 2094-2104.

44. Group Health Research Institute. "Three (amazing) Group Health patients tell stories of participating in our research." grouphealthresearch.org. https://www.grouphealthresearch.org/news-and-events/blog/2016/april/watch-our-newvideo-group-health-research-made-real/ (last modified April 22, 2016).

45. Townsend, Wendy. Interview by authors. Seattle, June 2, 2016.

3장

46. Pfandschmidt, Meredith. Interview by authors. Seattle, April 29, 2015.

47. Nikolova, Milena, and Carol Graham. "Employment, late-life work, retirement, and well-being in Europe and the United States." *IZA Journal of European Labor Studies* 3, no. 5 (2014): 1-30.

48. Dews, Fred. "This happiness & age chart will leave you with a smile (literally)." Brookings Institute. https://www.brookings.edu/blog/brookings-now/2014/03/28/thishappiness-age-chart-will-leave-you-with-a-smile-literally/ (accessed August 25, 2016).

49. Schwandt, Hannes. "Unmet aspirations as an explanation for the age U-Shape in wellbeing." *Journal of Economic Behavior and Organization* 122 (2016): 75-87.

50. Schwandt, Hannes "Why so many of us experience a mid-life crisis." *Har-*

vard Business Review, April 20, 2015.

51. Gilbert, Elizabeth. "The most strangely reassuring advice I ever received." elizabethgilbert.com. http://www.elizabethgilbert.com/the-most-strangely-reassuringadvice-i-ever-received-long-ago-when-i-was-in-m/ (accessed August 27, 2016).

52. Carstensen, Laura. L. "The influence of a sense of time on human development." *Science* 312 (2006): 1913-1915.

53. Goleman, Daniel. "Erikson, in his own old age, expands his view of life." *New York Times*, June 14, 1988.

54. Zufall, Bob. Interview by authors. Phone interview. Seattle, June 25, 2015.

55. Moynihan, Ray, and Alan Cassels. *Selling Sickness: How the World's Biggest Pharmaceutical Companies Are Turning Us All Into Patients.* New York City: Nation Books, 2005.

56. McCullough, Dennis. *My Mother, Your Mother: Embracing "Slow Medicine," the Compassionate Approach to Caring for Your Aging Loved Ones.* New York City: Harper, 2008.

57. McCullough, Dennis. "Slow medicine." *Dartmouth Medicine*, Spring 2008.

58. Rowe, John W., and Robert L. Kahn. "Successful aging." *Gerontologist* 37 (1997): 433-440.

4장

59. Fries, James F. "Aging, natural death, and the compression of morbidity. 1980." *Bulletin of the World Health Organization* 80, no.3 (2002): 245–250.

60. Fries, James F., Bonnie Bruce, and Eliza Chakravarty. "Compression of morbidity 1980–2011: a focused review of paradigms and progress." *Journal of Aging Research* 2011 (2011): Article ID 261702. https://www.hindawi.com/journals/jar/2011/261702/ref/(accessed August 31, 2016).

61. Pseudonym for composite sources interviewed by authors June 2016. Names withheld for privacy.

62. Stevenson, Ben (pseudonym) family member. Interview by authors. Seattle, April 29, 2016. Family's names are withheld for privacy.

5장

63. Erickson, Kirk, et al. "Exercise training increases size of hippocampus and improves memory." *Proceedings of the National Academy of Sciences of the USA* 108 (2011): 3017–3022.

64. Roses Allen. On the discovery of the genetic association of apolipoprotein E genotypes and common late-onset Alzheimer disease. *Journal of Alzheimer's Disease.* 9 (3 Suppl) (2006): 361–6.

65. Dominantly Inherited Alzheimer Network. "DIAN Observational Study." DIANinfo.org
http://www.dian-info.org. (accessed September 1, 2016).

66. Zubenko, George S., et al. "Family study of platelet membrane fluidity in Alzheimer's disease." *Science* 238 (1987): 539–542.

67. Joachim, Catharine L., Hiroshi Mori, and Dennis J. Selkoe. "Amyloid beta-protein deposition in tissues other than brain in Alzheimer's disease." *Nature* 341, no. 6239 (1989): 226-230.

68. Skoog, Ingmar, et al. "A population-based study of dementia in 85-year-olds." *New England Journal of Medicine* 328, no. 3 (1993): 153-158.

69. Lim, Alfredo, et al. "Clinico-neuropathological correlation of Alzheimer's disease in a community-based case series." *Journal of the American Geriatrics Society* 47, no. 5 (1999): 564-569.

70. G. Blessed, B.E. Tomlinson, Martin Roth. "The Association between quantitative measures of dementia and of senile change in the cerebral grey matter of elderly subjects. *British Journal of Psychiatry,* no. 114 (1968): 797-811.

71. Moceri, Victoria, et al. "Using census data and birth certificates to reconstruct the early-life socioeconomic environment and the relation to the development of Alzheimer's disease." *Epidemiology* 12 (2001): 383-9.

72. Hsiu-Chih Lui, et al. "Assessing cognitive abilities and dementia in a predominantly illiterate population of older individuals in kinmen." *Psychological Medicine,* no. 24 (1994): 763-70.

73. Willis, Sherry L., et al. "Long-term effects of cognitive training on everyday functional outcomes in older adults." *JAMA* 296, no. 23 (2006): 2805-2814.

74. Larson, Eric B., and Robert A. Bruce. "Exercise and aging." *Annals of Internal Medicine* 105 (1986): 783-5.

75. Fratiglioni, Laura, Stephanie Paillard-Borg, and Bengt Winblad. "An active and socially integrated lifestyle in late life might protect against dementia." *The Lancet Neurology* 3, no. 6, (2004): 343–353.

76. Verghese, Joe, et al. "Leisure activities and the risk of dementia in the elderly." *New England Journal of Medicine* 348, no. 25 (2003): 2508–16.

77. Larson, Eric B., et al. "Exercise is associated with reduced risk for incident dementia among persons 65 years of age and older." *Annals of Internal Medicine* 144 (2006):73-81.

78. Lautenschlager, Nicola, et al. "Effect of physical activity on cognitive function in older adults at risk for Alzheimer disease: a randomized trial." *JAMA* 300, no. 9 (2008): 1027-1037.

79. Teri, Linda, et al. "Exercise plus behavioral management in patients with Alzheimer disease: a randomized controlled trial." *JAMA* 290, no. 15 (2003): 2015-2022.

80. O'Connor, Anahad. "Exercise and setting ease Alzheimer's effects." *New York Times*, November 4, 2003.

81. Gray, Shelly L., et al. "Cumulative use of strong anticholinergic medications and incident dementia." *JAMA Internal Medicine* 175, no. 3 (2015): 401-7.

82. Crane, Paul K., et al. "Glucose levels and risk of dementia." *New England Journal of Medicine* 369, no. 6 (2013): 540-548.

6장

83. Li, Fuzhong, et al. "Tai chi and fall reductions in older adults: a randomized controlled trial." *Journal of Gerontology: Medical Sciences* 60, no. 2 (2005): 187-94.

84. Voukelatos, Alexander, et al. "A randomized, controlled trial of tai chi for the prevention of falls: the Central Sydney tai chi trial." *Journal of the American Geriatrics Society* 55 (2007): 1185-91.

85. Wolf, Steven L., et al. "Reducing frailty and falls in older persons: an inves-

tigation of tai chi and computerized balance training." *Journal of the American Geriatrics Society* 44, no. 5 (1996): 489-97.

86. Koepsell, Thomas D., et al. "Footwear style and risk of falls in older adults." *Journal of the American Geriatrics Society* 52, no. 9 (2004): 1495-1501.

87. Wagner, Anita K., et al. "Benzodiazepine use and hip fractures in the elderly: who is at greatest risk?" *Archives of Internal Medicine* 164, no. 14 (2004): 1567-1572.

88. Fiatarone, Maria A., et al. "High-intensity strength training in nonagenarians: effects on skeletal muscle." *JAMA* 263, no. 22 (1990): 3029-3034.

89. Sherman, Karen J., et al. "Comparing yoga, exercise, and a self-care book for chronic low back pain: a randomized, controlled trial." *Annals of Internal Medicine* 143 (2005): 849-856.

90. Cherkin, Daniel C., et al. "A comparison of the effects of 2 types of massage and usual care on chronic low back pain: a randomized, controlled trial." *Annals of Internal Medicine* 155 (2011): 1-9.

91. Cherkin, Daniel C., et al. "A randomized trial comparing acupuncture, simulated acupuncture, and usual care for chronic low back pain." *Archives of Internal Medicine* 169, no. 9 (2009): 858-866.

92. Cherkin, Daniel C., et al. "Effect of mindfulness-based stress reduction vs. cognitive behavioral therapy or usual care on back pain and functional limitations in adults with chronic low back pain: a randomized clinical trial." *JAMA* 315, no. 12 (2016): 1240-1249.

93. SPRINT Research Group. "A randomized trial of intensive versus standard bloodpressure control." *New England Journal of Medicine* 373 (2015): 2103-2116.

94. Tobacco Control Research Branch of the National Cancer Institute. "The rewards of quitting." smokefree.gov https://smokefree.gov/rewards-of-quitting (accessed September 2, 2016).

95. U.S. Department of Health and Human Services. *The Health Consequences of Smoking—50 Years of Progress: A Report of the Surgeon General.* Atlanta: U.S. Department of Health and Human Services, Centers for Disease Control and Prevention, National Center for Chronic Disease Prevention and Health

Promotion, Office on Smoking and Health. 2014.

96. Fiore, Michael C., et al. *Treating Tobacco Use and Dependence: 2008 Update.* Clinical Practice Guideline. Rockville (MD): U.S. Department of Health and Human Services, Public Health Service, Agency for Healthcare Research and Quality, 2008.

97. Ekelund, Ulf, et al, for the Lancet Physical Activity Series 2 Executive Committee, and the Lancet Sedentary Behaviour Working Group. "Does physical activity attenuate, or even eliminate, the detrimental association of sitting time with mortality? A harmonised meta-analysis of data from more than 1 million men and women." *Lancet.* (2016): published online July 27.

98. Martin, Douglas. "Robert A. Bruce is dead at 87; pioneer of cardiac stress test." *New York Times*, February 14, 2004.

99. Bruce, Eleanor H., et al. "Comparison of active participants and dropouts in CAPRI cardiopulmonary rehabilitation programs." *American Journal of Cardiology* 37, no. 1 (1976): 53-60.

100. Larson, Eric B., et al. "Exercise is associated with reduced risk for incident dementia among persons 65 years of age and older." *Annals of Internal Medicine* 144, no. 2 (2006): 73-81.

101. Ekelund, Ulf, et al, ibid.

102. Alexander, Gerald. "Standing up for my health." Group Health Research Institute. https://www.grouphealthresearch.org/news-and-events/blog/2015/04/standing-my-health (accessed September 2, 2016).

103. Rosenberg, Dori E., et al. "The feasibility of reducing sitting time in overweight and obese older adults." *Health Education and Behavior* 42, no. 5 (2015): 669-676.

104. Ekelund, Ulf, et al, ibid.

105. Saddique, Haroon. "One hour of activity needed to offset harmful effects of sitting at a desk." *The Guardian*, July 27, 2016.

106. National Heart, Lung, and Blood Institute. "Description of the DASH eating plan." nhlbi.nih.gov. https://www.nhlbi.nih.gov/health/health-topics/topics/dash (accessed September 2, 2016).

107. Harmon, Katherine. "Addicted to fat: Overeating may alter the brain as much as hard drugs." *Scientific American*, March 28, 2010.

108. Benson, Herbert. *The Relaxation Response.* New York: Harper Collins, 1975.

109. Niazi, Asfandyar Khan, and Shaharyar Khan Niazi. "Mindfulness-based stress reduction: a non-pharmacological approach for chronic illnesses." *North American Journal of Medical Sciences* 3, no. 1 (2011): 20.

110. National Center for Complementary and Integrative Health. "Use of complementary health approaches in the United States: National Health Interview Survey." nccih.nih.gov https://nccih.nih.gov/research/statistics/NHIS/2012/mind-body/yoga (accessed September 2, 2016).

111. National Institute on Deafness and Other Communication Disorders. "Age-related hearing loss." nidcd.nih.gov https://www.nidcd.nih.gov/sites/default/files/Documents/health/hearing/AgeRelatedHearingLoss_0.pdf (accessed September 2, 2016).

112. Goycoolea, Marcos V., et al. "Effect of life in industrialized societies on hearing in natives of Easter Island." *Laryngoscope* 96 (1986): 1391–1396.

7장

113. NIH Senior Health. "Long-term care." nihseniorhealth.gov. http://nihseniorhealth.gov/longtermcare/faq/faq6.html (accessed September 1, 2016).

114. Perez, Barbara (pseudonym). Interview by authors. Seattle, May 12, 2016.

115. Perez, Rebecca (pseudonym). Interview by authors. Seattle, May 12, 2016.

116. Feldman, Joe (pseudonym). Interview by authors. Seattle, June 16, 2016.

117. Genworth Financial, Inc. "Compare long-term care costs across the United States." genworth.com. https://www.genworth.com/about-us/industry-expertise/cost-of-care.html (accessed September 1, 2016).

118. AARP. "Fact sheet: cohousing for older adults." aarp.org. http://www.aarp.org/home-garden/housing/info-03-2010/fs175.html (accessed September 1, 2016).

119. Hoffman, Sheila. Interview by authors. Seattle, August 10, 2016.

120. Beard, Spencer. Interview by authors. Seattle, August 10, 2016.

121. Burn, Katherine F., et al. "The role of grandparenting in post-menopausal women's cognitive health: results from the Women's Healthy Aging Project (WHAP)." Menopause 21 (2014): 1069–1074.

122. Goldsmith, Jeff. *The Long Baby Boom: An Optimistic Vision for a Graying Generation. Baltimore*: The Johns Hopkins University Press, 2008. 86.

123. Brown, Melissa, et al. "Working in retirement: a 21st century phenomenon." Sloan Center on Aging and Work and the Families and Work Institute, Boston College, Chestnut Hill, MA (2010): 1.

124. Insured Retirement Institute. "Boomer expectations for retirement 2016." irionline.org. http://www.irionline.org/resources/resources-detail-view/boomer-2016 (accessed September 1, 2016).

125. Goldsmith, Jeff, ibid, xiii-xiv.

126. Goldsmith, Jeff, ibid, 51.

127. Nikolova, Milena and Carol Graham. "Employment, late-life work, retirement, and well-being in Europe and the United States." *IZA Journal of European Labor Studies* 3, no. 15 (2014): 5.

128. Graham, Carol and Milena Nikolova. "Why aging and working makes us happy in 4 charts." Brookings, March 28, 2014.

129. Morris, Joan K., Derek G. Cook, and A. Gerald Shaper. "Loss of employment and mortality." BMJ 308, no. 6937 (1994): 1135-1139.

130. Bahrampour, Tara. "This is your brain on retirement—not nearly as sharp, studies are finding," *Washington Post*, October 29, 2015.

131. Staudinger, Ursula M., et al. "A global view on the effects of work on health in later life." *The Gerontologist* 56, no. S2. (2016): S281-S292.

132. Calvo, Esteban, Natalia Sarkisian, and Christopher R. Tamborini. "Causal effects of retirement timing on subjective physical and emotional health." *The Journals of Gerontology Series B: Psychological Sciences and Social Sciences* 68, no. 1 (2013): 73-84.

133. Rohwedder, Susann, and Robert J. Willis. "Mental retirement." *Journal of Economic Perspectives : A Journal of the American Economic Association* 24, no. 1

(2010): 119–138.

134. Celidoni, Martina, Chiara Dal Bianco, and Guglielmo Weber. "Early retirement and cognitive decline: a longitudinal analysis using SHARE data." "Marco Fanno" Working Papers, Department of Economics and Management, University of Padua. No 174 (2013).

135. Townsend, Wendy. Interview by authors. Seattle, June 2, 2016.

8장

136. Perez, Rebecca (pseudonym). Interview by authors. Seattle, May 12, 2016.

137. Perez, Barbara (pseudonym). Interview by authors. Seattle, May 12, 2016.

138. Pizzo, Philip A., and David M. Walker. "Should we practice what we profess? Care near the end of life." *New England Journal of Medicine* 372, no. 7 (2015): 595-598.

139. Teno, Joan M., et al. "Change in end-of-life care for Medicare beneficiaries: site of death, place of care, and health care transitions in 2000, 2005, and 2009." *JAMA* 309, no.5 (2013): 470-477.

140. Meier, Emily A., et al. "Defining a good death (successful dying): literature review and a call for research and public dialogue." *American Journal of Geriatric Psychiatry* 24, no 4 (2016): 261-71.

141. Netburn, Deborah. "What does it mean to have a 'good death'?" *Los Angeles Times*, April 1, 2016.

142. Pseudonym for composite sources interviewed by authors June 2016. Names withheld for privacy.

143. Silveira, Maria J., Wyndy Wiitala, and John Piette. "Advance directive completion by elderly Americans: a decade of change." *Journal of the American Geriatrics Society* 62, no. 4 (2014): 706-710.

144. Meyers, Dana (pseudonym). Interview by authors. Phone interview. Seattle, May 27, 2016.

145. IOM (Institute of Medicine). *Dying in America: Improving quality and honoring individual preferences near the end of life.* Washington, DC: The National Academies Press, 2015.

146. Pizzo, Philip A., ibid.

147. PerryUndem Research/Communication. *Physicians' views toward advance care planning and end-of-life care conversations: findings from a national survey among physicians who regularly treat patients 65 and older.* Portland, OR: Cambia Health Foundation, 2016.

148. Kubler-Ross, Elisabeth. *On Death and Dying.* New York: Macmillan, 1969.

149. Temel, Jennifer S., et al. "Early palliative care for patients with metastatic non–smallcell lung cancer." New England Journal of Medicine 363, no. 8 (2010): 733-742.

150. Chalmers, Lynn. Interview by authors. Phone interview. Seattle, March 18, 2015.

151. LeFevre, Denise (pseudonym). Personal correspondence with authors. July 15-16, 2016.

152. Thomas, Kyle (pseudonym). Interview by authors. Seattle, May 13, 2015.